Mein Dank gilt ganz besonders Eva, die sich so viel Zeit genommen hat, mein Opus einer eingehenden Prüfung zu unterziehen. Und auch den vielen anderen, die mich bei der Umsetzung dieses Buches unterstützt haben, nicht zuletzt den tapferen Lesern diverser Leserunden.

Wie hat dir der Schmöker gefallen? Schreib mir unter:
boris.steidle@hotmail.de

<*Boris Steidle*>
Aufbruch zum vierten Planeten

Erstausgabe 2022

ISBN: 9798846078048

Druck:
CreateSpace, ein Unternehmen von Amazon.com

Das Cover wurde von Christiane Schreiber
(www.drachenfels-illustration.de) gestaltet.
Text von Boris Steidle

Rechtlicher Hinweis:

Alle weltbewegenden historischen Ereignisse in diesem Buch sind völlig frei erfunden. Etwaige Ähnlichkeiten mit tatsächlichen Ereignissen und lebenden Personen wären rein zufällig und natürlich komplett unbeabsichtigt.

Hinweis zum Format:
Mir ist klar, dass der aktuelle Satz sogenannte »Hurenkinder und Schusterjungen« enthält. Kindle direct publishing macht es einem da nicht einfach. Ein manueller Wechsel führt dazu, dass aufeinanderfolgende Seiten nicht mehr die gleiche Größe haben. Das schaut dann nicht sehr professionell aus. Das Einzige, was mir einfiel, waren Füllsätze oder Streichungen, sodass keine alleinstehenden Zeilen mehr zustande kommen. Ist doch aber auch irgendwie gekünstelt?

Inhaltsverzeichnis:

Die Protagonisten

Alina Lubownaja Petrowa: Missionkommandantin in Oberpfaffenhofen

Aljoscha Iwanowitsch Wolkow: Russischer Chefunterhändler

Bao Bao Bing: Chinesischer Chefunterhändler

Dage Wang: Chinesischer Taikonaut

Gerald Hesch: Astronaut auf dem Mond

Gerhard Schreiner: Prepper und Schrat, arbeitet im Kontrollzentrum Oberpfaffenhofen

Hunter Butler: US-Amerikanischer Chefunterhändler

Koichi Watanabe: Astronaut auf dem Mond

Leroy Junior Paxton: US-Amerikanischer Astronaut und Spaßvogel

Martin Samboa Jones: Vertrauter von Melon Husk

Martian: Maschinenmensch der Firma Y-Space

Meimei Lu: Chinesische Taikonautin

Melon Husk: Genie, Visionär und Milliardär

Natalia Julianowna Rewina: Kampfpilotin, russische Kosmonautin und Missionskommandantin

Oleg Andrejewitsch Sobatschkin: Russischer Kosmonaut

Oleg Borisowitsch Puschkin: Russischer Oligarch, Raumfahrtsponsor

Peng Chu: Chinesische Raketentechnikerin im Kontrollzentrum in Oberpfaffenhofen

Juri Iwanowitsch Fjodorow: Russischer Präsident

Robonauten eins und zwei: Ambitionierte Maschinenmenschen

Sally Raker: US-Amerikanische Astronautin und Ärztin

Tamara Iwanownaja Gusewa: Beraterin von Melon Husk

Tatjana Nikolajewna Nikitina: Edelhure

Werner Laube: Raketentechniker in Oberpfaffenhofen

Kapitel 1: Machthaber haben eine Vision

23.08.2042

Der Alexanderplatz lag verlassen in leichtem Nieselregen. Für Berlin zeigte die Weltzeituhr 5:43 Uhr. Es wehte ein leichter Wind aus östlicher Richtung. Die Temperatur bei klammen zehn Grad. Trotzdem waren schon überraschend viele Frühaufsteher unterwegs, die der Uhr mit allen Zeitzonen dieser Erde jedoch keine Beachtung schenkten.

In Washington hatte es gerade 23:43 Uhr geschlagen, in Moskau war es 7:43 Uhr und für Peking standen die Zeiger auf 12:43 Uhr. Was aber um die Zeit hier, wie schon bemerkt, keinen Menschen interessierte.

In Berlin waren es nur einige tausend vor den Bildschirmen, in der restlichen Welt aber hunderte von Millionen, die die Erklärung der Führer der Mächtigsten Männer dieses Planeten gespannt erwarteten.

Das übliche Setting für Events dieser Art. Ein Konferenzzentrum irgendwo im Inneren Pekings. Man hatte es gewählt, da sich im selben Gebäude ebenfalls ein Fünf-Sterne-Hotel befand, in dem man die Delegationen unterbringen konnte. Die russische und die amerikanische hatten hier Wochen verbracht.

Jetzt aber waren die Kameras auf drei Rednerpulte gerichtet. Hinter ihnen die rote-weiß-blaue Fahne der Russischen Föderation, die rote mit den fünf gelben Sternen und das Star-Spangled Banner. Entgegen der sonstigen Farbenpracht, mit der in der Volksrepublik die Wände von wichtigen Orten geschmückt wurden, war der Hintergrund eher schlicht gehalten. Besonders dem amerikanischen Präsidenten hätte es nicht gut gestanden, vor einem Monumentalgemälde, auf dem die rote Armee über die Feinde des Kommunismus herfällt, zu posieren. Hunderte von Fernsehstationen übertrugen das Bild der drei leeren Pulte in alle Welt. Der Beginn des

gemeinsamen Kommuniqués der drei Staatschefs war für 11 Uhr Ortszeit angekündigt worden. Was dazu führte, dass die Mehrzahl der Stationen immer wieder hin- und herschalten musste, da es den Kommentatoren einfach nicht möglich war, die Zeit mit sinnstiftenden Erklärungen zu füllen. Wilde Spekulationen über den Grund der Verzögerungen wurden je nach den Narrativen, die mit der Erklärung verknüpft werden sollten, zum Besten gegeben. Doch allen war der überaus optimistische Grundton gemeinsam. Immer wieder wurde hervorgehoben, welche historische Leistung es darstellte, dass sich die drei Supermächte des 21. Jahrhunderts dazu zusammengerauft hatten, das Unternehmen »Bemannte Marsmission« umzusetzen. Dass sie dazu allein wegen der enormen Kosten nicht in der Lage gewesen wären und dass hinter den Kulissen erbittert gerungen wurde, verschwiegen die Kommentatoren. Vielleicht waren sie sich dessen auch nicht bewusst, wie auch der Tatsache, dass das Projekt schon unzählige Male vor dem Aus gestanden hatte. Zu unüberbrückbar schienen die Differenzen.
Der chinesische Unterhändler Bao Bao Bing war dem Herzinfarkt nahe. Er spurtete schnaufend den langen Korridor herunter, der die Suite der russischen Verhandlungsdelegation mit der verglasten Brücke verband, die das Hotel zum Konferenzzentrum hin überbrückte. Der dickliche Mann, der seine letzte sportliche Übung schon vor Jahren seinem Körper abgerungen hatte, war definitiv an seiner Leistungsgrenze. Seine Gedanken schossen umso schneller durch seine Gehirnwindungen. Zum einen verfluchte er seine Unsportlichkeit. Und nahm sich zum wer-weiß-wie-vielten Male vor, endlich etwas daran zu ändern. An Willenskraft mangelte es ihm wahrlich nicht, aber sein Job würde ihm in Zukunft nicht die Spur einer Möglichkeit eröffnen, seinen Plan auch umzusetzen. Denn wenn er wirklich mal einen freien Tag haben sollte, dann verbrachte er den im Bett. Dem gegenüber thronte

ein 100-Zoll-Bildschirm. Wenn Bao Bao seine unendliche Müdigkeit nicht ausschlief, dann zappte er sich durch die diversen Streamingdienste, die er abonniert hatte. Um dann meist nach einer Stunde oder auch zwei wieder in seligen Schlummer zu verfallen. Ein Teufelskreis von Ehrgeiz und Pflichtbewusstsein, dem er bis zu seinem tödlichen Herzinfarkt nicht entrinnen würde. An seinem Grab würden die Trauergäste seinen unermüdlichen Einsatz für Volk und Vaterland rühmen. Dem einfachen Bauernsohn aus der Provinz, der die Karriereleiter der Partei unaufhaltsam emporgestiegen war. Eine Karriere, die nur die KP Chinas in ihrer allumfassenden Größe Menschen ermöglichen könne. Ein deutliches Zeichen für die eindeutige Überlegenheit des realen sozialistischen Systems.

Doch für die hatte Bao Bao im Moment keinen Kopf. Ihn plagten andere Sorgen. Vor einer halben Stunde hatte er einen Anruf von dem amerikanischen Chefunterhändler Hunter Butler erhalten. Diplomaten brüllen sich nicht an. Aber die Stimme des Amerikaners hatte vor Entrüstung gezittert. Was selten vorkam, denn der Mann war durch und durch Profi. So sehr Profi, dass er sich der Brisanz seiner Forderung durchaus bewusst war.

Der Stein des Anstoßes war der russische Weltraumunternehmer Oleg Borisowitsch Puschkin, direkter Nachfahre des begnadeten Dichters. Drei Stunden vorher hatte er in aller Öffentlichkeit verkündet hatte, dass er sein Landungsmodul dem Projekt nicht mehr zur Verfügung stellen würde. Womit der Löwenanteil der russischen Finanzierung zusammenbräche. Der Grund: Ihm war erfolgreich nahegelegt worden, das Logo des russischen Motorradclubs »Kämpfer der Straße« auf der Tür der Landekapsel anzubringen. Der Motorradclub war so etwas, wie seine Privatarmee aus Fans, die er jederzeit zu

Rollkommandos umfunktionieren konnte, um seine wirtschaftlichen Interessen schlagkräftig umzusetzen.
Das Logo an sich schon anstößig, da es einen bis an die Zähne bewaffneten Recken mit grimmigem Gesichtsausdruck zeigte, der eine barbusige Schönheit auf Händen trug, die ihn in geistloser Verklärung anhimmelte. Der Schönen hätte man ihren Berufswunsch Escortdame allemal abgenommen. Der sexistische Kontext aber nicht Stein des Anstoßes.
Der Krieger standesgemäß tätowiert. Die Totenschädel, gekreuzten Schwerter und explodierenden Handgranaten auf den Armen schon grenzwertig, aber auch in den USA durchwegs gängig. Doch das brennende Star-Spangled-Banner und die Konföderiertenflagge davor waren dann doch zu viel des Guten. Puschkin erklärte mit vor Hohn triefender Stimme, dass sich die USA doch immer auf das Recht auf Meinungsfreiheit berufe.
Bao Bao Bing waren die Sticker, mit denen der Russe seine Kapsel behängte, im Grunde seines Herzens völlig egal. Die voluminösen Brüste einer weiteren russischen Blondine hätte er sogar noch als Bereicherung empfunden. Doch dazu und auch zu irgendetwas anderem war der Russe nicht zu bewegen.
Der Unterhändler war Nationalist. Von anderen Völkern hielt er nicht viel, schon gar nicht von den grobschlächtigen Russen, die einen Wodka nach dem anderen in sich hineinschütteten.
Warum jedoch gerade jetzt? Der Parteichef war die Wochen zuvor meist extrem angenervt vom zähen Fortgang der Verhandlungen gewesen. Doch gestern, bei einem Telefonat, als Bao Bao ihm den Durchbruch verkündet hatte, lobte er ihn in höchsten Tönen. Der Unterhändler sah sich schon die nächste Stufe der Karriereleiter emporklettern. Doch seit heute Morgen 9:22 Uhr stand das alles wieder in den Sternen.
Und jetzt wieder die Diskussion mit den Russen. Die sich endlos hinziehen würde, aber nicht dürfte.

Keuchend erreichte er die Tür der Delegationssuite, versuchte sie in einem Anfall von verzweifeltem Aktionismus aufzureißen. Das elektronische Schloss klickte, die Klinke sackte ins Leere und Bao Bao wurde unsanft gestoppt.

Dann also klingeln. Seine über Jahre antrainierte Höflichkeit vergessend, läutete er Sturm. Was aber auch nichts brachte. Es dauerte eine Ewigkeit, bis sich die Tür öffnete.

Aljoscha Wolkow ging es auch nicht viel besser als seinem chinesischen Kollegen. Er transpirierte das russische Nationalgetränk und auch sein Atem war durchsetzt von hochprozentigem Alkohol. In seinem Englisch mit dem typisch russischen Akzent forderte er seinen Gast auf, die Suite zu betreten. Ging zum Tisch auf dem ein geöffnetes Notebook und eine Flasche Wodka standen. An der nippte er erst mal kräftig. Seinem chinesischen Counterpart bot er nichts an, wohl wissend, dass der ablehnen würde. Folglich knallte Aljoscha die Flasche wieder auf den Tisch und ließ sich in das danebenstehende Sofa fallen. Starrte den Chinesen fassungslos an, um dann hervorzupressen: »Was machen wir jetzt?«

Bao Bao war noch so außer Atem, dass er nur zeitverzögert etwas hervorbrachte.

»Du musst Puschkin anrufen. So geht das nicht! Ist dem eigentlich klar, was er da will? Die Rebellenflagge! Da können wir auch noch gleich ein Hakenkreuz auf die Kapsel kleben.«

Der Russe brauchte, um zu antworten. Er musste schon reichlich benebelt sein. Viel war in der Flasche nicht mehr drin.

»Ich habe es schon hundertmal probiert. Ich erreiche ihn nicht. Nur seinen Assistenten! Ich habe alles versucht. Nett, mit Geld und ich habe dem Fuzzy angedroht, ich würde seine gesamte Familie in den Gulag schicken. Der

arrogante Schnösel vertröstete mich nur damit, dass Puschkin mich zurückrufen würde.«
»Gibt es keine anderen Kanäle?«
Der Russe beugte sich langsam zur Flasche vor. Kaum dass es ihm gelang, sie zu greifen. Einmal erwischt, ließ er sich stöhnend wieder in das Sofa fallen und führte sie unsicher zum Mund. Bao Bao wurde es zu viel. Er riss Wolkow die Flasche aus der Hand.
»Aljoscha, reiß dich zusammen! Wir müssen einen Weg finden!«
Doch der Russe hatte schon alles verloren gegeben. Die Hand ohne Flasche noch reichlich entgeistert vor dem Mund haltend, japste er nach Luft.
»Ich habe alles probiert. Wirklich alles, ich komme nicht durch! Nirgendwo!«
»Soll ich mal versuchen, mit dem Assistenten zu sprechen?«
Mühsam fischte Aljoscha das Handy aus seinem Sakko. Seine Gedanken vom Rausch angenehm verlangsamt: Lass ihn anrufen, dann ist er beschäftigt. Vielleicht komme ich dann sogar wieder an den Wodka ran. Hielt dem Chinesen das Handy hin, der griff gierig zu.
»Hast du ihn unter Kontakten?«
Der Russe nickte, versuchte aus dem Sofa hochzukommen, schaffte es aber nicht.
»Er muss unter den letzten Anrufen sein.«
Die hatte Bao Bao in der kyrillischen Menüführung relativ problemlos öffnen können. Einen Kontakt hatte Wolkow in den letzten zwei Stunden zigmal gewählt. Der musste es sein. Er touchte ihn an.
»Ist er das?« sagte er und hielt dem Russen das Display vor die Nase. Der nickte nur apathisch.
Bao Bao zog wohlweislich sein eigenes Handy hervor. Tippte die angezeigte Nummer umständlich ein. Das Wählen entnervend langsam. Schließlich kam die Verbindung zustande. Eine männliche Stimme meldete sich.

»Hallo, hier ist Bao Bao Bing. Ich bin der Leiter der chinesischen Delegation in Peking. Mr. Puschkin?«
»Ich bin Pjotr, sein persönlicher Assistent.«
»Bitte verbinden Sie mich sofort mit Herrn Puschkin. Es ist außerordentlich dringend!«
»Es tut mir leid, Herr Bao Bao. Herr Puschkin ist im Moment nicht zu sprechen.«
»Ich würde nicht anrufen, wenn es nicht absolut dringend wäre. Es handelt sich um einen Notfall, das Wohl und Wehe der Marsmission hängt davon ab.«
»Ich bedaure, Herr Puschkin ist momentan nicht zu sprechen. Ich werde ihm aber Ihren Gesprächswunsch übermitteln.«
Das derbe chinesische Schimpfwort mit Loch hörte der Russe am anderen Ende der Leitung, verstand es aber nicht. Dann war die Leitung tot. Bao Bao hatte aufgelegt.
Mit einem Sprung näherte er sich dem Sofa. Ging auf Augenhöhe mit Wolkow. Der schon mehr im Reich der Träume. Packte den Russen am Revers. Eine unter Diplomaten eher unübliche Geste.
»Aljoscha bitte, wir brauchen den Mann. Und zwar jetzt! Wie kriegen wir ihn ans Telefon?«
Der Russe glotze ihn berauscht an. Versuchte unbeholfen, sich aus dem Griff des Chinesen zu befreien. Welcher ihn entnervt freigab, was der Russe mit einem weinerlichen Quieken goutierte. Zu einer weitergehenden Reaktion konnte er sich aber nicht aufraffen. Saß weiter da und starrte Bao Bao an.
Dessen Handy begann wieder zu vibrieren. Er machte sich daran, den Anruf wegzurücken, der kurze Blick auf das Display verriet ihm jedoch, dass der amerikanische Chefunterhändler mit ihm sprechen wollte. Er touchte den Anruf an.
Die Stimme des Amerikaners noch durchdringender als sonst: »Bao Bao, where are you? What the hell is going on? The president just called me!«

Für Bao Bao war der Anrufer der Letzte, mit dem er sich jetzt auseinandersetzen wollte. Denn er konnte ihm nichts bieten, absolut nichts. Auf keinen Fall wollte er eingestehen müssen, dass sie den Quertreiber Puschkin nicht erreichten.
»Hi Hunter, ich bin bei Mister Wolkow. Wir warten auf den Rückruf von Mister Puschkin.«
»Sie machen was? Ist Ihnen eigentlich klar, was hier los ist? Drei Präsidenten stehen bereit, den gemeinsamen Aufbruch zum Mars zu verkünden. Und Sie warten auf einen Rückruf! Seit Jahren arbeiten wir an dem Projekt. Und Sie warten! Tun Sie was!«
Die Versuchung, ihn zu fragen, was ihm denn da vorschwebe, keimte einen Sekundenbruchteil in Bao Bao auf. Es wäre aber ein Eingeständnis seiner Machtlosigkeit gewesen. So blieb ihm nur, dreist zu lügen.
»Mister Wolkow hat Kontakt mit Präsident Fjodorow aufgenommen. Der Präsident wird Puschkin sicher zur Vernunft bringen.«
Butler grunzte unfreundlich ins Telefon, dass er das hoffe und legte ohne Gruß auf.
Bao Bao wandte sich hektisch an sein russisches Analogon: »Du musst den Präsidenten anrufen. Nur er kann Puschkin zur Räson bringen!«
»Das kann ich doch nicht einfach so!«
»Du musst!«
Quälend langsam machte sich Wolkow daran, den Anruf in die Wege zu leiten. Fummelte unkoordiniert an seinem Handy herum, verwischte sich mehrere Male. Dann erwartungsvolle Stille. Der Anruf wurde aufgebaut. Bao Bao meinte, das Läuten vernehmen zu können. Es klingelte und klingelte. Aber nichts passierte. Nicht mal ein Anrufbeantworter sprang an. Der Russe hielt sich weiter wie paralysiert den Hörer ans Ohr.
»Aljoscha, es reicht. So kommen wir nicht weiter.«
Wolkow legte auf, glotzte den Chinesen ratlos an.
»Es muss doch noch einen anderen Kanal geben!« bedrängte der sein trunkenes Gegenüber. Doch keine

Reaktion. Bao Bao war schon dabei, den Rückwärtsgang einzulegen und die Suite zu verlassen.

»Ich könnte versuchen, Tatjana zu erreichen«, vernahm er leise hinter sich. Drehte sich wieder zum Sofa um. Der Russe hatte ein weiteres Mal zur Flasche gegriffen und war dabei sie zu leeren.

»Wer ist Tatjana?«

»Tatjana Nikolajewna Nikitina.

Bao Bao war leicht konsterniert: »Ach ja, wer ist das? Eine Prostituierte?«

»Welche Frau kann es sich heute noch leisten, es einem Kerl umsonst zu besorgen?« gab Wolkow in benebelter Verzweiflung von sich. Eine Frage, die Bao Bao nicht im Geringsten beschäftigte.

»Also gut, rufe sie an! Aber mach‘ ihr klar, was auf dem Spiel steht.«

Wieder beschäftigte sich Aljoscha Iwanowitsch mit seinem Smartphone. Weiterhin nervenaufreibend ungelenk. Wertvolle Zeit verrann. Endlich hatte er sich zu einer Verbindung durchgenestelt. Hatte die Frau am Apparat. Kam aber, soweit Bao Bao es verstehen konnte, nicht auf den Punkt.

Wolkow begrüßte die Gespielin des Oligarchen überschwänglich. Erklärte ihr endlos, wie glücklich er sei, sie erreicht zu haben. Wie es ihr denn ginge, wo sie sich denn aufhielte. Schwärmte von vergangen Zeiten auf der Krim und in Thailand. Erklärte ihr wortreich, wie sehr er sie verehre. Und noch viel mehr natürlich ihren Gönner.

Bao Bao stand zur Untätigkeit verurteilt vor dem betrunkenen Unterhändler auf dem Sofa. Ab und an eine Geste, die vermitteln sollte, dass er doch bitte den Grund des Anrufs adressieren solle und damit Puschkin an die Leitung kriegen. Wolkow klönte unbeeindruckt weiter. Bao Bao hätte ihn erwürgt, wenn es auch nur im entferntesten zielführend gewesen wäre.

Dann endlich kam Wolkow auf den Punkt. Mit zuckersüßer Stimme schmeichelte er der Frau am anderen

Ende der Leitung, dass er dringendst, wirklich dringendst mit Puschkin sprechen müsste, ihn aber nicht erreiche. Ob Tatjana ihm da helfen könne?
Das Gespräch nahm eine Wendung. Aus der heiteren Plauderei wurde eine bemühte Erörterung. Das entging auch dem dem Russischen nur begrenzt fähigen Chinesen nicht. Immer wieder Gesprächspausen, in denen beide Gesprächsteilnehmer sich intensiv das Hirn zermarterten, wie der Rückruf am schlausten einzufädeln sei. Wobei Wolkow der Gespielin immer wieder einzutrichtern versuchte, dass die internationale Marsmisson auf dem Spiel stünde. Was auf deren Prioritätenliste relativ weit unten angesiedelt war, da sie Raumfahrt, im Gegensatz zu vielen anderen Russinnen, null interessierte. Immer wieder verstand Bao Bao die russischen Worte »otschin waschna« für sehr wichtig.
Auch der angetrunkene Russe kam trotz seines alkoholischen Vollnebels immer weiter an den Rand der Verzweiflung. Hatte keinen blassen Schimmer, was er Tatjana noch anbieten sollte, um die dazu zu bewegen, ihren Gönner zu kontaktieren.
»Du weißt doch Aljoscha, wie das läuft. Er ruft mich an, damit ich für ihn da bin. Nicht ich melde mich! Du kennst doch die Spielregeln.«
Die Frau war nicht dazu zu bewegen, es auch nur zu versuchen. Ließ sich immer wieder neue Gründe einfallen, warum es ihr nicht möglich wäre, auch einfach nur anzuklingeln.
Aljoscha Iwanow schoss der Gedanke durch den Kopf, was er mit der Nutte angestellte hätte, wäre er in der Lage gewesen, sie körperlich zu züchtigen. Verwarf aber den Gedanken an eine Packung deftige Backpfeifen gleich wieder, da bedauerlicherweise nicht umsetzbar. Nur der Rausch verhinderte noch, dass sich sein Frust und seine Verzweiflung entluden und er komplett die Nerven verlor.
Dann endlich der rettende Geistesblitz. Tatjana Nikolajewna hatte ihn immer spüren lassen, dass sie in

einer anderen Liga spielte, als er. Wenn er Puschkin in ihrer Begleitung traf, dann behandelte sie ihn wie Luft. Der Gipfel der Gunstbezeugung war, wenn sie sich gönnerhaft bei ihm für ihr erwiesene Dienstleistungen bedankte. Nur einmal war dem nicht so gewesen. Aus unerfindlichen Gründen hatte Puschkin ihn dazu verdonnert, seine Mätresse abzuholen. Natürlich wieder mal ohne Vorwarnung. Es war ein Sonntagnachmittag gewesen. Wolkow war mit seinem Hobby, einem Volvo P1800 S Coupe in der Umgebung Moskaus unterwegs gewesen und hatte sich die laue Sommerluft Ende Juli um die Ohren wehen lassen. Genervt hatte er seine Spritztour abgebrochen und war zu dem Apartmentblock gefahren, in dem die Edelhure residierte. Über die Sprechanlage informierte sie ihn kurz und kapp, dass er nicht hochkommen müsse, da sie kein Gepäck habe. Ließ ihn dann etwa 20 Minuten warten.
Als sie das Auto sah, war sie wie verwandelt. Die für sie geöffnete Autotür ignorierte sie vollständig. Stattdessen tanzte sie um den Wagen herum und wiederholte immer wieder, wie sehr er ihr gefalle. Sie meine, sie habe mal ein Foto von dem putzigen Auto gesehen und es habe ihr sofort gefallen. Geglaubt, dass sie mal damit fahren könne, hätte sie nicht.
Kaum waren sie mehrere 100 Meter weit gekommen, formulierte sie ihr Anliegen mit dem süßest möglichen Lächeln auf den Lippen: »Aljoscha, ich weiß, es ist viel verlangt, aber würden Sie mir vielleicht das Steuer überlassen?«
Dem stolzen Besitzer blieb keine Wahl. Mit einer Vorsicht und Umsicht, die Wolkow ihr nie zugetraut hätte, steuerte sie den Wagen durch den dichten Moskauer Verkehr. Fragte ihm dabei ein Loch in den Bauch. Wie er an den Wagen gekommen sei, wie oft er ihn fahre, was er ihm an Pflege angedeihen ließe. Es war das einzige Mal, dass sie ihn wie einen gleichberechtigten Menschen behandelte. Und sollte es auch bleiben.

Ein gänzlich unerwarteter Geistesblitz durchzuckte den russischen Diplomaten in seiner alkoholbedingten Lethargie.
»Tatjana Nikolajewna, erinnern Sie sich noch an den schneeweißen Volvo?
Stille in der Leitung. Hatte sie ihn bereits erfolgreich verdrängt? Sekunden vergingen ohne einen Mucks. Dann die prägnante Antwort: »Ja, natürlich!«
Aljoscha legte seinen höchsten Trumpf auf den Tisch: »Wenn es Ihnen gelingt, dass mich Oleg Borisowitsch Puschkin innerhalb der nächsten Viertelstunde anruft, dann gehört er Ihnen!«
»Ich rufe ihn an. Sofort!«
Die Antwort wie aus der Pistole geschossen. Ohne auch nur ein Wort der Verabschiedung wurde die Verbindung unterbrochen.
»Sie versucht, ihn zu erreichen«, lallte Wolkow. Die beiden Unterhändler starrten sich an. Wortlos ließ sich der Chinese auf einem der im Raum erratisch verteilten Stühle nieder. Es gab nichts zu sagen, nur Warten auf den Anruf.
Der kam 45 Minuten später. Hoffnung schöpfend hatte sich Aljoscha Iwanowitsch zwei Kaffee bringen lassen und sie völlig genussfrei in sich hineingeschüttet. Bis zum erlösenden Klingeln wechselten die beiden Unterhändler kein Wort. Bao Bao drückte mehrere Anrufe weg.
Die Stimme des Oligarchen klang völlig ungerührt: »Aljoscha, Sie wollten mich sprechen?«
Die Lethargie des Leiters der russischen Delegation war komplett verflogen. Trotz eines Alkoholspiegels, der für viele Mitteleuropäer schwere körperliche, womöglich gar bleibende Konsequenzen gehabt hätte.
Wieder entspann sich eine intensive Diskussion, die Bao Bao nur bruchstückhaft mitkriegte. Deren Tenor wäre ihm aber auch ohne jegliche Kenntnisse der russischen Sprachen nicht verborgen geblieben. Während der eine Gesprächspartner die Folgen eines Scheiterns der Mission beschwörte, genoss es sein Gegenüber auf seinem

Standpunkt zu beharren. Um den Preis für ein Einlenken weiter hochzutreiben. Wieder verrann eine Minute nach der andern. Offensichtlich ohne jeglichen Fortschritt. Der Chinese strengte sich an, durch Gestikulieren seinen Wunsch nach Teilhabe an der Konversation zu artikulieren. Der Russe ignorierte ihn. Hörte sich, die Hoffnung schon wieder verlierend, die Ausführungen des Oligarchen an. Den letzten Satz seines Gegenübers verstand Bao Bao trotz seines rudimentären Russisch: »Ja, ich werde den anderen Delegationen ihre Forderungen übermitteln.«

Das Handy im Schneckentempo vom Ohr abziehend blickte Wolkow zu seinem chinesischen Counterpart hin. Er war wieder bei Null, ohne jegliche Aussicht darauf, dass sich die Angelegenheit noch regeln würde. Saß da und starrte vor sich hin. Sein Körper schrie nach Wodka.

»Also was will er?«, fragte Bao Bao.

Der Russe brachte nur ein verzweifeltes Schnaufen hervor. Auf seiner Stirn hatten sich mehrere Schweißperlen gebildet. Die Antwort ein Stakkato. Das Englisch noch verfärbter vom Akzent.

»Er will an alle seine eingefrorenen Konten... Alle sollen sofort freigegeben werden … Alle Reisebeschränkungen gegen ihn, seine Vasallen und seine Familie sollen aufgehoben werden … Außerdem will er keine Beschränkungen mehr, was seine Waffenlieferungen nach Äthiopien, Somalia und in den Kongo betrifft ...«

Jetzt schnaufte auch der Chinese vernehmlich. Doch der Mann ihm gegenüber auf dem Sofa war noch nicht durch mit der Liste der Forderungen.

»Er will auch noch mehr Geld für das Landungsmodul ...«

»Wie viel?«

Aljoscha Iwanowitsch verzog sein Gesicht zu einer Grimasse, die Schmerzen von einem Ausmaß versinnbildlichen sollten, das jegliche Vorstellungskraft überstieg.

»Das Doppelte!«

Jetzt warf auch der Chinese das Handtuch. Die Erkenntnis, das alles, für das sie die letzten Jahre geschuftet hatten, verloren war, besetzte schlagartig jede einzelne seiner Gehirnwindungen. Die totale Niederlage war unabwendbar. Er würde dem Generalsekretär der Partei Bericht erstatten müssen. Sofort. Ohne ein Wort drehte er sich um und verließ die Suite.
Auf dem Korridor hatte er keine Eile mehr. Schleppte sich qualvoll zurück vor sein Hotelzimmer. Brachte kaum sein vibrierendes Handy ans Ohr. Hörte wie der Amerikaner Butler sich meldete. Konnte fast nicht sprechen.
»Puschkin hat Forderungen aufgestellt, die wir unmöglich erfüllen können.«
Butler ließ sich die weitgefassten Vorstellungen des Oligarchen aufzählen. Mit einem prägnanten »Fu..!« legte er auf. Bao Bao stolperte in sein Hotelzimmer. Schaffte es kaum, die Tür mit der Schlüsselkarte zu öffnen. Wie ferngesteuert ging er an die Minibar, zog sie auf, schnappte sich die erstbeste Miniflasche, nestelte sie auf und schüttete sie sich in den Rachen. Ließ sich stöhnend auf dem Bett nieder. Erhob sich wieder, um noch eine weiteres Fläschchen nachzuschütten. Sank wieder aufs Bett zurück.
Saß da unbeweglich und wartete, dass der Alkohol zu wirken begann. Stemmte sich nach etlichen Minuten wieder auf und schlich ins Bad. Mechanisch drückte er Zahnpasta auf die Bürste. Schrubbte sich den Geruch aus der Mundhöhle. Apathisch verließ er das Hotelzimmer und machte sich auf den Weg zum Sitz des Parteisekretärs.
Rückschläge hatte es im Leben des Bauernsohns einige gegeben. Doch dies war der finale. Der, der sein Lebenswerk vernichten würde. Wo die Mission doch die Krönung hätte werden sollen. Danach würde es kein Aufstehen mehr geben. Nur noch ein Dahinsiechen auf bedeutungslosen Posten. Keine Vieraugen-Treffen mit dem Parteisekretär mehr. Das jetzt würde das letzte sein.

Während ihn die Regierungslimousine durch den dichten Verkehr Pekings schaukelte, dachte er an seine Familie. Auch hier würde er den Status des Patriarchen verlieren. Seine Frau hatte ihm schon lange die Gefolgschaft aufgekündigt. Innerlich. Ob der Privilegien, die er ihr bieten konnte, war sie den Pflichten, die das für sie bedeutete, nachgekommen. Auch wenn es ihm nicht entgangen war, dass sie das immer mehr Überwindung kostete. Seinen Sohn hatte er schon seit Jahren nicht mehr zu Gesicht bekommen. Der schrieb ihm nur zum Geburtstag und zum Neujahrsfest. Oft nicht mehr als einen Dreizeiler als E-Mail. Und das nur, weil der weise Konfuzius Respekt gegenüber den Eltern forderte.
Jetzt trieb die Limousine im zähen Verkehr auf der Brücke über den mittleren See. Wenn es dann endlich mal weiterginge, dann würde sie ins Regierungsviertel abbiegen, um ihn vor den Gebäuden, die die Büros des Staatspräsidenten beherbergten, abzusetzen.
Seine Gedanken waren nicht weniger trübe, als er dem Gefährt entstieg. Mühsam versuchend, seine Befindlichkeit zu verbergen. Ab und zu Parteibonzen grüßend, die sich noch darüber freuten, von ihm für einen Gruß wertgeschätzt zu werden. Bald würden sie ihn nicht mehr kennen. Eigentlich hätte er sich das Grüßen auch sparen können. Aber die Macht der Gewohnheit.
Im Aufzug fuhr er in den vierten Stock des Gebäudes. Lethargisch einen Fuß vor den anderen setzend, stolperte er mehr als dass er ging auf den Schreibtisch der Parteigenossin zu, die den Zutritt zum Allerheiligsten ge- oder verwehrte. Die Matrone blickte fragend zu ihm auf, als er unbeholfen vor dem Schreibtisch zu stehen kam.
»Genosse Bing, wir haben Sie nicht erwartet!«
»Ich muss sofort den Genossen Staatspräsidenten sprechen. Es haben sich Entwicklungen ergeben, die ...«
Weiter kam er nicht. Völlig unerwartet und mit ungewöhnlichem Impetus ging die Tür des Allerheiligsten auf. Der Präsident, zugleich Parteivorsitzender, stürmte

aus der Tür, direkt auf ihn zu. Wobei er ihm überrascht, aber keineswegs unfreundlich, ins Gesicht blickte.
»Genosse Bing, Sie habe ich hier als letztes erwartet! Tatsächlich bin ich gerade auf dem Weg zu Ihnen ins Kongresszentrum.«
Lachte aufgekratzt. Bao Bao setzte zu einer Erklärung an, kam aber nicht dazu. Denn der mächtigste Mann Chinas stürmte an ihm vorbei auf den Schreibtisch zu. Nahm dort von seinem Vorzimmerdrachen sein Redemanuskript in Empfang und stürmte weiter. Bao Bao glotzte ihm konsterniert hinterher.
»Genosse Bing, worauf warten Sie? Wir werden erwartet!«
Wieder setzte der Unterhändler dazu an, dem Staatspräsidenten die letzten Entwicklungen zu berichten. Doch keine Chance. Die Stimme versagte ihm den Dienst. Der Herrscher über das Reich der Mitte eilte schon den Korridor hinunter, wobei er im Manuskript zu blättern begann. Bao Bao machte sich daran, ihm zu folgen. Kam aber nur bedingt hinterher. Der Aufzug hatte sich schon nach unten in Bewegung gesetzt, als er den erreichte.
Vor dem Gebäude stand abfahrbereit der Konvoi. Der Staatschef verschwand, ohne dass sein Verfolger ihn erreichen konnte, in der dicksten aller Karossen. Der Tross setzte sich in Bewegung.
Ohne den Genossen Bing. Der stand komplett überrumpelt am Bordstein. Fürchtete nicht nur ruiniert zu sein, sondern sah eine Katastrophe ungeahnten Ausmaßes über sich hereinbrechen.
Das Gefährt, das ihn hergebracht hatte, war, was auf der Hand lag, auch nicht mehr greifbar. Wieder hieß es für den Genossen Chefunterhändler rennen. Was ihm erneut alles abverlangte. Als er an der Wenjin-Straße ankam, hatte er das Gefühl, dass sein Brustkorb schlichtweg platzen würde. Daran, seinen Sprint fortzusetzen, war nicht mehr zu denken. Keuchend stand er am Straßenrand und versuchte, in der Autolawine, die sich vorbeipresste, ein Taxi auszumachen und zum Anhalten

zu bewegen. Sein rechter Arm wackelte unbeholfen, kaum noch die Kraft zur Bewegung findend.
Im Gegensatz zum zähen Fluss des Verkehrs, flog die Zeit nur so dahin. Endlich war sein verzweifeltes Winken von Erfolg gekrönt. Nach einem riskanten Spurwechsel hielt eines der gelb-blauen Taxis mit quietschenden Reifen neben ihm. Mühsam schob Bao Bao sich auf den Rücksitz. Befahl dem Fahrer mit wegen Atemnot dünner Stimme, ihn zum Kongresszentrum zu fahren.
Dort angekommen, gab es erst mal Stunk. Der Chauffeur verlangte einen Fahrpreis, der das dreifache des sonst üblichen kosten sollte. Der gestresste Diplomat war schon kurz davor, die Summe einfach abzudrücken. Einfach, um ein Problem weniger zu haben. Besann sich aber dann anders. Warum nicht noch mal Status und Macht ausspielen? Jetzt, wo er sie noch innehatte.
Zog seine Mitgliedskarte der KP Chinas hervor. Die wies ihn als stimmberechtigtes Mitglied des Volkskongresses aus: »Was glaubst du, wen du hier vor dir hast? Einen Bauerntrottel? Ich habe deine Taxinummer. Ich sorge dafür, dass du deine Lizenz verlierst. Kostet mich einen Anruf!«
Der eben noch reichlich aufdringliche Fahrer wurde von einem Moment auf den anderen recht kleinlaut. Nahm ohne weiteres Gezeter die Scheine, die ihm Bao Bao hinhielt. Ein Etappensieg, aber was hieß das jetzt schon?
Seine Mitgliedskarte weiter hochhaltend stürmte Bao Bao, der wieder einigermaßen bei Atem war, ins Kongresszentrum hinein. Sich fragend, wie er jetzt an den obersten Genossen herankommen, ihm die schlechten Nachrichten unterbreiten und so die Katastrophe noch abmildern könne. Von einem der herumstehenden Aufseher erfuhr er, dass sich die Delegation samt Parteichef schon in dem Saal befinde, wo der Durchbruch auf dem Weg zum Mars verkündet werden sollte. Ein weiteres Mal spurtete der Chefunterhändler los.

Grenzenlose Überraschung und Erleichterung, als er in den Saal einbog. In Grüppchen standen die Chefdiplomaten der an der Mission beteiligten Länder und machten eifrig Konversation. Der Staatschef, das Ziel all seiner Bemühungen, stand zusammen mit den Russen Wolkow und dem Amerikaner Butler ins angeregte Gespräch vertieft neben einem der Rednerpulte. Anzeichen apokalyptischer Stimmung waren nicht auszumachen. Der Chinese steuerte die Gruppe direkt an. Butler war gerade dabei, in seinem breiten Amerikanisch komplizierte Sachverhalte zu erläutern.
»Herr Präsident, das wäre so das Aus der gesamten Mission gewesen. Unvorstellbar! Ein derartiger Affront! Aber die Kollegen Wolkow, Bing und ich, wir sind einfach ein eingespieltes Team. So konnten wir in letzter Sekunde noch dafür sorgen, dass Puschkin zustimmte, dass wir eine großflächige Sonne auf das Landungsmodul kleben. Jetzt sieht man von der Rebellenflagge nur noch zwei Sterne. Könnte durchaus auch das Banner von Mississippi oder einem anderen der Südstaaten sein.«
Wolkow hatte sich vollends unter Kontrolle. Ein beachtliche Leistung, bei einem Alkoholpegel jenseits von Gut und Böse.
»Ein bedauerliches Missverständnis. Wirklich sehr bedauerlich! Aber glücklicherweise konnte ich den Genossen Puschkin noch erreichen und ihm die Situation erklären«, log er mit einem gewinnenden Lächeln.
Nicht, dass Bao Bao sich auch nur im Ansatz erklären konnte, wie Wolkow oder Butler den überheblichen Oligarchen dazu hatten bewegen können, seine bockige Haltung aufzugeben. Ein Wunder musste geschehen sein. Er konnte es kaum glauben, wagte noch nicht, den inneren Alarm abzublasen.
Der Herrscher über 1,4 Milliarden Chinesen räusperte sich, um seinem Wunsch, sich zu äußern, Ausdruck zu verleihen. Seine Gesprächspartner verstummten sofort.
»Meine Herren, ich erlaube mir, sie drei zu beglückwünschen und Ihnen meinen besonderen Dank

auszusprechen. Sie haben einen Meilenstein in der Geschichte der Menschheit gesetzt. Sie haben Geschichte geschrieben! Ah ja, da sehe ich ja schon meine Amtskollegen aus den USA und Russland. Wenn Sie mich jetzt bitte entschuldigen.«
Wandte sich ab, um den amerikanischen und den russischen Präsidenten zu begrüßen. Bao Bao wankte zu einem der für die Zuschauer bereitstehenden Stühle und ließ sich auf ihn fallen.
Die TV-Stationen weltweit schalteten jetzt auf Sendung. Die Führer der mächtigsten Nationen des Planeten setzten ihr strahlendstes Lächeln auf und begrüßten sich artig. Dann schritten sie majestätisch zu ihren Pulten. Bao Bao hing immer noch wie ein Tropfen in der Kurve in seinem Stuhl, wurde aber von einem Glücksgefühl durchströmt, das er so nicht kannte. Denn ein wesentlicher Bestandteil seines Erfolgs war immer gewesen, dass er auf dem Teppich blieb, was immer auch passierte. Momentan war er dazu jedoch nicht fähig.
Über die Reihenfolge der Ankündigungen hatten die Delegationen der drei beteiligten Staaten lange und hitzig gestritten. Vielen Sachthemen war weniger Beachtung geschenkt worden als der Verkündung der frohen Botschaft. Schließlich hatte man sich darauf geeinigt, dass der chinesische Präsident einführende Worte sprechen würde. Die sich aber auf eine Minute dreißig zu beschränken hätten und keine Informationen preisgeben dürften, die die nachfolgenden Redner dann als Weltneuigkeiten und damit als Sensationen vermelden wollten.
Der Chinese begrüßte folglich seine zwei Kollegen, die Anwesenden im Zuschauerraum und dann die gespannte Weltöffentlichkeit vor den Bildschirmen. Drückte seine Freude darüber aus, dass man hier in Peking zusammengekommen sei, um ein Vorhaben von historischer Dimension zu verkünden: die erste bemannte Mission zum Mars. Der erste und entscheidende Schritt

auf dem Weg des Menschen zur Eroberung des Universums. Er übergebe jetzt das Wort an den amerikanischen Präsidenten.
Alle Chinesen im Auditorium erhoben sich pflichtschuldig. Bao Bao kam als einer der letzten hoch. Donnernder Applaus, so wie man ihn jedes Jahr bei der Einberufung des nationalen Volkskongresses zelebrierte. Nach mehreren Minuten sah sich der Partei- und Staatschef genötigt, durch beschwichtigende Gesten seinen Genossen zu vermitteln, dass es jetzt genug des Guten sei.
Der amerikanische Präsident bog sein Mikrophon zurecht und begann in seinem breiten Amerikanisch zu referieren.
»Meine Damen und Herren, es ist mir eine besondere Freude und Ehre Sie heute hier in Peking persönlich, aber auch vor den Bildschirmen auf der ganzen Welt begrüßen zu dürfen. Endlich ist es so weit! Nach vielen Jahren der Vorbereitung sind wir in der Lage, eine detaillierte Planung und auch eine solide Finanzierung für eine bemannte Mission zum roten Planeten vorzustellen.«
Die wenigen Amerikaner im Saal begannen zu klatschen, aber der Applaus verebbte wieder relativ schnell. Zahlenmäßig waren sie den Chinesen einfach um ein Vielfaches unterlegen.
»Der amerikanische Beitrag zur Mission wird an die 200 Milliarden Dollar betragen, womit wir den Löwenanteil der Kosten schultern. Die NASA und Unternehmen wie Y-Space und Black Origin haben sich darauf konzentriert und werden das auch weiterhin tun, auf dem Mond die notwendige Infrastruktur bereitzustellen, um von dort den Flug zum roten Planeten zu starten. Ein wesentlicher Beitrag ist der Weltraumlift auf dem Erdtrabanten, der es ermöglicht, ohne großen Energieaufwand enorme Lasten in den Orbit zu bringen, wo der endgültige Start des Raumschiffs zum Mars stattfinden wird. Hier hat das Konsortium aus privaten und öffentlichen Geldgebern Außerordentliches geleistet. Durch besondere Entwicklungen im Bereich der Nanotechnologie ist es

gelungen, ein Seil zu entwickeln, das die enormen Kräfte aufzunehmen fähig ist, die die Positionierung der Startplattform in einem niedrigen Orbit um den Erdtrabanten ermöglicht. Die NASA hat zusammen mit ihren privaten Partnern schon eine Fähre in einer Umlaufbahn so positionieren können, dass man beginnen konnte, die ersten 1.000 Kilometer des extrem zugfesten Seils herabzulassen. Man wäre jetzt dabei, weitere Abschnitte des Seils zur Fähre zu transportieren, um sie mit dem bereits herabgelassenen zu verknüpfen. Ich gehe davon aus, dass wir den Aufzug in zwei Jahren, also Ende 2044 endgültig in Betrieb nehmen können. Wodurch der Transport essentieller Ressourcen zur Fähre stark vereinfacht wird.

Ich möchte in diesem Zusammenhang ein weiteres Mal allen Beteiligten meinen Dank aussprechen, die diesen epochalen Erfolg ermöglicht haben. Er wird einer der wesentlichen Bausteine für das Gelingen der Mission Marskolonisation sein. In diesem Zusammenhang bin ich auch besonders stolz auf die erfolgreiche Zusammenarbeit mit den privaten Partnern Y-Space und Black Origin. Denn ohne deren Ingenieursgeist und die Fähigkeit zur kostengünstigen Umsetzung wäre eine solche technische Meisterleistung nicht darstellbar gewesen. Hier hat der American Spirit wieder mal unter Beweis gestellt, zu welchen Höchstleistungen er Menschen befähigt.

Noch haben wir die zwei Astronauten, die die Vereinigten Staaten repräsentieren werden, nicht ausgewählt. Doch das knallharte Auswahlverfahren ist in vollem Gange. So werden wir sicherstellen, dass die Besten der Besten die Gefahr eines Fehlschlages der Mission auf Null reduzieren werden.

Ich möchte auch den Kritikern der Mission einige Bemerkungen widmen. Sicher, die Kosten sind hoch. Doch von vornherein, seit den ersten Tagen der Planung, stand der wirtschaftliche Nutzen der Mission im

Vordergrund. Wir müssen sicherlich sehr langfristig denken, aber ein einigen Jahren wird der Technologiesprung durch das Unternehmen den Weltraumbergbau so voranbringen, dass dieser überaus profitabel wird. Durch ihn wird man der Rohstoffknappheit auf dem Planeten Erde wirkungsvoll begegnen können.
Und somit rufe ich nicht nur alle beteiligten Nationen, sondern die ganze Welt dazu auf: Lasst uns gemeinsam neue Welten erkunden und damit neue Perspektiven für die Menschheit erschaffen!«
Die Amerikaner unter den Zuhörern klatschten frenetisch. Der Rest der Anwesenden spendete eher gedämpften Applaus. Nun hatte der Präsident der russischen Föderation das Wort.
Der einstmalige Spitzensportler war in die Jahre gekommen. Doch immer noch versuchte er starrsinnig, an seinem Image als durchtrainierter Kämpfer festzuhalten. Was ihm trotz aller Bemühungen immer schwerer fiel. Inzwischen war er dazu übergegangen, sich vor wichtigen Auftritten stimulierende Cocktails spritzen zu lassen. Die russische Sportmedizin verfügt ja seit den goldenen Zeiten der Sowjetunion über ein reiches Arsenal an leistungssteigernden Mittelchen. Derart gedopt sprühte er vor Energie hinter seinem Rednerpult.
»Verehrte Präsidenten, liebe Anwesende! Im Namen der Russischen Föderation darf ich Sie alle herzlich begrüßen. Wie Sie wissen, blickt unsere Nation auf eine lange und erfolgreiche Raumfahrtgeschichte zurück.
Im Geist dieser Tradition wird die Crew der Mission mit einer unserer erprobten Sojus-Raketen von unserem Weltraumbahnhof Baikonur starten. Unsere Erfahrung und Expertise garantieren einen erfolgreichen und reibungslosen Start. Im Gegensatz zu meinen Kollegen stehen unsere Teilnehmer an der Mission schon fest: Die erfahrenen Kosmonauten Natalia Julianowna Rewina und Oleg Andrejewitsch Sobatschkin.«

Vier anwesende russische Diplomaten und die zwei Kosmonauten begannen zu klatschen. Es erging ihnen wie den Amerikanern. In der geräumigen Halle hallte der Applaus wieder, doch den wuchtigen Klang einer begeisterten Menge konnte das Grüppchen beim besten Willen nicht markieren.

»Doch russische Technologie wird auch der Garant für einen fast noch wichtigeren Teil der Mission sein. Die Rückkehr der Helden nach der erfolgreichen Inbesitznahme des roten Planeten. Dafür sind wir dabei, eine neue Technik zur Serienreife zu bringen, die in der Raumfahrt bis heute nur wenig zum Einsatz kam: Der nukleare Pulsantrieb!«

Hier hätte sich der Präsident der russischen Föderation einen grandiosen Applaus gewünscht. Doch seine Landsleute hielten sich wegen des Misserfolgs beim letzten Versuch diesmal betont zurück. Die für die Klatscherei vorgesehen Kunstpause verhallte in Stille.

»Mit dem nuklearen Pulsantrieb wird die russische Raumfahrtforschung ein weiteres Mal ihre führende Stellung hervorheben. Ich darf Ihnen berichten, dass kürzlich unternommene Versuche die Darstellbarkeit der Technologie und deren vielfältige Nutzbarkeit bewiesen haben. Das Leistungsgewicht konnte weiter bedeutend reduziert werden. Unsere Wissenschaftler leisten in diesem Bereich wirklich Außerordentliches.«

Die Kunstpause fiel diesmal bedeutend kürzer aus.

»Die Sowjetunion und auch die GUS waren immer führend bei der Eroberung des Weltalls. Ich darf an Juri Gagarin, den ersten Menschen im All erinnern. Würde er heute hier anwesend sein, das kann ich mit Sicherheit sagen, würde er sich als erster freiwillig für die Mission zum Mars melden. Er, der seine Pflicht gegenüber dem Vaterland immer aufs Vorbildlichste erfüllt hat. Und das mit dem großen, allumfassenden Ziel, der Menschheit zu dienen. Ich möchte es ausdrücklich unterstreichen: Für uns steht das Wohl der Menschheit im Zentrum der

Mission. Im Sinne von Juri Alexejewitsch Gagarin und auch mehr als 50 weiteren russischen Kosmonauten proklamiere ich den Aufbruch zum vierten Planeten!«
Diesmal klappte es mit dem Applaus. Alle klatschten. Keiner im Saal wagte es, den gewaltigen Worten des Russen seine Zustimmung zu versagen.
Gemäß der exakt festgelegten Choreografie des Treffens hatte nun noch einmal der chinesische Präsident das Wort.
»Ich danke meinen Vorrednern für ihre Einführungen, die uns allen neue Tatsachen enthüllt und den internationalen Charakter der Mission in Erinnerung gerufen haben. Jener internationale Charakter, der ein untrügliches Zeichen dafür ist, dass wir die Gegensätze des zweiten kalten Krieges, der mit der Auseinandersetzung in der Ukraine begann, endlich hinter uns gelassen haben. Uns wieder der Zukunft zuwenden wollen, indem wir alte Konflikte für immer begraben.
Wir haben viel über die Beiträge der anderen beteiligten Staaten gehört. Aber auch die Volksrepublik China wird wesentliche und grundlegende Leistungen zum Gelingen der Mission erbringen.«
Einige der Landsleute des Präsidenten fühlten sich jetzt schon dazu bemüßigt, den Applaus, dem sie sich ihrem Führer verpflichtet sahen, abzuliefern. Der fiel eher dünn und kurz aus.
»Natürlich verfügt China über leistungsstarke Trägerraketen und hochmoderne Start- und Landetechnologie. Sie steht den anderen Nationen dort in nichts nach. Doch es gibt einen Technologiesektor, in dem unser Land unbestritten die Führungsrolle einnimmt: Die Robotik.«
Den anwesenden Landsleuten des Präsidenten war ohne jeden Zweifel klar, dass nun ein anständiger Beifall fällig war. Der zog sich über mehr als eine Minute.
»Deswegen werden neben den zwei Taikonauten auch zwei chinesische Robonauten, fast schon Androiden, an

der Mission teilnehmen. Eine absolute essentielle Ergänzung der Fähigkeiten der Taikonauten, Astronauten und Kosmonauten. Sie werden einen Großteil der Außeneinsätze, die für die menschlichen Raumfahrer zu mühsam oder gefährlich sind, übernehmen. Genossen, es ist mir eine besondere Freude und Ehre, Ihnen zu berichten, dass in Shenyang in den nächsten ein bis zwei Jahren ein Serviceroboter entwickelt und getestet wird, der seinen menschlichen Kollegen in nichts nachsteht. Ich konnte mich selbst bei einem Besuch in der Fabrik in Shenyang im letzten Monat von den bahnbrechenden Fortschritten überzeugen. Unsere Ingenieurinnen und Ingenieure haben Außerordentliches geleistet.«
Wieder donnernder Applaus. Einige der Anwesenden aus dem Reich der Mitte konnten sich nicht auf ihren Stühlen halten. Als der Beifall nicht abebben wollte, sah sich der Partei- und Regierungschef ein weiteres Mal gezwungen, durch beschwichtigende Gesten zur Mäßigung zu mahnen.
»Die maschinellen Begleiter werden die Taikonauten bei diversen Tätigkeiten entlasten und somit den Erfolg der Operation garantieren. An sich schon ein Beitrag von unschätzbarem Wert. Aber sie werden noch einen bedeutenderen leisten. Einen Beitrag von unschätzbarem Wert. Denn: Wir reden hier nicht über eine Mission ohne Wiederkehr. Nein, Taikonauten, Astronauten und Kosmonauten werden nach einer Missionsdauer von etwa zwei Jahren wieder wohlbehalten auf die Erde zurückkehren. Die »Robonauten« dagegen werden die Stellung auf dem roten Planeten halten. Und damit die Grundlage für die weitere Kolonialisierung des Mars legen. Eine wahrhaft heldenhafte Aufgabe!«
In diesem Moment sprang jeder im Auditorium, der über einen chinesischen Pass verfügte, auf und begann sich die Hände blutig zu klatschen. Minutenlanger Applaus, sodass sich auch Amerikaner und Russen gezwungen sahen, aufzustehen und zu klatschen. Wenn auch nicht

ganz so enthemmt. Als sich der Tumult endlich wieder zu legen begann, setzte der Führer über das Milliardenvolk zu seinem Schlusswort an.
»Hier und heute haben wir irreversibel die Grundlage zur Besiedlung des Mars gelegt. So groß und heldenhaft die Aufgabe auch heute erscheinen mag, sie ist nur der Anfang. Denn sie wird die Grundlage für die Eroberung des gesamten Weltalls durch die Spezies Homo Sapiens legen!«
Jeder stand. Der Saal tobte. Auch Nicht-Chinesen klatschten sich aus den Fingern, was diese hergaben. Immer, wenn es den Anschein machte, dass der Beifall abebben würde, brandete er ein weiteres Mal auf.
Die drei Präsidenten hatten sich gruppiert und sich als Trio beide Hände gereicht. Jeder lachte sein »Ich-bin-der-Chef-und-trotzdem-super-nett«-Lächeln. Die Kameras zoomten auf jeden einzelnen, um dann wieder in die Totale zu gehen. Die Fotografen drückten ihre Auslöser ununterbrochen und schossen Fotos ohne Unterlass.
Auch Bao Bao Bing stand irgendwo in der tobenden Menge, obwohl er sich kaum auf den Beinen halten konnte. Die Hände rhythmisch gegeneinander zu schlagen verlangte ihm eine kaum zu bewältigende Anstrengung ab. Doch der Mann war glücklich. Auch wenn er dem Zusammenbruch näher als je war. Völlig apathisch schob er sich aus der Pressekonferenz und in die nächste Toilette. Dort ließ er sich auf der Schüssel nieder und starrte schwer atmend die Klotür an. Mindestens eine Stunde. Dann erhob er sich langsam und schleppte sich aus dem Kongresszentrum. Taxis gab es logischerweise keine. Auch der Fuhrpark der Partei hatte den Ort des Geschehens schon verlassen. Ein paar hundert Meter weiter, ging er in die erstbeste Bar und zog sich auf einen der Barhocker. Später würde er nur eine vage Vorstellung haben, wie viele Reisschnäpse es dann doch waren.
Zwei Tage später hatte er Hunter Butler wieder an der Strippe. Der erkundigte sich, wohin er denn nach der

Pressekonferenz verschwunden sei. Der Chinese schob unaufschiebbare Verbindlichkeiten nach dem Event vor. Um dann die Frage zu stellen, die ihm, seit er wieder einigermaßen klar denken konnte, durch den Kopf ging.

»Wie haben sie diesen Puschkin dazu gebracht, einzulenken?«

»Bao Bao, in unserem Geschäft muss man immer einen Trumpf in der Hinterhand halten. Jeder hat Leichen im Keller. Puschkin mehr als notwendig. Das beste Argument war seine Tochter. Die ist bei uns völlig abgestürzt. Hat fast alles mitgenommen, was man im Land der unbegrenzten Möglichkeiten abbekommen kann. Ist mit einem Dealer und Junkie verheiratet. Selber Polytoxikomanin. Spritzt sich alles, was sie kriegen kann. Wir haben sie ins Flugzeug nach Moskau gesetzt.

Als Zuckerl gab es noch die Aufhebung der in Kanada gegen seine Familie verhängte Einreisesperre. Kanada sieht er als Rückzugsort für seine Familie, sollten sich die Dinge in Russland wenden.

»Und dafür hat er darauf verzichtet, sein Landungsmodul mit irgendwelchen Symbolen zu bekleben?«

»So weit ging er natürlich nicht. Er ließ sich eine zusätzliche Sonne abringen. Die aber richtig angebracht, deckt sie das Spangled-Banner so ab, dass man es nicht mehr brennen sieht. Außerdem erkennt man die Konföderiertenflagge nicht mehr als die Fahne der Südstaaten. Nur ein Ausschnitt bleibt übrig. Der könnte auch zu der von Mississippi gehören. Schaut halt jetzt voll bescheuert aus, wen aber interessiert das schon?«

Bao Bao Bing würde bald einen weiteren Sprung auf der Karriereleiter machen. Er würde Vorsitzender des nationalen Rüstungskomitees werden. Ein wichtiger Schritt auf dem Weg zum Parteivorsitz und zum Präsidentenamt.

Drei Tage nach der Ankündigung des Aufbruchs zum Mars orderte er vom Bett aus drei Laufbänder für seine Wohnungen in Peking, Shanghai und Wuxi, seiner

Heimatstadt. Dazu, sie zu benutzen, kam er freilich nicht. Die Pflicht ließ ihn immer neuen Herausforderungen hinterherlaufen, aber nicht auf einem endlosen Gummiband.

Aljoscha Wolkow kehrte nach Moskau zurück. Von dort wurde er weiter zu heiklen Missionen in die ganze Welt entsandt. Seinen weißen Volvo sollte Tatjana Nikolajwna nie zu Gesicht bekommen. Warum auch?

Kapitel 2: Baikonur

24.03.2048

Fast sieben Jahre später: Der russische Raumbahnhof Baikonur. Nach dem Zusammenbruch der Sowjetunion befand er sich eigentlich in Kasachstan. Was die russische Weltraumbehörde Roskosmos zwang, ihn von den Kasachen zu mieten. Der arme Steppenstaat ließ sich die Benutzung teuer entlohnen. Der Auslöser für einen nicht enden wollenden Streit zwischen den beiden unabhängigen Staaten innerhalb der GUS.

Heute dagegen stand das Kosmodrom im Zentrum des Interesses und nicht endlosen Zwistes. 69 Jahre nachdem mit Neil Armstong der erste Mensch den Mond betreten hatte, sollte an diesem Tag ein weiteres Mal Raumfahrtgeschichte geschrieben werden. Diesmal nicht nur von einer Nation, sondern von einem internationalen Team aus drei Nationen, die sich sonst eher in permanentem Wettstreit um die Vorherrschaft auf dem Planeten Erde befanden.

Das internationale Team bestand aus sechs Kosmonauten. Um ein Signal für Gleichberechtigung zu setzen, war vereinbart worden, dass sowohl die USA, als auch China und Russland je einen weiblichen und einen männlichen Raumfahrer für die Mission auszuwählen hätten. Das Team wurde von zwei Robotern ergänzt. Neu auf dem Gebiet der Raumfahrt war, dass denen nominell der Status von gleichberechtigten Mitgliedern der Crew eingeräumt wurde. Durch die rasante Entwicklung von KI ermöglicht. Sie hatten ihren genau definierten Aufgabenbereich und sollten ihre Projekte in Eigenregie abarbeiten. Ihr Schwerpunkt logischerweise die »Lebensbedingungen« menschenähnlicher Maschinen unter den knallharten Bedingungen des Weltalls.

Als Zugeständnis an die fortschreitende Gleichberechtigung hatte man die Russin Natalia Rewina zur Kommandantin der Mission erkoren. Die 42-jährige Kampfpilotin sollte, wenn es hart auf hart käme, dazu berechtigt sein, die oberste Entscheidungsgewalt auszuüben. Man war sich einig gewesen, dass es von besonderer Symbolkraft sein würde, diese Position einer Frau zu übertragen. Um sich dann endlos darüber in die Haare zu kriegen, welche der drei Frauen die geeignetste sei, um die Position am besten auszufüllen. Einigen hatte man sich nur können, da die Position des Kommandanten bei fast allen bisherigen Weltraummissionen eine größtenteils formelle Bedeutung gehabt hatte. Die speziellen Anforderungen des Weltalls hatten die Teams immer so zusammengeschweißt, dass alle Entscheidungen auf Konsens beruhend getroffen werden konnten.

Natalia Rewina war eine sehr erfahrene Kosmonautin. Im Rahmen von zwei Missionen hatte sie bereits den Mond besucht. Ihr ansprechendes Äußeres trug seinen Teil dazu bei, dass sie zum Liebling der russischen Nation wurde. Was die Fähigkeiten der resoluten Blondine keineswegs schmälerte. Die Frau blieb auch in den kritischsten Situationen völlig ruhig und gelassen. Während ihres aktiven Dienstes in der russischen Armee hatte sie als Kampfpilotin sieben feindliche Kampfjets vom Himmel geholt. Dafür waren ihr nach althergebrachter russischer Militärtradition verschiedene Medaillen und Orden verliehen worden, die bei festlichen Anlässen ihre Brust schmückten. Für die Flüge zum Mond war sie mit dem Orden und Ehrentitel Heldin der Russischen Föderation ausgezeichnet worden. Was das Problem aufwarf, wie sie zu ehren sei, falls sie den Hin- und Rückflug zum Mars erfolgreich bestehen sollte.

Vor Tagen hatte schon der Countdown eingesetzt. Seitdem waren hunderte von Ingenieuren und Technikern damit beschäftigt, unzählige Tests durchzuführen, die garantieren sollten, dass keines der Systeme versagte. Gestern war damit begonnen worden, die Sojus-Rakete aufzutanken. Bei den Unmengen

Treibstoff, die notwendig sind, um das Landungsmodul Richtung Mond in Bewegung zu setzen, ein heikles Unterfangen. Kontrolliert gezündet würde die Rakete innerhalb von Minuten den Schub freisetzen, der die Raumkapsel samt Kosmonauten zum Mond brächte. Unkontrolliert dagegen würde innerhalb eines Sekundenbruchteils eine Energiemenge freigesetzt, die Rakete und Startrampe in einem glühenden Feuerball verwandeln könnte. Was unter allen Umständen verhindert werden musste.

Exakt neun Stunden und zwei Minuten vor dem Start war die Crew geweckt worden. Nach kasachischer Zeit 4:10 Uhr. Etwa drei Stunden später holte man die Marseroberer vom Hotel Kosmos ab. Was früher eine Absteige mit realsozialistischem Charme gewesen war, hatte sich zu einem Vier-Sterne-Hotel gemausert. Man wollte der Weltöffentlichkeit zum einen den Glamour der russischen Raumfahrt vor Augen führen und zum anderen standen die führenden Köpfe des russischen Raumfahrtprogramms nicht darauf, wie Nomaden in der Hitze der kasachischen Steppe zu hausen.

Nach kurzer Fahrt in einem wackligen Bus, noch ein Relikt der Sowjetzeit, erreicht die Crew Gebäude 254. Hier hatte sich seit Jahren nichts geändert. An den Wänden immer noch Plastikpaneele, die fleißige Designer unter Chruschtschow entworfen hatten. Konsequenter Funktionalismus diktierte die Raumgestaltung. Nach dem Betreten durch die Schleuse, in der die Raumfahrer sich komplett entkleiden mussten, wurden ihnen im Reinraum von mehreren Helfern der Raumanzug angelegt. Eine Prozedur, die sich über mehr als 90 Minuten hinzog. Viele Arbeitsschritte mussten wiederholt werden, um jegliche Form von Verunreinigung definitiv auszuschließen.

Für die Fahrt zum Startplatz stand den Kosmonauten jetzt ein spaciges autonom fahrendes Elektromobil zur Verfügung. In den klapprigen Bus hätten sie mit ihren

Raumanzügen nicht mehr gepasst. Jeder der Kosmonauten, Astronauten, Taikonauten und auch Robonauten besaß hier seinen festgelegten Platz. Den er mit Raumanzug und Klimagerät auch problemlos einnehmen konnte. Denn das autonom fahrende Fahrzeug war nur für den Transport der Crew samt Raumanzügen konzipiert. Wobei die Robonauten wesentlich weniger Platz für sich beanspruchen mussten.
Dann ging was schief. Glücklicherweise noch ohne die gesamte Weltpresse. An Gebäude 254 war die noch nicht zugelassen. Nur einem Fotografen der staatlichen Rossijskaja Gaseta war es gestattet, Fotos von der Crew zu schießen. Was der auch eifrig machte.
Kommandantin Rewina und ihr russischer Kollege Sobatschkin hatten schon auf dem Vehikel Platz genommen und winken lächelnd in die Kamera des Fotografen.
Der amerikanische Astronaut Leroy Junior Paxton verstand sich als Scherzkeks. Der Biologe würde die Aufgabe haben, nach Möglichkeiten zu suchen, auf dem Mars Lebensmittel zu kultivieren und Trinkwasser zu gewinnen. Wenn ihm mit Anfang 30 nicht schon das gesamte Haupthaar ausgefallen wäre, hätte er ohne Weiteres auch als Fotomodell arbeiten können. Seinen muskulösen Körper hielt er mit täglichem Training perfekt in Schuss. Überdurchschnittliche körperliche Fitness hatte ihn für das Marsprogramm prädestiniert. Ein weiterer Grund war seine Anpassungsfähigkeit, die ihn in jedem Team zu einem geschätzten Player machte. Und dann eben noch der Status Scherzkeks. Die Arbeit mit ihm war meist angenehm, denn er war immer bemüht, positive Stimmung zu verbreiten. Und er hatte noch ein Plus: Seine Vorfahren waren nicht freiwillig in die USA eingewandert, sondern auf Sklavenschiffen dort hingebracht worden.
Doch der Versuch, einen kleinen Gag zu platzieren, geht völlig in die Hose. Gerade als der Fotograf die Siegerfotos der beiden Russen für die morgige Titelseite

knipsen will, schiebt Leroy sich ins Bild und zeigt den beiden postsowjetischen Helden zwei Hasenohren. Denen fällt das nur auf, weil der Fotograf seinen Finger vom Auslöser nimmt, einfriert und verständnislos seine Umgebung anglotzt.
Kosmonaut Sobatschkin findet das überhaupt nicht lustig. Der Amerikaner trägt seinen Helm, insbesondere wegen der noch anstehenden Film- und Fotoarbeiten, noch nicht. Der Handrücken des Russen, geschützt durch den schweren Handschuh, trifft ihn mitten auf die Nase. Und das mit ziemlicher Wucht. Sodass Leroy das Gleichgewicht verliert und samt seiner Klimabox den Abgang vom Elektromobil macht. Dahinter kommt er unsanft auf dem Boden mehr zu liegen als zu sitzen.
Was eben noch fröhliche Aufbruchstimmung, schlägt von einem Moment auf den anderen in panische Aufgeregtheit um. Alle fürchten das Gleiche: Schon jetzt unüberbrückbare Differenzen. Schon bevor es überhaupt losgeht.
Sofort eilen Helfer herbei, um den Gestürzten wieder aufzurichten. Der überhaupt nicht amused. In seinem breiten Amerikanisch beginnt er auf den Russen einzuschimpfen.
»Was zum Teufel soll das?«
Hakt nach: Ob er komplett den Verstand verloren habe? Ob er keinen Spaß verstehe?
Die Kommandantin der Mission sieht sich zum frühestmöglichen Zeitpunkt mit der Notwendigkeit konfrontiert, von ihrer Befehlsgewalt Gebrauch zu machen. Sie beginnt, lautstark auf Sobatschkin einzureden. Ihn dazu auffordernd, sich am Riemen zu reißen. Er nuschelt etwas von: »Das ganze Fotoshooting versauen.«
Trotzdem sieht es so aus, als würde sich die Szene, nicht zuletzt wegen der Bemühungen aller, rasch wieder beruhigen. Auch blutet der Amerikaner trotz der Heftigkeit des Schlages nicht aus der Nase. Steht jetzt

schon wieder und fummelt an seinem Klimagerät herum, dass er mit raumfahrerischem Pflichtbewusstsein vor dem Aufschlag auf dem Boden bewahrt hatte. Für einen Moment lang sieht es so aus, als würde er versuchen, wieder seinen Platz auf dem Elektromobil einzunehmen.

Es ist wohl der Nervosität vor dem Start und der Rüpelhaftigkeit des Russen geschuldet, dass er trotz seines ausgeglichen Wesens, den Affront nicht auf sich beruhen lassen kann. Er stapft in Richtung des Russen und sondert eines der wenigen Schimpfworte ab, die sein russischer Wortschatz hergibt.

So sorgsam gezischt, dass es nur der Russe mitkriegt, trifft es aber anscheinend den Nagel auf den Kopf. Oleg Andrejewitsch springt ohne auch nur eine Millisekunde zu zögern vom Elektromobil und geht den Afroamerikaner jetzt direkt an. Gleich zwei mittelalterlichen Rittern in voller Rüstung treffen die beiden Männer aufeinander.

Eine fatale Situation, die immer weiter zu eskalieren droht. Wie zwei Sumoringer drücken sich die beiden Streithähne gegeneinander, in ihrer Bewegung durch die Raumanzüge stark eingeschränkt. Beschimpfen sich aber umso mehr. Nur die Klimaaggregate bieten ihnen die Möglichkeit, sich wirkungsvoll zu bekämpfen. Jeder von beiden versucht, das Teil dem anderen möglichst wirkungsvoll in die Weichteile zu rammen. Einzig der relativ kurze Schlauch zwischen Raumanzug und Aggregat verhindert Schlimmeres.

Um sie herum bricht hilflose Panik aus. Jedem ist klar, dass die Auseinandersetzung die gesamte Mission zum Scheitern verdammen könnte. Doch alle sind von der Situation so überrumpelt, dass sie davor zurückschrecken, direkt zu intervenieren. Eine falsche Bewegung könnte verhängnisvolle Folgen haben. So verlegt sich jeder auf die verbale Deeskalation.

Die geht aber im Eifer des Gefechts ziemlich unter. Gerade dann verlässt der chinesische Teil der Crew Gebäude 254. Auch die beiden Taikonauten von der

Situation im ersten Moment überfordert. Die Zeit, die sie benötigen, um zu erfassen, was da vor sich geht, nutzen ihre maschinellen Kollegen ohne Verzug.
Die beiden Robonauten stürzen mit dem Impetus maschineller Mobilisierung auf die Streitenden zu. Per Bluetooth im Lauf die Strategie abstimmend. Jeder der beiden weiß genau, wer seine Zielperson ist und wie er zupacken muss. Der Zugriff präzise, simultan, blitzartig und wirkungsvoll.
Mit einem Mal sind die beiden Streithähne jeglicher Bewegungsfähigkeit beraubt. Die Robonauten ergreifen jeweils einen Arm und den Kragen des Raumanzugs und steigen den Kontrahenten so in den Rücken, dass die sich wie in einem Schraubstock fixiert finden. Ende der Eskalation.
Wo eben noch wütendes Kampfgeschrei erklang und ungelenkes Ringen getobt hatte, kehrte mit ein paar Umdrehungen von Schrittmotoren eine augenblickliche Bewegungslosigkeit ein, die so keiner der Anwesenden für möglich gehalten hätte.
So schnell die Situation eskaliert war, so schnell war das Spektakel auch wieder vorbei. Allen Anwesenden war glasklar, das so etwas einfach nicht sein durfte. Dass es auf alle von ihnen zurückfallen würde.
»Können wir euch freigeben?«, fragte einer der Robonauten Leroy und Oleg. Beide bestürzt über ihre Unbeherrschtheit, willigten sofort ein.
»Oleg Andejewitsch, das Foto, das Foto bitte!«. Der schwang sich pflichtbewusst wieder auf den fahrbaren Untersatz. Endlich konnte der Fotograf den Rest seiner Fotos schießen. Jetzt kam das letzte Mitglied der Crew, die Amerikanerin Sally Raker aus Gebäude 254. Zusammen mit Leroy und den Chinesen nahm sie auf dem fahrbaren Untersatz platz. Auf Befehl der Kommandantin hin setzte es sich in Richtung Startrampe in Bewegung.

Sie waren nicht weit gefahren, als Sally die betretene Miene ihres Landmannes auffiel.
»Stimmt was nicht?«
»Der Russe ist komplett durchgeknallt«, stieß Leroy hervor. »Der Typ hat ein massives Problem. Ich weiß nur nicht welches!«
»Warum, was war los?«
»Nicht hier und jetzt!«
Nach einer kurzen Gedankenpause, fuhr er fort: »Warum so spät?«
»Ich bin noch kurz bei CNN hängengeblieben.«
»Und was war so spannend?«
»Kim Yong Un ist tot.«
»Der Nordkoreaner?«
»Genau der!«
»Und jetzt kommt der nächste Kim?«
»Wahrscheinlich. Aber deswegen bin ja zu spät. Es hieß, dass es Rivalitäten in der Familie gäbe, was die Nachfolge betrifft.«
»Kann uns ja eigentlich egal sein.«
»Anzunehmen!«
Das Elektromobil hatte vor der Startrampe gestoppt. Auf ihr stand nicht mehr die Sojus-Rakete aus sowjetischer Zeit, die über Jahrzehnte hunderte von Tonnen Nutzlast in den erdnahen Orbit katapultiert hatte. Stattdessen hatte man hier ein sogenanntes SLS installiert, wobei SLS für Space Lauch System steht. Denn man wollte ja bis zum Mond und weiter.
Das SLS in der kasachischen Steppe aufzubauen war eine unglaubliche Kraftanstrengung gewesen. Die fast 100 Meter, die die stärkste Rakete aller Zeiten maß, hatten es nicht zugelassen, sie in montiertem Zustand aus den USA anzuliefern. Das fehlerlose Zusammensetzen vor Ort mit der notwendigen Genauigkeit hatte sich als besondere Herausforderung erwiesen.
Es war trotz der bestehenden Infrastruktur vor Ort notwendig gewesen noch leistungsfähigere Kräne und eine Vielzahl anderer Maschinen zu installieren, die den

Zusammenbau ermöglichen würden. Auch ein bedeutender Kostenfaktor.
Nun stand sie aber in ihrer beeindruckenden Größe in der Steppe. Die Morgensonne tauchte sie in weiches Licht, das sie noch majestätischer erscheinen ließ. An dem orangen Kombitank für flüssigen Wasserstoff und Sauerstoff waren die beiden Feststoffraketen befestigt. Um den Verlust durch Verdampfen auszugleichen, würde der Kombitank bis Sekunden vor dem Start weiter aufgefüllt werden. Ganz oben an der Spitze thronte das Landungsmodul, das vor Jahren fast das gesamte Projekt zum Scheitern gebracht hätte. Nur die stärksten Teleobjektive konnten die leuchtende Sonne heranzoomen, die auf ihm klebte. Neben den Raumfahrern würde die Rakete 25 Tonnen Nutzlast zum Mond befördern.
Je näher das Elektromobil der Startrampe mit Rakete kam, desto mehr geriet es in die Foki der Heerscharen von geladenen Journalisten und Fotografen. Krampfhaft lächelnd saß die Crew auf dem Elektromobil. Ab und zu winkte eine oder einer von den sechs einem Bekannten zu, der den Weg säumte.
Vor der Treppe zum Turm, der den Aufzug beherbergt, der die Crew zum Landungsmodul heben sollte, nochmal das ultimative Gruppenfoto. Dann die Helme aufgesetzt, die Treppe hoch und sich in den Aufzug gedrängt. Der fasste nur je einen Astronauten, einen Kosmonauten, einen Taikonauten und eine Robonauten auf einmal. Die Kameras fotografierten und filmten die winkende Crew bei der ersten und zweiten Fahrt. Umfassender hätte die Dokumentation nicht sein können. Wertvollstes Filmmaterial, selbst wenn der Start in einer Katastrophe enden würde.

Kapitel 3: Oberpfaffenhofen

24.03.2048

Werner Laube hatte seiner chinesischen Kollegin Peng Sun und sich eben einen Kaffee geholt. Hier in Oberpfaffenhofen zeigte die Uhr 16:45. Peng saß fünf Schreibtische weiter und bedankte sich mit einem Lächeln. Der Raketentechniker hielt sich mit der Übergabe nicht auf. Was zwei Gründe hatte. Der Start sollte innerhalb der nächsten halben Stunde erfolgen. Und noch wichtiger: Werner wollte nicht den Verdacht aufkommen lassen, dass auch nur der geringste außerberufliche Kontakt zu seiner chinesischen Kollegin bestand. Natürlich völlig überflüssig in Anbetracht der Tatsache, dass fast jeder im Kontrollzentrum wusste, dass die beiden, so oft es ihnen ihr fordernder Job ermöglichte, das Bett miteinander teilten. Was sie krampfhaft, aber erfolglos zu verheimlichen suchten.

Hier im Kontrollzentrum herrschte hektische Aktivität. Jeder der anwesenden Ingenieure verfolgte den Countdown aufgeregt und checkte im Abstand von Sekunden auf seinem Bildschirm die Parameter, für die er verantwortlich war.

Ein grundlegender Streitpunkt war der Sitz des Kontrollzentrums gewesen, von dem aus die Marsmisson überwacht werden sollte. Auch eine Kontroverse, über die man sich endlos in die Haare hatte bekommen können. Fast hätte man es als »Single point of failure« definieren müssen, sprich als kritischer Vorgang, der zum allumfassenden Scheitern hätte führen können.

Denn das Kontrollzentrum bedeutete Macht. Macht über die Mission. Und die wollte sich natürlich keiner nehmen lassen. Die Diskussion kochte so hoch, dass ein Vermittlungsausschuss gegründet werden musste, um bei der heiklen Frage irgendwie weiter zu kommen.

Oberpfaffenhofen war der kleinste gemeinsame Nenner gewesen. Man hatte sich auf einen Standort auf

einigermaßen neutralem Gebiet verständigt. Wobei das von China und Russland immer infrage gestellte wurde, da sie Deutschland als Wurmfortsatz der Amerikaner ansahen.
Trotzdem war man sich dann doch einig geworden. Der erste Kompromiss auf dem Weg dorthin war der Beschluss gewesen, die Aufgabe in einen Drittstaat auszulagern. Die Finanzkraft der Amerikaner gab schließlich den Ausschlag. Die beiden kommunistischen Partner hatten Oberpfaffenhofen akzeptiert, da sie die Deutschen für so lasch hielten, als dass von ihnen keine ernsthafte Gefahr ausgehen würde. Sollten sie wirklich frech werden, dann fände man schon einen Weg, um sie zu disziplinieren. Die mäkelten zwar an allem herum, wenn es dann aber hart auf hart kam, waren sie immer froh, wenn sie ungeschoren davonkamen.
Um so mehr sich der Gedanke Oberpfaffenhofen verfestigte, desto mehr hatte sich die bayrische Staatsregierung ins Zeug geworfen. Die Regierungspartei versprach alles, was die Vertreter der drei Raumfahrtnationen auch nur in einen Nebensatz andeuteten.
Nicht zuletzt stimmten die drei Raumfahrtnationen dem Kompromiss zu, weil einige ihrer Repräsentanten sich gut mit dem Gedanken anfreunden konnten, das schöne Bayern öfter zu besuchen oder dort sogar für zwei oder mehr Jahre stationiert zu werden.
Dem Kontrollzentrum fehlte es an nichts. Sobald man die Einrichtung per Vertrag besiegelt hatte, begann unverzüglich der Ausbau der vorhandenen Infrastruktur. Es wurde ein völlig neuer Kontrollraum eingerichtet, der die vielen an der Mission beteiligten Wissenschaftler und Techniker aufnehmen sollte.
Noch zehn Minuten bis zum Start. Die über der Wand mit den riesigen Bildschirmen angebrachte Digitalanzeige zählt erbarmungslos herunter. Jetzt herrscht völlige Stille im Raum. Jeder starrt starr auf seinen Bildschirm mit den Parametern, die ihm anzeigen sollen, ob noch alles im

grünen Bereich ist. Eine elektronische Stimme beginnt den Countdown laut herunterzuzählen.

~

Werners technikfokussierte Lebenswelt war durch die Begegnung mit der jungen Asiatin völlig aus den Fugen geraten. Dass er nicht der Liebling der Frauen war, wurde ihm schnell klar, als sich der Trieb in seinen Lenden zu regen begannen. Der schüchterne Nerd konnte seine Faszination für das Universum und dessen Entstehung nur selten mit Vertreterinnen des weiblichen Geschlechts teilen. Obwohl seine Expertise unvergleichlich, er der unbestrittene Spezialist auf dem Gebiet der Raketentechnik war, machte ihn seine Fokussiertheit nicht unbedingt zum Charismatiker. Legte aber jede potenzielle Partnerin darauf fest, sich fehlerfrei in den Sphären von Schubdüsen, Leitwerken und Flüssiggasbetankungssystemen zurechtzufinden. Und dann gab es da noch eine Hürde: Werner wollte keinesfalls als Trostpreis durchgehen. Seine Frau sollte was darstellen, nicht nur wissenschaftlich. Was die Latte verdammt hoch legte.
Ihm war klar, dass er sich mit seinen Ansprüchen selbst ins Aus manövrierte. Die Frau für ihn existierte nur in amerikanischen B-Movies. Nicht in Oberpfaffenhofen. Und wenn doch, dann hatte er mit Sicherheit nicht das Zugriffsrecht. Ein Konflikt, dessen er sich nur zu bewusst war. Ihn aufzulösen, vermochte er nicht. Manchmal fragte er sich, ob er es trotz seiner unendlichen Sehnsucht wirklich wollte.
Der Funke zwischen den beiden grenzte an Vorsehung. Dabei komplett ungeplant. Vor ihrer Abreise nach Deutschland war den chinesischen Ingenieuren in aller Deutlichkeit klargemacht worden, was das Reich der Mitte von ihnen erwartete. Exzellente Arbeit, Übererfüllung des Plans, keinesfalls irgendwelche

Liebeleien. Die Drohung, die der Parteibonze, der die Crew verabschiedete, ihnen auf den Weg mitgegeben hatte, war unmissverständlich gewesen. Ihr fliegt, aber eure Familien bleiben hier. Sie werden für alle eure Fehler bezahlen. Teuer!

Als Add-on und Tribut an die deutsche Ingenieurskunst hatte Deutschland auch die Aufgabe übertragen bekommen, einzelne Komponenten der Raketeneinheit testen und montieren zu dürfen. Der Tag war ein Desaster gewesen. Die Aufgabe von Peng und Werner hatte darin bestanden, eine Schubdüse einem Test auf Einsatzfähigkeit zu unterziehen.

Murphys Law hatte gnadenlos zugeschlagen. Aller Vorbereitungen zum Trotz war der Teststand in einem erbärmlichen Zustand. Stunden verbrachten sie damit, den Rechner neu aufzusetzen, nach dem der Versuch, die neuste Version der Messsoftware aufzuspielen dazu geführt hatte, dass sich das gesamte Betriebssystem aufgehängte.

Als es dann endlich so weit war, mussten sie beim Einschrauben der Brennstoffschläuche feststellen, dass die Fixierung der Düse auf der Grundplatte bei einem der vorigen Versuche schweren Schaden genommen hatte.

Ein Fehler, der unweigerlich auf Peng zurückfallen würde. Denn der Teststand oblag ihrer Verantwortlichkeit. Sie würde das Missgeschick oder schlimmer noch ihr Versagen, ihrem Vorgesetzten melden müssen. Was offiziell ihr Vorgesetzter war, war in Wirklichkeit ein Parteikommissar, der über Wohl und Wehe aller entschied, die die Volksrepublik in Oberpfaffenhofen stationiert hatte.

»Ich habe ein echtes Problem, fürchte ich«, stammelte Peng kreidebleich.

»Du kannst doch nichts dafür«, wand Werner ein. »So ein Teststand macht eben mal die Biege.«

»Ich hätte es sofort bemerken und melden müssen, das mit dem Test können wir jetzt vergessen! Die wollen die Daten Ende der Woche.«

Werner sann intensivst, mit jeder einzelnen Gehirnwindung, nach. Sein technischer Verstand ließ ihn sämtliche Möglichkeiten analysieren, die ihnen jetzt noch blieben. Peng weiter verzweifelt.
»Ich bin für den Teststand verantwortlich. Also wird an mir auch die Schuld hängenbleiben. Es wird Wochen dauern, bis wir einen neuen Fixationsrahmen gefertigt kriegen. Mit den Tests ist jetzt erst mal komplett Schluss.«
Die Ingenieurin kurz davor, in Tränen auszubrechen. Der Gemütszustand seiner Kollegin blieb Werner nicht verborgen. Er dachte weiter krampfhaft über Lösungsmöglichkeiten nach.
»Es muss doch einen Weg geben, das Teil ohne einen neuen Rahmen wieder in Betrieb nehmen zu können.«
»Du hast eine Idee?«, fragte Peng ohne große Hoffnung.
»Lass uns eine Skizze mit den Maßen anfertigen und in die Halle gehen, wo der Schrott der Vorgängermissionen ausgelagert wird. Vielleicht finden wir da was Passendes.«
Sie verbrachten Stunden in der riesigen Halle. Kletterten auf Regale und vermaßen Gehäuse, die schon seit Jahren unbenutzt und vergessen hier lagerten. Nichts wollte annähernd passen.
Es war jetzt schon nach 18 Uhr. Die meisten der Angestellten hatten ihre Arbeitsplätze verlassen und waren nach Hause gegangen. Endlich fanden sie eine solide Tonne, die mit einem Flansch versehen war, der es ermöglichen würde, die Schubdüse ohne größere Umbauten auf dem Teststand zu befestigen. Auf einem verschmutzten Zettel war die Mission vermerkt, für die das Teil gefertigt worden war. Die war schon vor Jahren erfolgt, sodass es völlig unmöglich erschien, dass noch mal jemand nach der Tonne suchen würde.
Unter größter Kraftanstrengung brachten die beiden das Teil mit einem Rollwagen in den Teststand. Doch Erleichterung wollte sich so noch nicht einstellen. Denn den beiden war klar, dass noch unendlich viel Arbeit vor ihnen lag.

Sie schraubten, zerlegten, montierten, sägten, bohrte und improvisierten fast die ganze Nacht. Gegen drei Uhr zeichnete sich ab, dass Hoffnung bestand, den Teststand am nächsten Morgen in Betrieb nehmen zu können.
Die beiden mental und körperlich völlig am Ende. Mit vereinter Kraft waren sie dabei, die Schubdüse in Position zu ziehen. Zentimeter für Zentimeter.
Immer auf Drei. Werner rutschten die schweißnassen Hände vom Flansch ab. Der Versuch, den Rahmen endlich in Position zu bekommen, endete damit, dass er auf der zierlichen Chinesin gewaltig auflief.
Die völlig unerwartete und plötzliche Nähe elektrisierte Werner. Bis dahin hatte er so etwas nicht erfahren. Sein Kopfkino verlangte, das Unziemliche sofort zu beenden. Aber das Fleisch war zu schwach. Die Nähe zu wohlig.
Keiner von beiden hätte später genau nachzeichnen können, wie es zu dem Ausbruch von körperlichen Gefälligkeiten zwischen ihnen kam. Zu dünn das Nervenkostüm im Zustand völliger Erschöpfung, um dem Verlangen nach süßer Erleichterung nicht nachzugeben. Sie brach sich in Körperlichkeiten ihren Weg.
Aber nicht etwa mehr als ein paar Minuten. Dann übernahmen wieder Pflichtbewusstsein und technische Beflissenheit.
Gegen 4:30 Uhr war der Teststand einsatzbereit. Wortlos machten sie sich auf den Weg zu Werners Unterkunft. Unter der Dusche drang er zum ersten Mal in sie ein.
Bei der Frage, wie viel Peng für Werner empfand, ist man auf Spekulationen angewiesen. Er sicherlich ein brillanter Kopf, aber eben so gar nicht der Typ, an den man denkt, wenn Frauen ins Schwärmen geraten.
Eine ehrliche Haut wie er machte keinen Hehl daraus, wie wenig ihn die kleinen Details interessierten, die das Leben eines Großteils der Frauen meist versüßen. Sein Glas Wein trank er über Jahre hinweg aus einer Metalltasse. Warum ein Weinglas erwerben? Früher oder später würde es nur zu Bruch gehen. Bis er Peng

nähergekommen war, hatte er in einem möblierten Zimmer im Stil der Siebziger gewohnt. Der Internetanschluss war die einzige Neuerung gewesen, die in den letzten 60 Jahren vorgenommen worden war. Halt, vor 20 Jahren hatte der Vermieter die orange Tapete mit den grünblauen Blumen durch einen schlichten Anstrich ersetzt.
Nur um der aufdringlichen Penetranz des Vermieters zu entgehen, hatte er, nach dem Peng und er ein Paar wurden, eine Zweizimmerwohnung anmieten müssen.
Sexuell klappte es zwischen den beiden. Sie waren immer wieder überrascht, wie sehr sie, die eiskalt kalkulierenden Techniker, in Ekstase geraten konnten, wenn sie, unter Beachtung aller Vorsichtsmaßnahmen, sich dazu hinreißen ließen, den Geschlechtsakt zu vollziehen. Zwei Menschen, die sich sonst nur über Umlaufbahnen, Deutsche Industrie Normen, Treibstoffe und Astrophysik austauschten, fielen in einen Rausch, den sie so nie erleben hatten können. Es waren Momente, in denen es ihnen gelang, das Kopfkino völlig auszublenden. Nach dem Akt beobachteten sie sich, fast peinlich berührt, unfähig zu jeder Verbalisierung, was da eben abgegangen war.
Es ist anzunehmen, dass die Partnerwahl in Pengs Sozialisierung aufgrund ihrer Herkunft eine völlig von der westlichen abweichende Priorisierung erfahren hatte. Trotz der rasanten Entwicklung, die das Reich der Mitte seit dem Tod Maos hingelegt hatte. Obwohl das Milliardenvolk die Segnungen des Turbokapitalismus nur zu gerne angenommen hatte, seine Befindlichkeiten blieben auf überraschend vielen Gebieten andere. Doch man hätte der jungen Asiatin Unrecht getan, wenn man behauptet hätte, dass sie den spröden Techniker, der so komplett in sie vernarrt war, schlecht behandelt hätte.
Die Sache mit dem improvisierten Rahmen blieb das Geheimnis der beiden.

~

»Ten, nine, eight, seven, six, five, four, three, two, one, zero, ignition!«
Auf den Schlag zünden die seitlich am Flüssiggastank angebrachten Feststoffraketen und die mit flüssigem Wasserstoff und Sauerstoff gefüllte erste Stufe. Mit dem Brennbeginn schwingen alle Stahlarme samt der Versorgungsstränge zurück und geben den Flugkörper frei. Der nimmt Fahrt auf.
Erst erstaunlich gemächlich. Dann aber, wie befreit von einer unsichtbaren Last, zieht das Gefährt senkrecht nach oben. Auf der Suche nach dünneren Luftschichten, um den Luftwiderstand zu verringern. Sobald es die erreicht hat, werden die Feststoffraketen abgesprengt. Das schwierige Manöver gelingt problemlos. Die Raketen stürzen einzeln zu Boden, bis sich ihre Fallschirme öffnen. An ihnen gleiten sie in den massiveren Luftschichten Richtung Indischem Ozean. Der stolze Zerstörer »Putin« würde sie dort bergen und zur erneuten Verwendung nach Sewastopol verschiffen.
Die Hauptstufe, bestehend aus vier Triebwerken und den Sauerstoff- und Wasserstofftanks, ist nun allein für den Vortrieb verantwortlich. Die gesamte Rakete schwenkt von dem senkrechten Flug in einen eher horizontalen. Damit nimmt sie Kurs auf die suborbitale Bahn, auf der sie sich zum Mond schieben soll. Im Kontrollzentrum kann man immer noch eine Nadel fallen hören.
Doch dann bricht euphorischer Jubel aus. Auch die Hauptstufe hat sich problemlos von Landungsmodul samt Steuerungseinheit getrennt. Ein Start wie im Bilderbuch. Die sonst so unterkühlten Ingenieure liegen sich in den Armen. In denen der wenigen Ingenieurinnen auch. Grenzenlose Erleichterung bricht sich Bahn. Werner und Pengs Blicke streifen einander nur für den Bruchteil einer Sekunde. Umarmen geht aber nicht. Das werden sie später in Werners Apartment intensiv nachholen.

60 Stunden später. Immer noch verläuft die Mission problemlos. Nun beginnt man, sich auf einen der kritischsten Teile derer vorzubereiten: Das Andocken am Weltraumlift. Dazu müssen Landungsmodul und Steuerungseinheit in die Umlaufbahn Orbitalstation des Weltraumlifts gebracht werden. Einmal auf Kurs, nähert sich das Landungsmodul mit Antriebseinheit der Orbitalstation, um an ihr anzudocken. Als besondere Herausforderung würde sich aber erweisen, dass die Orbitalstation schon mit dem Ausrüstungsmodul Mars und dessen Trägerrakete besetzt ist. Das Landungsmodul, entsandt vom Planeten Erde, muss also am Ausrüstungsmodul Mars andocken, ohne es zu beschädigen. Denn es wird auch als Cockpit für den Weiterflug herhalten müssen. Ein überaus heikles Manöver.

Noch zwei Stunden bis zum Kopplungsmanöver. Die Orbitalstation befindet sich im Lagrange-Punkt zwischen Erde und Mond, dort wo sich die Anziehungskräfte beider Himmelskörper kompensieren.

Hier hatten die Raumfahrtorganisationen der USA, Russlands und Chinas eine riesige Raumstation aufgebaut, die alles vorhergegangene in den Schatten stellte. Neben der bemannten Marsmission war das Ziel, Rohstoffe wie u.a. Deuterium auf dem Mond abzubauen und sie dann kostengünstig zur Erde transportieren zu können. Auch sollten von hier Missionen zu Asteroiden gestartet werden, wo man seltene und wertvolle Rohstoffe wie Gold, Platin und Palladium abzubauen hoffte. Ein wahrhaft visionäres Projekt. Die technischen Anforderungen immens.

Die Orbitalstation schwebt mit 24 Kilometern pro Sekunde dahin. Das Landungsmodul muss auf dieselbe Geschwindigkeit beschleunigt werden, um an ihr andocken zu können. Ist es zu langsam, erreicht es sie nicht, ist es zu schnell, kommt es zur Katastrophe. Im Modul sind die Kommandantin Rewina und Kollege

Sobatschkin damit beschäftigt, das Andockmanöver in die Wege zu leiten. Noch 22 Kilometer bis zur Station.
Nachdem Stufe eins und die Booster abgebrannt sind, ist nicht mehr viel Raketentreibstoff übrig. Die beiden müssen also sklavisch darauf achten, die Geschwindigkeit genauestens zu dosieren. Täten sie das nicht, dann droht im schlimmsten Fall ein fataler Aufprall, weil nicht mehr genug Sprit zum Abbremsen vorhanden ist.
Beide Piloten arbeiten höchst konzentriert. Nicht, dass sie etwa Schubregler bedienen. Nein, ihre Aufgabe ist nur, einzugreifen, wenn die Automatik versagt. Eine durchaus nervenaufreibende, denn man trägt höchste Verantwortung, hat aber nichts zu tun. Solange nichts schief geht. Wenn ein Notfall aber eintritt, dann muss man den Metabolismus sekundenschnell von Null auf 100 hochfahren, um die drohende Katastrophe zu verhindern.
Immer wieder gehen die beiden Checklisten durch. Aber nur um festzustellen, dass sie auf dem richtigen Kurs durch Raum und Zeit fliegen. Dann wieder gespannte Muße. Der Ausblick durch die Bullaugen grandios. Rechts neben ihnen die blau-weiße Erdscheibe. Links der graue Mond. Vor ihnen, immer noch in einiger Entfernung, aber doch näher kommend, die Orbitalstation mit Weltraumlift und Marsrakete.
Die Schwierigkeiten beginnen im Abstand von etwa zwei Kilometern von der Orbitalstation. Die beiden russischen Piloten beschäftigen sich gerade wieder damit, eine der Checklisten durchzugehen. Dann geht der Flugrechner unvermittelt in die Knie. Der Bildschirm, auf dem die für das Andockmanöver relevanten Daten angezeigt werden, ist mit einem Schlag schwarz. Ein durchdringender Alarmton meldet den Ausfall. Was eben noch öde Routine war, wächst sich abrupt zum Notfall aus.
Der Backup-Rechner übernimmt, so wie es das Notfallprotokoll vorsieht. An sich besteht kein Anlass zur Besorgnis. Doch der Rechner errechnet, im Gegensatz zu seinem Pendant, dass das Landungsmodul sich auf

direktem Kollisionskurs mit der Orbitalstation befindet. Die Geschwindigkeitsdifferenz betrage mehr als 20 Kilometer pro Stunde. Ein weiterer Alarm ertönt. Doch ein automatisches Bremsmanöver wird nicht eingeleitet. Dafür wartet der Backup-Computer auf Rückmeldung. Nur von wo?

»Ich verstehe das nicht, das kann doch einfach nicht sein!«, stöhnt Sobatschkin. »Sollen wir auf manuelle Steuerung umstellen?«

»Warten Sie noch, wie schnell sind wir?« gibt seine Kollegin knapp zurück.

Der Hauptrechner fährt derweil weiter hoch. Allerdings nicht in dem Tempo, in dem es sich die beiden Piloten gewünscht hätten. Immer noch erscheinen kryptische Befehlszeilen in Schwarzweiß auf dem Schirm.

Die Orbitalstation ist jetzt etwa noch 500 Meter entfernt. Sie nähert sich unaufhaltsam. Zumindest gefühlt. Endlich zweifelt auch Kommandantin Rewina nicht mehr daran, dass sie zu schnell sind. Eine Stimme meldet noch 180 Sekunden bis zur Kollision.

»Schalten Sie auf manuelle Steuerung um. Wir müssen Geschwindigkeit verlieren! Sofort!«

»Hier spricht die Orbitalstation Mond. Landungsmodul, wie ist ihr Status?«, fragt der deutsche Astronaut Hesch routinemäßig an. Auch er sieht die Raumfähre auf sich zukommen.

»Orbitalstation Mond, wir haben ein Problem. Wir sind zu schnell!«, informiert ihn Rewina. »Leiten Bremsmanöver ein.«

»Copy that!«

Der Rest der Crew im Landungsmodul verfolgt die Konversation gespannt. Co-Pilot Oleg Andrejewitsch dreht die Steuerdüsen per Handsteuerung auf Gegenschub und zieht den Regler nach hinten. Nichts passiert.

In solchen Momenten zahlt sich das jahrelange Training der Kosmonauten eindeutig aus. Von der drohenden

Kollision scheinbar völlig unbeeindruckt, spulen die beiden Piloten die Routine für den Einsatz der manuellen Steuerung ab. Doch alle Punkte seiner Chefin muss Sobatschkin positiv bestätigen. Was aber nicht bedeutet, dass er Gegenschub geben kann. Die Stimme meldet noch 90 Sekunden bis zur Kollision. Empfiehlt ein sofortiges Bremsmanöver einzuleiten.
»Orbitalstation Mond. Alarmstufe Rot. Alle Triebwerke ausgefallen! Befinden uns auf Kollisionskurs. Sofort Ausweichmanöver einleiten!«
Zwei endlose Sekunden Stille.
»Landungsmodul, bitte bestätigen Sie Triebwerksausfall!«
»Orbitalstation. Totaler Ausfall aller Triebwerke!«
Auch der Japaner Koichi Watanabe, der zweite Mann Besatzung auf der Orbitalstation, hatte den Hilferuf des Raumschiffs mitverfolgt. Während er die Zündung betätigt und den Schubregler nach vorne schiebt, gibt er Rückmeldung: »Triebwerke Orbiter gezündet, Ausweichmanöver eingeleitet!«
»Noch 60 Sekunden bis zur Kollision«, meldet die Stimme emotionslos. Das Raumschiff gleitet weiter ungebremst auf die Raumstation zu. Ein 750-Tonnen-Kolos samt Marsrakete lässt sich nicht so einfach zur Seite schieben.
»Das wird verdammt eng!«, flucht Sobatschkin.
Die Distanz beträgt jetzt nur noch etwa 200 Meter. Nur langsam lässt sich ausmachen, dass die Orbitalstation in Bewegung kommt.
Rewina und ihr Co-Pilot gehen nochmals die Checkliste der manuellen Triebwerkssteuerung durch. Bewundernswert sachlich haken sie jeden Punkt der Checkliste ein weiteres mal ab. Erneut aktiviert Oleg Andrejewitsch die manuelle Steuerung. Diesmal springt sie an. Er schiebt den Schubregler Maximum.
Nur noch 15 Meter trennen Raumstation und Flugkörper.
»Für Aufschlag bereit machen«, vermeldet die Kommandantin ungerührt.

Dann kracht es. Das gesamte Landungsmodul erzittert. Prallt von dem Kopplungssystem der Orbiters ab. Doch das Brems- und Ausweichmanöver war nicht erfolglos. Ein direkter Aufschlag kann vermieden werden. Es ist mehr ein Streifen. Trotzdem furchteinflößend. Und das fern ab von jeder Möglichkeit, größere Schäden einfach zu beheben.

»Landungsmodul, bitte Schadensbericht!«

»Keine Hinweise auf Leckagen. Crew Ok! Manuelle Steuerung wieder verfügbar.«

»Ausgezeichnet! Haben Sichtkontakt zum Kopplungssystem. Es schaut danach aus, als hätte es die Kollision unbeschadet überstanden.«

Bis die Crew jedoch in die Orbitalstation wechseln konnte, sollten noch Stunden vergehen. Die erneute treibstoffschonende Ausrichtung von Station und Raumschiff stellte sich als überaus schwierig heraus. Auch die Kontrollstation in Oberpfaffenhofen musste mittels Laser- und Radarmessungen Orientierungshilfe geben. Nach der Kollision hatte sich das Landungsmodul über einen Kilometer vom Weltraumaufzug entfernt. Um Brennstoff zu sparen, ließ man die Annäherung recht langsam angehen.

Als die Meldung »Kopplungsmanöver erfolgreich!« über den Äther ging, war die Erleichterung grenzenlos. Nicht nur in Oberpfaffenhofen, wieder Szenen der Verbrüderung samt inniger Umarmung. Nachdem sich die Schleusen auf beiden Seiten dann noch problemlos öffneten, waren Raumfahrtbegeisterte auf der ganzen Welt euphorisch.

Während sich die anderen Crewmitglieder schon durch die Kopplungsöffnung zwängten, hatte Rewina die Zeit, sich mit Sobatschkin auszutauschen.

»Haben Sie irgendeine Idee, warum die manuelle Steuerung nicht aktivierbar war?«

Die beiden warfen sich fragende Blicke zu.

»Ich fürchte, der Reset des Hauptcomputers hat zum einen zu lange gedauert und zum andern das Umschalten verhindert.«
»Das kann nicht sein! Das müssen wir mit dem Kontrollzentrum abchecken! Hoffentlich ist es mit einem Patch getan!«
Der Co-Pilot nickte und schob sich in die Orbitalstation.

Kapitel 4: Vorbereitungen für den Start

28.03.2048

Die Marsrakete ein Wunderwerk moderner Technik. Zum ersten Mal in der Geschichte der Raumfahrt hatte man das Konzept des thermonuklearen Antriebs umgesetzt. Hochgefährlich, aber eine technische Meisterleistung.

Durch eine kontrollierte Kettenreaktion wird Wasserstoff beim Durchströmen des Kerns eines nuklearen Reaktors auf mehrere tausend Grad erhitzt. Das heiße Gas entspannt dann in einer Lavaldüse und erreicht Überschallgeschwindigkeit. Gemäß dem Dritten Newtonschen Gesetz wird dadurch das Raumschiff auf eine Geschwindigkeit beschleunigt, die mit chemischen Antrieben aufgrund der hohen benötigten Treibstoffmasse nicht zu erreichen ist. Ein im Prinzip geniales Konzept. Für die unbemannte Raumfahrt in den Tiefen des Weltalls. Doch eine biologische Crew auf Mond und im Raumschiff erschweren die Umsetzung erheblich. Ein Start auf der Erde ist wegen der nuklearen Verseuchung undenkbar. Die freiwerdende Kontamination würde weite Landstriche, wenn nicht gar die gesamte Atmosphäre, verseuchen. Deswegen kann die thermonukleare Antriebseinheit erst im interstellaren Raum gezündet werden. Vorher müssen noch chemische Antriebe herhalten. Problematisch auch die Abschirmung der Crew. In ersten Überlegungen hatte man an eine Bleiummantelung gedacht, die die Besatzung sowohl vor der kosmischen Strahlung als auch den radioaktiven Spaltprodukten schützen sollte. Im Verlauf des Designprozesses hatte sich aber herauskristallisiert, dass es einfacher umzusetzen ist, Crew- und Ausrüstungsmodul und die Antriebseinheit räumlich zu separieren. Dadurch gelingt es, die Strahlenbelastung um ein Vielfaches zu senken. Die Trennung schaffte man aber nur dadurch, dass man ein fast einen Kilometer

langes Distanzmodul zwischen Crew- und Ausrüstungsmodul und Antriebseinheit schaltet. Was logischerweise nur in der Schwerelosigkeit möglich ist.
Die Marsrakete sah deshalb aus wie ein überdimensionales Wattestäbchen. In der Mitte das langgezogene Distanzmodul, an beiden Enden die zylinderförmigen Module für Crew, Transport und Antrieb. Da Wattestäbchen eindeutig zu banal klang, hatte man die Marsrakete MOV (Mars Occupation Verhicle) getauft.
Ein magnetisches Feld sollte die Besatzung im Crewmodul halbwegs vor der kosmischen Strahlung schützen. Um das Gewicht der Spule und den energetischen und technischen Aufwand in vertretbaren Grenzen zu halten, hatte man sich darauf geeinigt, dass eine Abschirmung ausreiche, welche die gesamte Strahlenbelastung während der Mission auf etwa 0,4 Sievert reduziere. Immer noch ein Vielfaches dessen, dem der durchschnittliche Erdbewohner im Laufe seines Lebens ausgesetzt ist. Trotz des erhöhten Krebsrisikos und den Gefahren für die Zeugungsfähigkeit, hatten sich alle Crewmitglieder ohne Zögern bereiterklärt, zu fliegen, als man ihnen mitteilte, dass man sie für die Mission ausgewählt hatte. Manche der Marseroberer hatten Eizellen oder Sperma einfrieren lassen, um nach der Rückkehr für den Fall des Falles gerüstet zu sein.
Eine bedeutende Herausforderung der Mission würde die Gewinnung von Wasserstoff auf dem Mars darstellen. Nur ein Aufstocken der vorhandenen Vorräte würde die sichere und schnelle Rückkehr garantieren. Eines der Narrative der Mission war, dass der versammelte Genius der Ingenieure und die bahnbrechende Technik dies ermöglichen würden. Werner Laube zweifelte daran, was er aber nie öffentlich zugegeben hätte. In einem schwachen Moment hatte er mal von Peng wissen wollen, was sie darüber denke. Die hatte ihn mit der von der kommunistischen Partei Chinas ausgegebenen Losung beglückt: Der geballte Genius von menschlicher

Intelligenz und KI werde das Vorhaben gelingen lassen. Auf eine Diskussion der technischen Details hatte sie sich nicht eingelassen. Überraschend, wo beide doch sonst nur kaum andere Themen als technische kannten.
Man hatte der Mission zwei Tage Puffer eingeräumt, um am Weltraumlift anzudocken, die Orbitalstation zu betreten und sich auf den endgültigen Flug zum vierten Planeten vorzubereiten.
Nach der überschwänglichen Begrüßung durch die Astronauten in der Orbitalstation, die natürlich auf der ganzen Welt live übertragen wurde, war man dazu übergegangen, den Start des MOV vorzubereiten. Dafür waren endlose Checklisten abzuarbeiten.
Ursprünglich war geplant gewesen, künstliche Schwerkraft zu erzeugen, indem man das Lande- und Ausrüstungsmodul um die Rakete rotieren ließ. Hierzu war eine Unmenge von Studien verfasst worden. Doch aufgrund der vielfältigen Anforderungen, die das rotierende Modul an Verbindungsmodule, deren Manövrierfähigkeit und Dichtigkeit gestellt hätte, war man davon abgekommen. Auch die Verwendungsfähigkeit beim Landeanflug hätte dadurch erheblich gelitten. Was für die Crew hieß, täglich ein mehrstündiges Fitnessprogramm absolvieren zu müssen. Ansonsten hätten Muskeln und Knochen so schnell abgebaut, dass sie den Strapazen der Landung und des Aufenthalts auf dem Mars nicht standgehalten hätten. Obwohl die Schwerkraft dort nur ein Drittel der auf der Erde beträgt.
Um als Cockpit für die Marsrakete zu fungieren, musste das Landungsmodul jetzt von der Einheit getrennt werden, welche die letzten Ausrüstungsgegenstände zur Orbitalstation gebracht hatte. Dafür war es notwendig, im Rahmen eines Raumspaziergangs das Vehikel, das die Crew zum Mond gebracht hatte, in zwei Teile zu zerlegen. Denn das Ausrüstungsmodul würde die Reise zum Mars nicht mitmachen. Nur dessen Inhalt. Die

Planung sah vor, dass die wertvolle Ladung mittels eines Raumkranes in das neue Ausrüstungsmodul des MOV umgelagert würde. Das hoffte man, vom Wohn- und Arbeitsmodul aus, wie in einem Videospiel, mittels zweier Joysticks erledigen zu können.

Problematischer hingegen das Verlagern des Landungsmoduls, sodass es als Cockpit der Marsrakete dienen konnte. Das konnte der Raumkran so nicht packen. Bei einem spektakulären Außeneinsatz sollte der chinesische Taikonaut Dage Wang zum Zuge kommen. Denn für die technische Umsetzung komplexer Aufgaben, das Raumschiff und später auch die Infrastruktur auf dem Mars betreffend, waren gemäß trilateraler Übereinkunft die chinesischen Mitglieder der Besatzung zuständig.

Der Raumspaziergang sollte für Dage eine wichtige Vorübung für weitere Außeneinsätze während des Fluges und auch auf dem Mars sein. Im Inneren des Wohn- und Arbeitsmoduls würde seine Landfrau Meimei Lu das komplexe Manöver begleiten. Ihr oblag die Steuerung der Schubdüseneinheit, die das Modul die zehn Meter durch den leeren Raum schieben und vor Ort wieder abbremsen sollte. Dage wäre dann für die luftdichte Kopplung verantwortlich, wobei er auf die Unterstützung seiner Kollegin nicht verzichten könnte.

Die anderen sechs Raumfahrer auf der Orbitalstation sollten während des Manövers dagegen untätig bleiben. Ihnen fiel die Rolle aufmerksamer Zuschauer zu. Allerdings nicht ganz. Die Amerikanerin Raker würde die Umlagerung für einen amerikanischen Sender live kommentieren.

Momentan war das chinesische Team noch damit beschäftigt, den Raumanzug von Dage für den Spaziergang im All zu präparieren. Bis auf den Helm hatte er schon die gesamte Ausrüstung angelegt. Trug schon das Kontaktset auf dem Kopf, dass ihm die Kommunikation mit seinen Kollegen ermöglichen sollte.

Meimei fiel die Aufgabe zu, die Abarbeitung einer ellenlangen Checkliste zu überwachen. Nach etwa zwei Stunden Abhakens, war man endlich an den Punkt gekommen, an dem man das Aufsetzen des Raumhelms ins Auge fassen konnte. Bevor dies geschah, mussten die lebenserhaltenden Systeme des gesamten Raumanzuges aktiviert werden, sonst wäre Dage innerhalb weniger Minuten erstickt. Meimei gab die Anweisungen, Dage bestätigte sie.

»Klimaanlage auf 20 Grad hochfahren!«

»Klimaanlage ist hochgefahren!«

»Check! … Entfeuchter einschalten!«

Für Dage war es nicht leicht, den Schalter mit den dicken sperrigen Handschuhen umzulegen.

»Entfeuchter ist eingeschaltet!«

»Check! … Sauerstoffversorgung aktivieren!«

Wieder fummelte Dage an dem Raumanzug herum. Man hörte, wie sich ein Ventil öffnete.

»Sauerstoff ist an!«

Jetzt musste der Helm drauf. Meimei setzte ihn vorsichtig auf das breite Gewinde des Raumanzugs. Begann ihn mit ruhigen Bewegungen festzuschrauben. Sobald er sich nicht mehr weiter zuziehen ließ, machte sie sich an die Dichtigkeitsprüfung.

Aus einer Spraydose sprüht sie das Prüfmittel auf den Übergang zwischen Gewinde und Helm. Die beiden können sich jetzt nicht mehr direkt miteinander unterhalten. Meimei sieht nur noch, wie sich die Lippen des Kollegen hinter dem Visier aus hochfestem Glas bewegen. Mit dem Bruchteil einer Sekunde Verzögerung ertönt nun aus dem Lautsprecher, was er sagt.

»Ist der Helm dicht?«

Am Übergang wirft das Prüfmittel keine Blasen. Meimei bestätigt: »Check! Helm dicht!« und zieht die Tür der Luftschleuse auf. Um dem Druckunterschied zwischen Außen und Innen standhalten zu können, ähnelt sie der eines Tresors.

Sobald sich Dage mit seinem Raumanzug in die Schleuse gequetscht hat, klinkt Meimei ihn an der Sicherheitsleine ein, die verhindern wird, dass der Taikonaut in die Weiten des Alls abdriften kann. Dann schließt sie die Schleusentür. Auf der Touchscreen vor ihr beginnt sie, die Schleuse zu evakuieren. Ein Ventil lässt die Luft in der Kammer ins Weltall strömen. Der Dekompressionszeitraum ist auf 20 Minuten angesetzt, um Beschädigungen durch schlagartige Druckänderungen zu vermeiden. Meimei fragt den Weltraumspaziergänger immer wieder nach seinem Befinden. Der meldet wiederholt Ok.
»Kammerdruck Null! Bereit zum Öffnen Außenschleuse?«, fragt die Taikonautin nach Abschluss des Dekompressionsprozesses.
Dage ist in Hochstimmung. Der Weltraumspaziergang soll die Krönung seiner Laufbahn werden. Zwei Außenkameras der Orbitalstation filmen. Ganz China und der Rest der Welt verfolgen das Öffnen und den Ausstieg live.
»Bereit für Umdockmanöver! Außenschleuse öffnen!« gibt Dage euphorisch zurück.
Seine Kollegin tippt auf den Öffnen-Button des Touchscreens. Das System fragt nach, nachdem es den Kammerinnendruck überprüft hat.
»Sind Sie sicher, dass die Außenschleuse geöffnet werden kann?«
Meimei bestätigt. Lautlos schwingt die Luke nach außen. Dage ergreift die Reeling an der Außenseite der Orbitalstation und zieht sich hinaus. Milliarden Menschen auf den ganzen Welt verfolgen das Manöver. Sehen, wie der kleine Mann in dem klobigen Raumanzug sich Richtung Landungsmodul vorarbeitet.
»Taikonaut Wang, bei Ihnen alles Ok?« fragt Meimei publikumswirksam an.
»Melde: Alle Systeme arbeiten korrekt. Noch vier Meter bis zur Kontrolleinheit des Landungsmoduls.«

Dang schwebt auf einer Woge des Erfolgs durch den Raum. Im Inneren der Orbitalstation hat die Amerikanerin Raker ihren Auftritt. In breitestem Amerikanisch erklärt sie der Öffentlichkeit in den Staaten, was da jetzt gerade etwa 300.000 Kilometer von der Erde entfernt im Weltraum vorgeht. Auch sie ist an einem der Höhepunkte angelangt, auf die sie Jahre hingearbeitet hat. In ihrer Stimme schwingt die Begeisterung mit, die sie für die Inbesitznahme des Alls hegt.
»Orbitalstation, wir haben ein Problem!«
»Taikonaut Wang, bitte wiederholen.«
»Mein Visier beschlägt. Ich kann nichts mehr sehen.«
Die Stimmen aus dem Weltraum klingen jetzt nicht mehr so siegesgewiss. Radio- und Fernsehstationen in China klinken sich aus der Live-Schalte aus. Stattdessen wird der neuste Hit von Ziyi Zhang eingespielt. Getanzt wird dazu vom dem Wuhaner Laienbalett in einem paradiesischen anmutenden Kirschgarten. Immer wieder formieren sich die Tänzer zu einem waghalsigen Reigen um die stark geschminkte und auch schon etwas in die Jahre gekommene Sängerin. Der Titel lautet originellerweise: »Du und ich im Garten der morgendlichen Kirschblüte.«
»Arbeitet der Entfeuchter ordnungsgemäß?«
»Nein, natürlich nicht!«, gibt Dang verzweifelt zurück.
»Starten Sie den Entfeuchter neu!«
»Es geht einfach nicht! Der verdammte Schalter lässt sich nicht mehr umlegen!«
»Dann müssen wir den Außeneinsatz beenden!«, mischt sich Kommandantin Rewina in die Unterhaltung des chinesischen Teils der Crew ein. »Frau Lu, lassen Sie die Rettungsleine einholen!«
Der Taikonaut ist verzweifelt. Was die Krönung seines Lebenswerks werden sollte, ist ein komplettes Fiasko.
»Wenn ich den Raumanzug komplett mit Sauerstoff flute, dann müsste die Feuchtigkeit im Anzug abfallen, der

Beschlag auf dem Visier verdampfen«, kommt es von Dage flehentlich zurück.
»Der Außeneinsatz ist beendet. Taikonaut Wang, kehren sie in die Orbitalstation zurück. Das ist ein Befehl!«
Kommandantin Rewina lässt keinen Zweifel daran, dass sie die Mission durch solche Mätzchen nicht gefährden wird. Während sie den Befehl absetzt, hangelt sie sich zum Arbeitsplatz von Meimei vor. Dort angekommen setzt sie einen weiteren Befehl ab, den aber Dang nicht hören kann. Auch jetzt in einem Ton, der keinen Widerspruch zulässt.
»Rettungsleine einziehen. Taikonaut Wang wieder in die Orbitalstation einbringen!«
Meimei weiß, was der Befehl für ihren Landsmann bedeutet. Ein erfolgreicher Weltraumeinsatz hätte für ihn ein wichtiger Baustein auf der Karriereleiter sein können. In hunderten von Vorträgen hätte er davon berichten und die interessierten Zuschauer mit spannenden Details beglücken können. Daraus wird jetzt nichts. Lange hatte sie darauf gehofft, für diesen Außeneinsatz nominiert zu werden. Jetzt ist sie froh, dass ihr diese Schmach erspart blieb. Sie wiederholt die Anordnungen der Kommandantin und bestätigt sie damit. Auf dem Display aktiviert sie die Einholvorrichtung. Und bejaht die Rückfrage, ob wirklich eingeholt werden soll.
Rewina hat einen Plan B: »Wir werden einen der Robonauten den Außeneinsatz durchführen lassen. Wie schnell kann einer von ihnen einsatzbereit sein?«
»Im Prinzip sofort. Wir haben sie noch nicht in den Flugzustand, sprich Flugabschaltung, versetzt. Sie sollten ja auf den Filmaufnahmen in der Orbitalstation noch zu sehen sein.«
»Gut, dann holen Sie einen von beiden her und bereiten Sie ihn auf den Außeneinsatz vor.«
»Die Robonauten brauchen keine Vorbereitung. Sie haben alle Einsatzpläne auf ihrer Festplatte. Sobald Taikonaut Wang wieder im Orbitalmodul ist, wird

Robonaut eins in die Schleuse steigen und den Außeneinsatz durchführen.«
In diesem Moment hangelte sich auch schon Besagter in Richtung der beiden Frauen. Für einen Moment lang, genossen sie das ungewohnte Schauspiel, wie ein Meter siebzig Technik auf sie zuschwebte. Der Roboter, ganz in strahlendem Weiß, war einem biologischen Menschen nachempfunden worden. Seine gewichtsoptimierten Arme, gesteuert von diversen Schrittmotoren, verfügten über Hände mit zehn Fingern. Die Füße dagegen ähnelten Tennisschuhen und hatten an ihrer Unterseite Magnete, die es ermöglichten, sich an metallischen Oberflächen festzupinnen. Seine chinesischen Erbauer hatten es sich nicht nehmen lassen, die Sensorkapsel, die dort angebracht war, wo ein Mensch seinen Kopf hat, mit asiatischen Gesichtszügen zu versehen. Um der Angst vor KI vorzubeugen, hatte man alles darangesetzt, ihn so zu gestalten, wie man sich landläufig einen Roboter vorstellt, der einen Menschen ersetzen soll. Was den armen Kerl dazu verdammte, immer mit einem unterwürfigen Grinsen auf de Plastiklippen herumzulaufen.
»Robonaut eins meldet sich zur Stelle«, ertönte es in akzentfreiem Russisch aus dem Sprachmodul zwischen den Lippen. Die Kommandantin war angenehm überrascht.
»Du übernimmst den Auftrag von Taikonaut Wang, das Landungsmodul an die Marsfähre anzudocken. Du wirst Taikonautin Lu die notwendigen Positionsinformationen geben.«
»Das kann ich, Frau Kommandantin. Muss ich aber nicht. Ich kann die Steuerbefehle direkt über das Bluetooth-Interface übermitteln. Der Einsatz von Taikonautin Lu ist nicht notwendig.«
»Brauchst du sonst noch etwas für den Außeneinsatz?«

»Nein, sobald Taikonaut Wang wieder in der Station ist, werde ich die Luftschleuse betreten und den Auftrag ausführen.«
Das war eine halbe Stunde später der Fall. Der gescheiterte Taikonaut schälte sich im Inneren der Raumstation aus seinem Raumanzug. Immer wieder fummelte er an dem Schalter für den Entfeuchter herum. Doch der hat sich ein für allemal festgefressen. Der Mann kämpft sichtlich mit der übermächtigen Enttäuschung. Doch er wäre nicht ins Programm aufgenommen worden, wenn er diese nicht im Zaum halten könnte. Meimei half ihm, aus dem sperrigen Raumanzug zu kommen.
»Dang, wir haben noch so viel vor uns. Es werden sich noch viele Möglichkeiten bieten, im Weltraum tätig zu werden.«
»Bist du dir da sicher?«
Die anderen vier Raumfahrer waren derweil dabei, den Einsatz von Robonaut eins zu verfolgen. Der hatte inzwischen problemlos das Landungsmodul erreicht. Klammerte sich an der Außenhaut fest und steuerte via Bluetooth das Manöver. Im Inneren der Raumstation kommentierte die Astronautin Raker das Andockmanöver.
»Liebe Zuschauer, wie Sie sehen, hat der chinesische Robonaut jetzt die Steuerung übernommen. Soeben ist es ihm gelungen, das Landungsmodul, das nun als Cockpit der Marsrakete dienen soll, vom Ausrüstungsmodul abzukoppeln. Dieses werden die russischen Kollegen mittels eines Teleskopkrans so schnell wie möglich entladen und das damit herangeschaffte Material in den Transportraum der Marsrakete umladen. Dazu werde sie dessen große Frachtluke öffnen. Aber wenden wir uns wieder der Mission von Robonaut eins zu. Dank seiner Steuerungsbefehle haben die Schubdüsen das Modul in Richtung der Marsrakete manövriert.«
Die Zuschauer vor den Bildschirmen sahen, wie sich das neue Cockpit in Zeitlupentempo samt dem Robonauten

eins in Richtung der Spitze der Marsrakete schob. Die Stimme der Kommentatorin wurde lebhafter.
»Nur noch wenige Zentimeter, bis das Modul die Kopplungseinheit erreicht hat. Sobald der Kontakt hergestellt ist, hat Robonaut eins die schwierige Aufgabe, den Schub genau so zu dosieren, dass die Ausrichtstifte in die kegelförmigen Aufnahmen hineingleiten.«
Für einen Moment verlor sie den Faden, um ihn dann aber sofort wieder aufzunehmen.
»Jetzt sitzt das Landungsmodul komplett auf dem Kopplungsflansch auf. Wie Sie, liebe Zuschauer, sehen, sind die Kopplungsdorne jetzt in die Zentrieröffnungen eingefahren. Dort werde sie sich einspreizen und den zur Verankerung notwendigen Kraftschluss herstellen. Andockmanöver erfolgreich ausgeführt. Meine Glückwünsche an Robonaut eins. Erstklassige Arbeit!«
Die in der Orbitalstation versammelten Raumfahrer aus den drei führenden Weltraumnationen ließen sich zu einem Applaus hinreißen. Der wurde publikumswirksam in alle Welt übertragen. Doch so richtig Stimmung wollte nicht aufkommen. Denn Robonaut eins hatte aus dem Stand mit Bravour erledigt, was der menschlichen Crew der Raumstation trotz größter Mühen misslungen war.
»Robonaut eins, Wiedereinstieg durch Zugangsschleuse umgehend einleiten.«
Robonaut eins bestätigte die Anordnung. Meimei setzte per Knopfdruck die Seilwinde in Bewegung, die das künstlich-intelligente Crewmitglied einholen sollte. Ihr Finger schob den Geschwindigkeitsregler etwas zu weit nach oben. Ihr mechatronischer Landsmann sollte nicht zu elegant durch den Raum schwebend zurückgeholt werden. Mit ordentlichem Zug wurde er wieder in die Zugangsschleuse eingefädelt.
Oleg Sobatschkin begann damit, die Frachtluke des Ausrüstungsmoduls zu öffnen. Dann manövrierte er geschickt mittels der Teleskoparme die für die Mission unabdingbaren Gerätschaften in die Marsrakete.

Die Radio- und Fernsehstationen in aller Welt hatten kaum mehr Interesse an den Bildern. Der gescheiterte Weltraumspaziergang hatte schon zu viel wertvolle Sendezeit in Anspruch genommen.

Kapitel 5: Die Welt wird nicht sicherer

30.03.2048

In seinem Amtszimmer empfing der amerikanische Außenminister Richard W. Hall den US-Botschafter in der Republik Südkorea Andrew Murphy junior. Ebenfalls anwesend der amerikanische Oberkommandierende für die Region um das japanische Meer, General Lucius Tucker. Auf seiner Schulter prangten drei Sterne.

Das Büro überaus geräumig. Doch viel Raum ging dadurch verloren, dass sich der Außenminister darin gefiel, sein Arbeitszimmer mit allem Nippes zu dekorieren, der sich in den unzähligen Jahren seiner Laufbahn angesammelt hatte. Eine Vitrine reihte sich an die andere. Das japanische Samurai-Schwert neben einer Schwarzwälder Kuckucksuhr, im nächsten Schaukasten eine Sammlung von militärischen Dienstabzeichen, dann ein Regal mit dicken Wälzern im Ledereinband. Gegenüber, auf einem schmalen Podest, eine altägyptische Totenmaske. Wenn ihn jemand fragte, dann berief er sich darauf, dass es sich um ein Imitat handelte.

Die Herren hatten sich in die Sitzecke zurückgezogen. Vor ihnen standen Thermosbecher, aus denen sie schlückchenweise Kaffee nippten. Der Außenminister hasste es, wenn der Wachmacher kalt an seine Lippen kam.

Die Lage trug der Botschafter vor:

»Sicher wissen wir, dass Kim Yong Un tot ist. Das Herz des Cognacbauches hat es wohl nicht mehr gemacht. Bei der Raucherei kein Wunder. Die einzige Form von Sport, die er betrieb, war, auf Apfelschimmeln für die Propaganda durch die Landschaft zu reiten. Ansonsten wissen wir wenig. Das nordkoreanische Fernsehen sendet, wenn überhaupt, nur noch stundenweise. Der Informationsgehalt der Sendungen geht aber gegen null. Das meiste sind Aufzeichnungen von

Opernvorführungen, die aber schon Jahre alt sind. Unterbrochen von der Nachricht, dass der große Führer nicht mehr ist. Immer wieder die gleiche Nachrichtensprecherin mit der hysterischen quakenden Stimme, die weinend dasselbe verkündet. Aber keine Bilder von den erwarteten Leichenzügen in Pjöngjang, die ja üblicherweise von riesigen Massenaufmärschen begleitet werden. Dazu eher beiläufig die Meldung, dass das Zentralkomitee einberufen wurde. Dass das noch möglich ist, bezweifeln wir aber. Detailliertere Informationen haben wir aufgrund eines Grenzdruchbruchs in der Nähe von Cheorwon. Hier gelang es einer Gruppe von etwa 100 Personen, sich durch die demilitarisierte Zone durchzuschlagen. Natürlich nur unter größten Verlusten. Ihren Aussagen zufolge ist die Lage im Land katastrophal. Wider Erwarten habe es Kim Yo-Jong nicht geschafft, übergangslos den Platz ihres Bruders einzunehmen. Der von den Kims mit eiserner Hand zusammengehaltene Staatsapparat sei in Auflösung begriffen. Verschiedene Teile des Machtapparates stünden sich jetzt feindlich gegenüber. Die ohnehin schon desolate Versorgungslage habe sich noch weiter verschlechtert. An vielen Punkten des Landes fielen verzweifelte Menschen im Versuch, überhaupt noch etwas zwischen die Zähne zu bekommen, übereinander her.«
»Das hört sich überaus besorgniserregend an«, sagte der Außenminister. »General Tucker, welche Informationen haben wir von der militärischen Aufklärung?«
Der General nahm noch einen Schluck süßen Moccas, bevor er zum Lagebericht ansetzte.
»Die Informationen decken sich im Wesentlichen mit dem Bild, dass Botschafter Murphy gezeichnet hat. Im ganzen Land scheint es militärische Auseinandersetzungen zu geben. Es sind so viele, dass ich sie nicht alle aufzählen werde, nicht aufzählen kann. Allein in Pjöngjang stehen sich drei bewaffnete Fraktionen gegenüber. Eine kleinere scheint gerade von

den beiden anderen nach Westen abgedrängt zu werden. Die Frontlinie zwischen denen verläuft wahrscheinlich entlang des Bahnhofs Richtung Osten. In der ganzen Stadt sind Brände ausgebrochen. Die Frontlinie verschiebt sich aber minütlich. Ein ähnliches Bild zeigt sich uns auch in Hamhung, Ch'ongjin, Namp'o und Wosan, welches die nächstgrößeren Städte sind. Von den unzähligen lokalen Auseinandersetzungen ganz zu schweigen. Wir gehen davon aus, dass das Telefonnetz im ganzen Land zusammengebrochen ist. An vielen Stellen konnten wir beobachten, dass Sendemasten gesprengt wurden. Ein ebenfalls überaus chaotisches Bild sehen wir am Grenzfluss Yalu. Hier scheint es keinerlei Grenzkontrollen mehr zu geben. Die Menschen nehmen offensichtlich alles was schwimmt, um über den Fluss nach China zu kommen. Auf chinesischer Seite sehen wir dagegen massive Truppenbewegungen. Sie sind so massiv, dass wir davon ausgehen, dass China eine Invasion Nordkoreas plant, um der Lage dort Herr zu werden und weitere Flüchtlingsbewegungen Richtung China zu unterbinden. Die wichtigste Frage ist natürlich, in wessen Hand sich die nuklearen Abschussrampen befinden. Leider können wir nur raten. Wir haben logischerweise unser besonderes Augenmerk auf sie gerichtet. Um bei ersten Anzeichen eines bevorstehenden Abschusses sofort reagieren zu können.«
»Was lassen die Chinesen verlauten?«
Jetzt war wieder Botschafter Murphy gefragt: »So weit ich mich mit ihnen austauschen konnte, äußern sie sich sehr besorgt, was die Entwicklung der Lage angeht. Doch so richtig in die Karten lassen sie sich nicht blicken. Man berichtet von internen Machtkämpfen innerhalb der Familie Kim. Doch wer sich durchsetzen wird, darüber behauptet man nichts zu wissen. Als sicher gelte nur, dass die Schwester des Diktators Kim Yo-Jong die Lage in keiner Weise unter Kontrolle habe. Es sei sogar fraglich, ob sie noch am Leben sei. Natürlich wird die gesamte alte

Garde, das unüberschaubare Heer von Generälen, versuchen, ihre führende Stellung beizubehalten. Ich kann Ihnen eine Reihe von Namen nennen, die potenziell infrage kämen, wenn es darum geht, die Macht an sich zu reißen. Doch das sind alles Spekulationen. Ich befürchte, auch die Chinesen wissen es nicht. Vielleicht sogar auch nicht die Nordkoreaner selbst.«

Schweigen.

Der Außenminister suchte Rat beim General: »Lucius, was schlagen Sie vor?«

»Ich möchte die Dramatik der Lage keineswegs kleinreden, aber ich hielte es für völlig falsch, überzureagieren. Die Chinesen würden uns jegliche Form von Einmischung sehr übel nehmen. Und den Schuh zu versuchen, die Lage im Land unter Kontrolle zu bringen, den sollten wir uns keinesfalls anziehen. Das wäre ein unkalkulierbares Abenteuer, schlimmer als Vietnam, Irak und Afghanistan zusammen. Darüber hinaus sehr, sehr kostspielig. Doch müssen wir wachsamer bleiben als je zuvor. Wenn sich der Abschuss von Interkontinentalraketen andeutet, dann müssen wir innerhalb von Minuten handeln. Wir sollten die USS Biden im gelben Meer stationieren, die USS John F. Kennedy ins japanische Meer entsenden. Wenn wir handeln müssen, dann werde sie dort unsere Operationsbasen bilden. Sobald sich an den Raketenbasen etwas tut, werden wir sie innerhalb von Minuten dem Erdboden gleichmachen können. Konventionell, notfalls aber auch taktisch nuklear. In der Hoffnung, dass die Infrastruktur so darunter leidet, dass ein Abschuss nicht mehr möglich ist. Wenn wir eingreifen, dann müssen wir das mit unserem ganzen Arsenal tun, um sicherzustellen, dass jeglicher Form von Gegenschlag die Grundlage entzogen wird. Doch wir sollten das keineswegs voreilig tun. Meine Hoffnung sind nach wie vor die Chinesen. Auch sie haben kein Interesse daran, dass vor ihrer Haustür ein Atomkrieg ausbricht.«

Der Außenminister nickte bedächtig und entließ General und Botschafter.
Über 4.000 Kilometer westlich in Kalifornien fand ebenfalls ein Treffen statt. Hier war es noch vier Stunden früher, also Vormittag.
Melon Husk, der in die Jahre gekommene Gründer und Tausendsassa, hatte seine engsten Berater um sich geschart, um den bevorstehenden Start der Marsrakete zu diskutieren. Falsch, um sich darüber zu mokieren. Denn der Multimilliardär war stinksauer, dass er nicht so richtig an dem Unternehmen beteiligt war. Zumindest nicht in der Form, wie er sich das vorgestellt hatte. Denn er wollte als der »spiritus rector« bei der Eroberung des Mars in die Annalen der Raumfahrt eingehen. Doch danach sah es momentan so gar nicht aus.
»Mensch, Melon, der Präsident hat uns, die privaten Raumfahrtunternehmen, in seiner Rede erwähnt. Und wir haben doch auch Aufträge ohne Ende bekommen«, versuchte ihn sein langjähriger Weggefährte Martin Samboa Jones zu besänftigen.
Erfolglos.
»Die Zusage war, dass unsere Rakete die Astronauten zur Orbitalstation bringt. Wir sind nur bei den Versorgungsflügen dabei. Ich trete nicht an, um Zweiter zu werden.«
Einige derbe Flüche folgten. Das Ego des genialen Unternehmers, der sich mit dem Beinamen Master of all Entrepreneurs schmückte, war stark gekränkt. Seine Untergebenen, alle Multimillionäre, schauten ihn betreten an.
Schweigen im Konferenzsaal. Der überaus konventionell gestaltet. Irgendwas stimmte hier nicht. Husk hätte es wahrscheinlich ausgiebigst bemängelt, er war aber so mit seiner Empörung beschäftigt, dass ihm die kahlen Wände, die fehlenden Jalousien, der billige Tisch und die einfachen Bürostühle nicht weiter nervten. Auch ignorierte er die Tatsache, dass wesentliche

Einrichtungsgegenstände wie Beamer, Whiteboard und sogar Konferenztelefon fehlten.
Doch trotz aller Egomanie musste man ihm lassen, dass er sich um seine Untergebenen kümmerte. Bedingungslose Loyalität wurde bezahlt. Sein wohlüberlegtes Motto: Fühlen sich die Leute gewürdigt, schuften sie sich für mich zu Tode. Und genau das taten sie. Doch jetzt schaute ihn die Riege der Untergebenen betreten an.
»Hat keiner einen Vorschlag? Wozu bezahle ich euch eigentlich?«
Tamara Iwanownaja Gusewa befand sich in heller Aufregung. Jetzt ging es um alles oder nichts. Sollte sie mit ihrem Vorschlag rüberkommen oder ihn besser für sich behalten? Wenn man sich grobe Schnitzer erlaubte, war man sofort weg vom Fenster. Da kannte Melon nichts.
»Es ist zwar die erste bemannte Landung auf dem Mars, die können aber nicht den gesamten Planeten in Besitz nehmen.«
»Ja, und?«
»In etwa einem Monat startet der erste private Versorgungsflug mit unserer Rakete Y-Space. Wir schicken mit der Y-Space einfach unseren eigenen Robonauten Martian mit nach oben. Und der baut dann an gut gewählter Stelle unsere eigene Marsbasis auf.«
Wieder Schweigen. Husk dachte nach. Niemand wagte, ihn in seinen Gedanken zu stören. Die Herzfrequenz von Tatjana legte noch mal um ein paar Schläge zu. Ihr Chef war immer noch in Gedanken versunken, äußerte sich nicht zum Vorschlag. Dann die Erlösung.
»Keine schlechte Idee Tatjana. Wir stecken auch unseren Claim ab. Können wir nicht einen richtigen Astronauten mitschicken?«
»Melon, das wäre natürlich genial. Aber das kriegen auch wir mit nur einer Mission nicht hin. Die lebenserhaltenden Systeme erfordern einen solchen Aufwand, dass wir dazu diverse Missionen bräuchten.

Zwei, drei. Die kriegen selbst wir in einem Monat nicht auf die Reihe. Sobald wir daran arbeiteten, wären wir aus der internationalen Mission natürlich sofort draußen.«
Wieder betretenes Schweigen. Melon dachte nach. Im Gehirn des Genies glühte jede Windung. Er sah ein, dass es nicht anders ging. Doch das stimmte ihn in keiner Weise milde. Fast hätte er die versammelte Mannschaft ein weiteres Mal zur Schnecke gemacht. Doch dafür war der Vorschlag dann doch zu brillant.
»Ok. Gut. Dann eine Mission mit Martian. Der bereitet dann den Weg für unsere erste bemannte Mission. Martin, kriegen wir das in einem Monat hin?«
Martin Samboa Jones hatte diese Frage befürchtet. Er konnte nicht zugeben, dass er es nicht wusste, nicht wissen konnte. Einen Moment schoss ihm der Gedanke durch den Kopf, er könne das auch sagen. Er ja schließlich einer der engsten Mitarbeiter.
Doch er verwarf ihn sofort wieder. Gefahren, Risiken und Scheitern waren keine Themen mit denen man bei Melon punkten konnte. Also was Positives zum besten geben und sich eine Hintertür offen lassen.
»Ja klar, das sollten wir schon hinkriegen. Martian ist einsatzbereit. Es hängt natürlich auch von diversen externen Faktoren ab, die wir nur schwer beeinflussen können. Wir müssen es einfach probieren!«
Tamara Iwanownaja wollte ihren Geistesblitz nicht von anderen vereinnahmen lassen, schon gar nicht von Samboa Jones. Sie sah das Bild schon vor sich: Auf der entscheidenden Pressekonferenz würde ihr lieber Kollege die Idee als die seine ausgeben. Ihr bestenfalls eine Fußnote überlassen. Mit der Wut des desperaten Jammers trug sie ihren Einwurf vor. Ihr gefiel das Zittern in ihrer Stimme so gar nicht. Doch anders bekam sie es nicht hin.
»Der Höhepunkt wird der Moment sein, an dem unser Robonaut der Crew der Marsrakete feierlich die neuen Vorräte übergibt. Das produziert Quote. Da kommen wir ganz groß raus. Überlegenheit durch unsere Technik!«

Und wieder zahlte sich ihr Mut aus. Melon fand den Vorschlag mehr als gut.

»Eine super Idee, Tamara! Ich sehe es schon vor meinem inneren Auge: Die sechs Erdlinge überglücklich, dass die benötigten Vorräte für die Rückreise endlich angekommen sind. Und das von einem Androiden aus unserer Produktion.«

Durchatmen.

»Ok, Leute. Was sind die Eckdaten der Mission mit Martian?«

Samboa Jones riss das Wort wieder an sich. Als Missionschef hatte er zweifellos den besten Überblick. Außerdem wurde er sich der Genialität von Tamaras Vorschlag immer bewusster.

»Deine Idee ist wirklich nicht schlecht. Weil sie sich so einfach umsetzen lässt. Der Zusatzaufwand hält sich in beherrschbaren Grenzen. Wir müssen alles nur ein bisschen aufblasen und für uns fällt unsere eigene kleine Marsstation ab.«

»Was, eine kleine Marsstation? Ich will da schon was Ordentliches. Keinen Androiden, der da verloren in der Landschaft rumsitzt.«

»Klar Melon, natürlich nicht. Sobald unser Nachschub eintrifft, dann gibt es kein Halten mehr. Dann ziehen wir die Sache ganz groß auf. Dann können wir auch über echte Menschen nachdenken.«

Jetzt konnte auch Samboa Jones beim Chef punkten. Das mit den echten Menschen hielt der für den ultimativen Bringer.

»Genau, perfekt! Unsere menschlichen Astronauten setzen sich dann quasi ins gemachte Nest. Die müssen sich dann nicht so den Arsch aufreißen, wie die Leute jetzt. Was von denen dann rüberkommt, ist wesentlich publikumswirksamer, als die erbärmliche Plackerei, der sich die Leute jetzt unterziehen müssen.«

Die anfängliche Missstimmung ist wie weggeblasen, die Stoßrichtung plötzlich glasklar. Alle am Tisch haben jetzt etwas beizutragen. Es entspinnt sich eine kreative

Diskussion, die alle missionsrelevanten Themen abarbeitet.
Einer der wichtigsten Punkte ist eine energieeffiziente Landung. Denn für Tonnen chemischen Brennstoffs zum Abbremsen gibt es einfach keinen Platz. Insbesondere wegen der zusätzlichen Ladung für die eigene Marsstation. Doch die dünne Atmosphäre des Mars reicht für viele der herkömmlichen Wiedereintrittsverfahren nicht aus. Einen Großteil der Bewegungsenergie muss das Raumschiff trotzdem durch die Reibung in der dünnen Atmosphäre verlieren. Um nicht zu verglühen, wird es mit seinem Hitzeschild voraus in diese eintreten. Obwohl dadurch eine Reduktion der Geschwindigkeit um etwa zwei Drittel erreicht wird, ist das Landungsmodul immer noch mit 500 Metern pro Sekunde unterwegs.
In diesem Moment öffnet sich der riesige Bremsfallschirm. Auf den letzten sechs Kilometern bis zur Oberfläche des Mars kann die Sinkgeschwindigkeit auf etwa 100 Kilometer pro Stunde reduziert werden. Der Hitzeschild wird abgesprengt.
Langsam im Vergleich zur Reisegeschwindigkeit von mehreren 10.000 Kilometern pro Stunde, aber immer noch viel zu schnell zum Aufsetzen. Deswegen zünden jetzt die Bremsraketen. Sie sollen das Vehikel sanft auf der Oberfläche aufsetzen lassen. Mittels Laserradar wird die vor Ort automatisch abgetastet, sodass ein ebener Landeplatz ohne Felsbrocken angesteuert werden kann.
Zirka fünf Meter über dem Boden bläst sich dort, wo das Hitzeschild befestigt war, ein Airbag auf. Er wird den letzten Rest Bewegungsenergie absorbieren. Wenn alles klappt.
Die Landung ist sicherlich einer der kritischsten Punkte. Doch selbst wenn sie erfolgreich war, ist noch lange nicht sichergestellt, dass der Errichtung der Marsstation nichts mehr im Wege steht. Es gibt noch unzählige

Eventualitäten, an denen die Mission weiterhin scheitern kann.
Die Hauptlast der Mission trägt jetzt der Robonaut Martian. Er muss sich selbstständig aktivieren und seine Tätigkeit aufnehmen. Sein Arbeitspensum ist umfangreich. Als erstes nimmt er Kontakt mit der bemannten Marsmission auf.
Jetzt wird sich herausstellen, ob die Landung wirklich erfolgreich war. Wenn die Entfernung zwischen den beiden Landepunkten zu groß ist, dann sind die Vorräte für die humanen Raumfahrer nicht zu erreichen. Zu weit kann der mitgeführte Rover nicht fahren, um das gesamte Material abliefern zu können. Es muss folglich sichergestellt werden, dass man punktgenau landet.
Wenn die Menschen auf dem Mars ihren Nachschub erhalten haben, kümmert sich der Robonaut um den Aufbau der eigenen Marsstation. Dazu beginnt er, mit dem Rover die Umgebung zu erkunden. Er wird sie nach Wasser und anderen lebenswichtigen Rohstoffen absuchen. Insbesondere ohne den Lebenssaft, ist eine längerfristige Kolonisation des vierten Planeten allemal zum Scheitern verurteilt.
Wenn er Wasser findet, dann kann der Maschinenmensch damit beginnen, es zu gewinnen und nutzbar zu machen. Dazu nimmt er die Radionuklidbatterien in Betrieb. Alle zusammen sollen es bei voller Leistung auf 40 Kilowatt bringen. Läuft die erste, ist Martian endlich von den wegen der geringen Sonneneinstrahlung ineffektiven Solarzellen unabhängig. Jetzt kann er nach kurzen Ladepausen sofort wieder weitermachen.
In diesem Stadium wäre die Mission bereits ein bedeutender Erfolg. Nun würde der Robonaut zusätzliche Gerätschaften anwerfen, die den weiteren Aufbau der Marsstation sicherstellen. Darunter Elektrolyseure, Gesteinsprobenanalysestationen und diverses Baugerät. Nachschub bekäme der Robonaut erst mit der nächsten Mission. Die Diskussion, wann die

starten sollte, wurde erst mal wegen Ergebnislosigkeit vertagt.
Eine von Melons unzähligen Assistentinnen kam zum wiederholten Male in den Konferenzraum. Mehr als drei Stunden saßen alle Chefs des Raumfahrtprogramms jetzt schon beisammen. Sie beugte sich zum Patriarchen herab und flüsterte ihm zu: »Melon, die Telecon mit der NASA beginnt in zehn Minuten.«
Die wollte er nicht sausen lassen. Hier würde der Start der international bemannten Marsrakete das Thema sein. Und im Moment gab es für ihn nichts wichtigeres als Raketen und ihre Starts. Er entpflichtete seine Chefs.
Aber nicht ohne eine deutliche Warnung: »Wenn einer von euch auch nur ein Sterbenswörtchen über unsere Marseroberungspläne ausplaudert, dann werde ich ihn den Rest seines Lebens jagen. Und wenn ich zum Pluto fliegen muss!«

Kapitel 6: Vier Monate

01.04.2048-02.06.2048

Endlich, endlich war es so weit. Die sechs Raumfahrer aus drei Nationen auf Landungsmodul und Wohn- und Arbeitsmodul verteilt in der Marsrakete. Die war nun startbereit für die knapp viermonatige Reise. Die beiden Robonauten dagegen befanden sich im Laderaum dahinter. Sie würden während des Fluges nicht zum Einsatz kommen, waren daher eingemottet. Die Überlegung dahinter, dass sie den humanen Raumfahrern während des Fluges nicht das bisschen Raum streitig machen sollten, den ihnen die Marsrakete bot.

Kommandantin Rewina und ihr Landsmann Sobatschkin überwachten den Start in dem zum Cockpit umfunktionierten Landungsmodul der Mondfähre. Dahinter saß die restliche Crew im Arbeits- und Wohnmodul. Ebenfalls auf den Sesseln festgeschnallt, auf denen sie die meiste Zeit der nächsten vier Monate verbringen sollten, sprich auch schlafen. Trotzdem freuten sie sich wie Kinder an Weihnachten auf den Start.

Der Taikonautin Meimei Lu konnte man die enthusiastische Anspannung ansehen. In ihrem Inneren tobte es. Sie konnte es sich auch nicht erklären, was sie momentan so aufwühlte. Und es jagte ihr Angst ein. Denn Taikonauten müssen unter allen Umständen ruhig bleiben. Was ihr auch fast immer gelang. Nur seit etwa zwei Monaten hatte sie diese emotionalen Anwandlungen. Bis jetzt war es ihr möglich gewesen, sie vor ihrem Umfeld gut zu verbergen. Wohl auch deswegen, weil sie sich so auch gut im Griff hatte. Sie saß in ihrem Pilotensessel, der für die nächsten Monate auch Bett und Ess- und Schreibtisch sein sollte. Nur zum Entsorgen müsste sie ihn wirklich verlassen.

»Bleib ruhig, bleib ruhig!« betete sie mantraartig vor sich hin. Doch sie war so unerklärlich glücklich, konnte die

Tränen kaum zurückhalten. Fuhr sich mit den Händen durch das Gesicht, um die Erregung zu verbergen.
Im Rücken der Raumfahrer schloss sich das Ausrüstungsmodul an. Wesentlich größer als alle anderen Module zusammen, enthielt es tonnenweise Material, das der Crew ermöglichen sollte, in einer Welt, die noch kein irdisches Wesen vorher betreten hatte, zu überleben und den ersten Vorposten der Menschheit auf dem roten Planeten zu etablieren. Die vorausschauende Auswahl der dort gebunkerten Gerätschaften würde darüber entscheiden, welchen Erfolg das Unternehmen haben würde.
Dahinter das chemische Triebwerk, das klassische Modell aus der konventionellen Raumfahrt. Ein relativ überschaubarer Tank für Wasserstoff und Sauerstoff. Direkt angeflanscht das Raketentriebwerk. Bei weitem nicht so imposant wie bei klassischen Raumfähren, denn es war nicht dafür ausgelegt, das Schwerkraftfeld der Erde zu verlassen. Die Gravitation des Mars dagegen schon. Seine Aufgabe würde es sein, die sechs Marspioniere wieder aus seinem Schwerkraftfeld zu katapultieren und ihnen damit die Rückkehr zum Mutterschiff und infolge zum Heimatplaneten zu ermöglichen.
Die Position des Triebwerks machte es erforderlich, die Schubstange, welche die vorderen Module mit dem thermonukleraren Triebwerk am anderen Ende verband, zu modifizieren. Die ultraleichte Konstruktion aus Nanofasern hätte der Temperatur der austretenden Gase nicht standgehalten. Viele Materialien waren in Betracht gezogen worden. Es hatte sich herausgestellt, dass eine hochwarmfeste Titanlegierung den Anforderungen an Festigkeit, Gewichtsreduktion und Temperaturbeständigkeit am besten entsprach. Sobald man davon ausgehen konnte, dass die heißen Abgase so weit abgekühlt waren, dass keine Gefahr mehr für die Schubstange bestand, wurde der metallene Abschnitt durch den aus Nanofasern abgelöst. Vollen Schub vertrug

die Konstruktion natürlich nicht. Den konnte man nur in entkoppeltem Zustand geben. Das würde beim Start auf dem Mars der Fall sein.
Eine besondere Herausforderung war gewesen, die Schubstange so zu gestalten, dass es möglich war, durch sie den Wasserstoff zu leiten, der auf dem Rückflug das thermonukleare Triebwerk versorgen sollte. Den wollte man erst auf dem Mars erzeugen, um beim Hinflug Gewicht zu sparen.
Die Crew verabschiedet sich von der Besatzung der Orbitalstation. Beste Wünsche für die jeweiligen Missionen, eine paar heitere Scherze und das Versprechen, sich in zwei Jahren oder mehr auf der Erde zusammenzufinden, um das gemeinsam Erreichte zu zelebrieren. Zum Abschluss wünscht der Japaner noch: »Guten Flug!«
Dann zählt Oberpfaffenhofen den Countdown herunter. Im Cockpit der Marsrakete blicken die russischen Kosmonauten in die leere Weite des Weltalls. Bei Null befiehlt Kommandantin Rewina die Zündung der Triebwerke. Ihr Kollege Sobatschkin drückt den Startknopf auf dem Schubhebel und legt ihn einige Raster nach vorne.
Bei Starts auf der Erde beginnt die gesamte Rakete zu erzittern, weil Gigawatt Leistung freigesetzt werden müssen, um das hunderte Tonnen schwere Gefährt aus dem Schwerkraftfeld des Planeten Erde zu hieven. Der Lärm ist ohrenbetäubend.
Nicht so im Weltraum, zehntausende Kilometer vom Mond entfernt. In der Schwerelosigkeit ist eine derartige Energiefreisetzung nicht notwendig. Um wertvollen Treibstoff für die Landung auf dem roten Planeten aufzusparen, wurde nur minimaler Vortrieb gegeben. Im Raumschiff war der Start fast nicht spürbar. Nur ein paar Ventile klickten und die Zündung des explosiven Treibstoffgemischs generierte ein zartes Rütteln. Selbst ein untermotorisierter Kleinwagen konnte ein

beeindruckenderes Gefühl von Beschleunigung produzieren. Es tat sich geradezu gar nichts. Im Vakuum des Weltraums ist auch nichts zu hören.
Die Radio- und Fernsehstationen auf dem ganzen Erdball waren aber auf Sendung. Schwierig, ein absolut unspektakuläres Ereignis zu einem Megaevent zu hypen. Das Einzige, was ein bisschen was hergab, war die Dampffahne, die das Treibwerk der Marsrakete freisetzte. Man hatte vorgeschlagen, einen Miniflugkörper mit einer Kamera auszusetzen, um das Raumschiff in der Totale einfangen zu können, wie es seine Reise antrat. Den Gedanken hatte man aber verworfen, da sobald der Weltraumlift mit der Orbitalstation aus der Totale verschwand, die Kamera nur noch das Raumschiff vor schwarzem Hintergrund einfangen würde. Stinklangweilig.
Folglich waren die Kommentatoren gefragt, den Start durch flammende Reden aufzuhübschen. Je wortgewaltiger, desto besser schafften sie es, die Bedeutung des Ereignisses hervorzuheben und ihren Wortschwall mit diversen technischen Details zu würzen. Den Meistern ihrer Kunst gelang es auch, ein paar persönliche Informationen über die Crew einzustreuen. Wie z.B. die Tatsache, dass der Chinese Wang vor Jahren Juniorenmeister der Provinz Nigxia im Badminton gewesen war. Inwiefern ihn das für die Mission qualifizierte, ließen die meisten Kommentatoren offen.
Ab und an schalteten die Regisseure ins Cockpit. Doch da sah man nur die beiden Russen sitzen und in die Leere des Weltraums starren. Zu tun gab es nichts. Beide sonderten ab und an banale Kommentare ab.
Auch der Blick von der Kamera auf der Orbitalstation gab bald nichts mehr her. Schnell hatte sich das riesige Flugobjekt so weit entfernt, dass man es kaum mehr erkennen konnte. Außerdem versperrten Dampfwölkchen die freie Sicht. Bald war auch das Modul mit dem thermonuklearen Antrieb nur noch einige Pixel groß.

48 Minuten später sah man vom MOV aus den Mond nur noch als grauen Punkt in der Weite es Raums. Die Orbitalstation war komplett aus dem dem Blickfeld des Cockpits verschwunden. Die russischen Kosmonauten vertrieben sich die Zeit damit, dass sie alle Minuten die Instrumente ablasen. Eine eher öde Tätigkeit, die die Zeit auch nicht besser totschlug, denn auf den Displays änderten sich die Werte nur im Hundertstelbereich. Das chemische Triebwerk hatte sich schon vor einer halben Stunde automatisch abgeschaltet.

Im Wohn- und Arbeitsmodul beschäftigten sich Amerikaner und Chinesen damit, ihre Arbeits-, Wohn- und Schlafplätze einzurichten. Was sie auch nicht sonderlich in Anspruch nahm, denn es gab da kaum was zu richten. Die Gedanken aller kreisten darum, obwohl sie es nie zugegeben hätten, wie sie die nächsten vier Monate mit der Monotonie in der Enge der Kapsel zurechtkommen würden. Schlafen, Lesen, Videos schauen, Manöver im Simulator zum hundertsten Mal abarbeiten und allein oder mit den anderen zur Entspannung auf den Bordrechnern daddeln. Ihre kleine Welt würden sie nur zur Körperhygiene und zum Entsorgen verlassen können. Noch wagte es keiner, sich dem ostentativen Müßiggang hinzugeben. Wieder nahm Oberpfaffenhofen Kontakt mit den Kosmonauten im Cockpit auf.

»MOV, wie ist die Lage?«

»Alle Systeme laufen normal, keine besonderen Vorkommnisse«, meldete Kommandantin Rewina ordnungsgemäß.

»Der Mindestabstand für die Zündung von Stufe zwei ist erreicht.«

»Abstand von der Orbitalstation aktuell 40 Kilometer. Es besteht keine Gefahr der nuklearen Kontamination mehr«, bestätigte Rewina.

»Leiten Sie den Start von Stufe zwei ein!«

»Reaktor in kritischen Zustand versetzen!«, ordnete Natalia Julianowna an.
Auf dem Bildschirm begann ihr Co-Pilot das Menü für den Start von Stufe zwei aufzurufen.
»Steuerstäbe 30 Prozent aufgezogen«, vermeldete Sobatschkin.
»Erbitte umgehende Rückmeldung, wenn Ausstoßtemperatur erreicht wird!«, befahl die Kommandantin.
»Das sollte in etwa sieben Minuten der Fall sein«, sagte Oleg Andrejewitsch.
Die thermonukleare Stufe erhitzt den Wasserstoff auf etwa 2.500 Grad. Sein Impuls beschleunigt die Raumfähre auf eine Maximalgeschwindigkeit von über 200.000 Kilometern pro Stunde. Eine Geschwindigkeit, die mit klassischen Raketenantrieben nicht zu erreichen ist. So lässt sich der Mars in nur vier Monaten erreichen. Zumindest ging man davon aus.
Sieben Minuten und 23 Sekunden später meldet Sobatschkin, dass die Betriebstemperatur des Reaktors erreicht sei.
»Wasserstoffausstoß einleiten!« befielt Kommandantin Rewina.
Ihr Copilot betätigt mit einem souveränen Lächeln das Feld »Öffnen« auf dem Display. Ein neues Eingabefenster poppt hoch.
»Wollen Sie Ventil 021 wirklich öffnen?«
Sobatschkin will genau das und kommentiert: »Wasserstoff marsch!«
Noch genießt er das Gefühl, die Raumfähre auf der Mission der Missionen im Griff zu haben. Dann erscheint die Fehlermeldung: »Fehlfunktion: Ventil 021 lässt sich nicht öffnen.«
Sie wird begleitet von dem klassischen Piep, der dem Bediener anzeigen soll, dass etwas schief läuft. Sobatschkin hat genug Erfahrung mit computergesteuerten Komponenten, dass er sofort einen

zweiten Versuch unternimmt, zu öffnen. Doch Rewina neben ihm hat das Piepen gehört.
»Gibt es Probleme?«
»Ventil 021 hat nicht geöffnet. Ich unternehme einen weiteren Versuch.«
»Reaktortemperatur?«
»1.746 Grad! Steigend!«
»Reaktornotabschaltung!«
Sobatschkin will sich den Start nicht versauen lassen: »Sind Sie sicher? Bitte wiederholen!«
»Reaktornotabschaltung! Sofort!«
Jetzt poppt die Fehlermeldung zum zweiten Mal hoch. Das Ventil will einfach nicht aufgehen. Nervös klickt er sie weg. Aktiviert das Feld Notabschaltung. Auch hier die Rückfrage, die Bitte den Befehl zu bestätigen. Oleg Andrejewitsch tut das. Und lässt einen derben Fluch ab. Den beiden Piloten ist klar, dass ein ernsthaftes Problem vorliegt.
»Druck im Wasserstofftank?«
»300 Bar!«
»Was meldet das Ventil?«
»Weiterhin Fehlfunktion!«
Schweigen.
»Marsrakete an Oberpfaffenhofen: Wir können den thermonuklearen Antrieb nicht starten. Die Wasserstoffzufuhr über Ventil 021 ist nicht möglich.«
In Oberpfaffenhofen hat man die Unterhaltung mitverfolgt. Sie wird live in den Kontrollraum übertragen. Noch, denn ab einem gewissen Punkt wird die Entfernung und die dadurch entstehende Verzögerung so groß sein, dass man auf Textnachrichten zurückgreifen muss. Natürlich mittels Spracheingabe.
Auch Peng und Werner realisieren sofort, dass hier was gewaltig schief läuft. Innerhalb von Sekunden hat sich die diensthabende Missionskommandantin Alina Lubownaja Petrowa auf Werners Headset geschaltet. Ihr Englisch ist

grammatikalisch korrekt, doch wegen des starken Akzents nur eingeschränkt zu verstehen.
»Ventil 021 öffnet nicht. Was schlagen Sie vor?«
»Sensor 412 meldet nach wie vor keinen Durchfluss?«
Die Missionskommandantin fragt bei den Piloten nach. Die Antwort ertönt auf den Lautsprechern im Kontrollzentrum. Obwohl Sobatschkin entgegen aller Bestimmungen auf Russisch antwortet, ist allen Beteiligten klar, was das heißt: »Net!«
Werner lässt die Mitteilung auf alle Beteiligten wirken. Er will sich nicht dem Vorwurf aussetzen, überstürzt zu agieren.
»Ich würde als erstes auf eine Fehlfunktion der Steuerungssoftware tippen. Können wir den Rechner neu starten?«
»Herr Sobatschkin, rebooten Sie den Rechner. Versuchen Sie dann erneut, dass Ventil zu öffnen.«
Werner klinkt sich noch mal ein.
»Er möge bitte auch den Ersatzrechner »Steuerung Triebwerk thermonuklear« starten. Vielleicht geht es über den. Wir verlieren keine Zeit, wenn der schon mal hochgefahren ist.«
Frau Petrowa gibt den Vorschlag weiter.
»Was macht der Reaktor?«, sorgt sich Werner.
»Den hat er doch heruntergefahren.«
»Sind Sie sicher?«
»Ich checke es nochmal.«
Sobatschkin bestätigt. Die Steuerstäbe sind wieder voll eingefahren. Trotzdem muss immer noch wertvoller Wasserstoff vergeudet werden, um die Restwärme abzuführen. Der strömt zwar auch durch die Lavaldüse, kann aber nicht im Ansatz bewirkten, den Koloss auf die notwendige Geschwindigkeit zu beschleunigen. Und die Wärmestrahlung als einzige Kühlung reicht nicht aus, um sicherzustellen, dass der Reaktor nicht schmilzt. Alle wissen das. Alle sind alarmiert.

Nach einer gefühlten Ewigkeit sind der Rechner und sein Ersatz hochgefahren. Oleg Alexandrewitsch meldet das der Missionskontrolle.
»Versuchen Sie erneut Ventil 021 zu öffnen. Der Reaktor bleibt weiter unten.« ordnet die diensthabende Missionskommandantin an. Pilotin und Copilot bestätigen.
Wenige Minuten später die ernüchternde Rückmeldung. Ventil 021 ist immer noch dicht. Nichts rührt sich. In Sobatschkins Stimme schwingt ein Unterton von Resignation mit, als er dies vermelden muss. Wieder ist Werners Expertise gefragt.
»Mr. Laube, wie kriegen wir das verdammte Ventil auf?«, bedrängt ihn die Missionskommandantin.
Es fällt Werner schwer, sie mit dem Unvermeidlichen zu konfrontieren: »Ich fürchte, wir kommen um einen Außeneinsatz nicht herum. Jemand muss das Ventil per Hand öffnen, schließen oder reparieren.«
Frau Petrowa schnauft vernehmbar.
»Sehen Sie keine andere Möglichkeit?«
»Bedaure, nein!«
Im Wohn- und Arbeitsmodul horcht Dage Wang auf. Wird er so schnell seine zweite Chance bekommen? Doch die Hoffnung wird innerhalb von Sekunden zunichte gemacht.
»Wie hoch wird die Strahlenbelastung für die Person sein, die die Reparatur ausführt?«
»Zu hoch. Auch ist der Weg über die Schubstange zu weit und zu anstrengend. Die Reparatur wird von einem der Robonauten ausgeführt werden müssen.«
»Wie kriegen wir einen von denen aus dem Frachtraum heraus?«
Werner spürt den unausgesprochenen Unmut der Missionskommandantin.
»Dafür brauchen wir jemand, der die Luke öffnet und den Robonauten aktiviert.«

»Das gefällt mir gar nicht. Ein improvisierter Weltraumspaziergang stellt ein großes Risiko dar.«
»Wir haben keine andere Wahl!«
Die diensthabende Missionskommandantin lässt sich überzeugen.
»Kommandantin Rewina: Bereiten Sie einen Außeneinsatz vor. Wer wird die Reparatur vornehmen?«
»Mein Kollege Sobatschkin. Ein russischer Helm wird von Innen nicht beschlagen. Unsere Technologie ist erprobt.«
Für Dage Wang eine herbe Enttäuschung. Für die Medien auf der ganzen Welt ein gefundenes Fressen. Sie würden wieder spektakuläre Bilder live senden können.
Zwei Stunden später zwängt sich Oleg Andrejewitsch in seinem bedingt flexiblen Raumanzug in die Schleuse. Bei sich hat er einen speziellen Werkzeugkasten, der alles enthält, was man so in der endlosen Leere des Kosmos brauchen könnte. In der Schleuse klinkt er sich am Rettungsseil ein. Dann beginnt die Dekompression.
Die erprobte russische Technologie aus dem vorigen Jahrhundert beweist ihre Verlässlichkeit. Sobatschkin kann die Schleuse verlassen, den Frachtraum öffnen.
Robonaut eins ist schon aktiviert. Er übernimmt den Werkzeugkasten, hangelt sich zur Schubstange und klinkt sich dort ein. Nun hat er fast einen Kilometer Weltraumspaziergang vor sich. Er setzt einen speziell dafür entwickelten Traktionsmechanismus an, der ihn an der Stange Richtung Wasserstofftank, Reaktor und Schubdüse zieht. Sobatschkin zwängt sich wieder in die Schleuse. Dort ist es sicherer für ihn.
Fast zehn Minuten gleitet der Robonaut an der Schubstange entlang. Dann gelingt es ihm, Crew, Kontrollzentrum und auch die Menschen, die das Spektakel live verfolgen, zu erstaunen.
»Ventil 021 reagiert. Erwarte weitere Befehle«, erfährt die Welt in akzentfreiem Englisch.
Im Cockpit ist jetzt Kommandantin Rewina allein für den Start des Triebwerks zuständig.

»Wie steuerst du das Ventil?«
»Per Bluetooth. Eine mechanische Öffnung war nicht notwendig.«
»Das kann einfach nicht sein!«, gibt Natalia Julianowna komplett perplex zurück. Sofort überprüft sie das Ventil auf ihrem Display. Nun lässt es sich problemlos betätigen. Keinerlei Fehlermeldungen.
»Robonaut eins, kehre sofort wieder in den Frachtraum zurück. Wir haben keine Zeit zu verlieren.«
Robonaut eins bestätigt. Zehn Minuten später klettert er wieder in den Frachtraum und fährt sich herunter. Sobatschkin ist der Schleuse wieder entstiegen und verschließt die Luke des Frachtraums. Dann begibt er sich zurück in die schützende Schleuse und macht sich daran, in das Wohn- und Arbeitsmodul zurückzukehren.
Dem Zünden des thermonuklearen Antriebs stand jetzt nichts mehr im Wege. Da ihr Copilot noch in der Schleuse auf Innendruck gebracht wurde, musste sie den Start des Treibwerks allein bewerkstelligen. Eine Aufgabe, der die ehemalige Kampfpilotin mehr als gewachsen war.
Der gesamte Beschleunigungsvorgang würde zwölf Stunden dauern. In Anbetracht von vier Monaten Reisedauer, wollte man die Antriebseinheit keinesfalls überbeanspruchen. Die Raumfahrer in der Marsrakete bemerkten die Beschleunigung nicht. Nur Kommandantin Rewina sah auf ihrem Geschwindigkeitsmesser, dass sie langsam schneller wurden.

~

Am Abend saßen Peng und Werner in seinem kleinen Apartment beim Abendessen. Der Lieferdienst hatte ihnen eine Pizza und gebratenen Reis vorbeigebracht. Während er sich ein Achtel Pizza in den Mund schob,

fragte Werner seine große Liebe: »Hast du irgendeine Idee, warum das Ventil sich nicht öffnen ließ?«
Peng zählte einige Möglichkeiten auf, die ihr in den Kopf kamen. Es begann eine Diskussion auf höchstem technischen Niveau. Doch sie fanden keinen plausiblen Grund. Alles war schon gedacht und gecheckt worden.
Irgendwann wurde es selbst ihren Genius-Gehirnen zu viel. Erschöpft pflegten sie noch ihre Körper. Erst allein mit Bodylotion, Feuchtigkeitscreme und Zahnbürste. Dann liebten sie sich wie die lüsternen Lemminge.

~

Für die Reisenden zum Mars begann der eintönigste Teil ihrer Mission. Vor den Bullaugen zog die endlose Leere des interplanetaren Raums vorbei. Sonst tat sich nichts. Jeder der Raumfahrer pflegte seinen Rhythmus aus Arbeiten, Essen, Schlafen und Trainieren. Um dem Verlust von Muskelmasse und dem Knochenabbau vorzubeugen, war die Crew gezwungen, sich drei Stunden täglich auf einem Laufband an der Decke des Wohn- und Arbeitsmoduls körperlich zu betätigen. Für die meisten der Höhepunkt des Tages. Denn endlich kam man aus der starren Sitzposition heraus und konnte die steifen Glieder mal ordentlich biegen und dehnen. Tage und Wochen zogen sich in der schwerelosen Enge hin.
Nur einmal wurden die Raumfahrer aus ihrer Routine gerissen. Oleg Andrejewitsch arbeitete gerade an der Decke sein tägliches Trainingspensum ab. Er rannte wie von der Tarantel gestochen, um seinem Körper möglichst viel abzuverlangen. In der Hoffnung, dass ihm die Erschöpfung eine lange Schlafperiode gewähren würde. Das Laufband ratterte auf Volldampf. Und er stampfte, was das Zeug hielt.
Am Boden der Kapsel gab der Amerikaner Paxton gerade CNN ein Liveinterview. Eines der letztmöglichen live, denn die Zeiträume zwischen Frage und Antwort waren schon bedenklich lang. Leroy erklärte gerade begeistert,

wie es ihnen gelingen würde, ihre eigenen Nahrungsmittel auf dem Mars anzupflanzen. Extraterrestrial Farming eben. Da wurde das Rumpeln an der Decke immer unüberhörbarer.
»Oleg, bitte. Ich bin live! Es stört gewaltig!«
Nur eben Oleg nicht. Der joggte weiter, als wolle er sämtliche irdischen Rekorde brechen. Nur, dass er Leroy damit gewaltig unterschätzte. Dem gelang es mühelos, das Energiekontrollmenü der Kapsel aufzurufen und das Laufband auf Notstopp zu schalten.
Jetzt hing Oleg Andrejewitsch im Gurt. Noch mit dem Schwung der Bewegung riss er gewaltig an, doch der Gurt war stärker. Und das Laufband stand. Leroy konnte sich wieder auf seine Ausführungen konzentrieren.
Aber nicht lange. Kaum hatte sich der Russe aus seiner Fixierung befreit, stieß er sich vom Laufband ab und glitt, nein schoss auf den Stuhl des Amerikaners zu.
Sekundenbruchteile später bekamen die Zuschauer von CNN ein für die Raumfahrt seltenes Spektakel zu sehen. Was über Jahrzehnte ein kalter Krieg zwischen Supermächten gewesen war, wurde hier und jetzt im Weltraum ein heißer.
Extrem heiß. Einem Superhelden gleich fliegt der entfesselte Sobatschkin mit ausgestreckter Faust auf den sitzenden Paxton zu. Rammt ihm die Faust ungebremst ins Gesicht. Der ist im ersten Moment völlig perplex, denn er führt ja gerade seine revolutionären Gedanken zu Extraterrestrial Farming aus.
Der Schlag wirft den Oberkörper aus dem Blickfeld der Kamera, denn Beine und Gesäß sind am Weltraumstuhl fixiert. Die Zuschauer vor den Fernsehern und Computerbildschirmen bekommen erst mal den russischen Kosmonauten zu sehen, der seinen gesamten Impuls nutzt, um seinen Widersacher kampfunfähig zu machen. Ihn mittels Ganzkörperfaust gehörig in die Defensive bringt.

Doch der Biologe Paxton beileibe kein Weichei. Nach erstaunlich kurzer Reaktionszeit beginnt er, sich trotz seines fixierten Unterkörpers zur Wehr zu setzen.
Auch er weiß, wie man Fäuste fliegen lässt. Und er hat Fixpunkte, im Gegensatz zu seinem Kontrahenten. Die erlauben es ihm, mit beiden Händen zuzuschlagen. Sobatschkin driftet nach dem ersten Schlag haltlos in der Kapsel umher, muss sich mit einer Hand am Weltraumstuhl festklammern. Leroy nutzt seinen Vorteil erbarmungslos aus. Landet mehrere Volltreffer auf Gesicht und Schulter des Russen.
Das Video der Weltraumschlägerei würde auf Youtube Millionen von Aufrufen erzielen. Doch jetzt saßen nur Zehntausende von Zuschauern vor den Schirmen, starrten gebannt auf selbige und fragten sich ernstlich, was da so weit von ihnen entfernt im Weltraum abging. Die beiden Idole der führenden Weltmächte bearbeiteten sich wie Teenager auf dem Schulhof. Durchaus sehenswert, besser als jeder Boxkampf, aber politisch ziemlich unkorrekt.
Auch dem Rest der Crew wird jetzt schlagartig klar, dass da was gewaltig daneben geht. Alle schnallen sich von ihren Stühlen los und versuchen, in Richtung der Streithähne zu schweben, um zu schlichten. Was sich aber als schwierig erweist, denn den Kontrahenten gelingt es immer wieder, ihre Kollegen von sich wegzustoßen. Worauf die davonfliegen und jeglicher Einflussmöglichkeit beraubt sind.
Noch sind die Radio- und Fernsehstationen auf der ganzen Welt auf Sendung. Millionen Zuschauer verfolgen, wie der Zwist zwischen den USA und Russland jetzt in der Schwerelosigkeit des Weltraums ausgefochten wird. Die ersten machen sich daran, sich auszuklinken, als die Schlichtungsversuche der Restcrew nicht fruchten.
Endlich hat sich Kommandantin Rewina aus dem Cockpit, wo sie die relative Weiträumigkeit genossen hat, in das Wohn- und Schlafmodul gehangelt. Ihre Stimme

überschlägt sich, als sie realisiert, was da gerade vor sich geht.
»Sofort aufhören! Dies ist ein Befehl! Seid ihr wahnsinnig geworden?«
Sie schwebt weiter auf die beiden Kontrahenten zu. Kriegt Sobatschkins Kampfarm zu fassen. Der ist damit kampfunfähig und wagt es nicht, die Kommandantin zurückzustoßen. Leroy hätte jetzt einen Volltreffer landen können. Doch er tut es nicht. Wenige Zentimeter vor dem Gesicht seines Kontrahenten zieht er zurück, begreifend, zu welchem Unfug die beiden sich haben hinreißen lassen. Auch die restlichen Fernsehstationen geben jetzt zurück ins Studio. Auf Youtube geht das Video sofort viral.
Unter normalen Umständen hätte die komplett unprofessionelle Auseinandersetzung die sofortige Entlassung aus dem Raumfahrtprogramm bedeutet. Aber niemand kann ein Marsrakete zurückholen.
Zwei Stunden später saßen die Kommandantin und ihr russischer Kollege im Cockpit. Nicht, dass es notwendig gewesen wäre, aber das Cockpit war in der räumlichen Enge der einzige Ort im gesamten Raumschiff, wo man sich annähernd ungestört unterhalten konnte.
»Oleg, was ist mit dir los?«
»Natalia Julianowna, ich weiß, ich habe einen Riesenfehler gemacht. Aber der Typ hat mir einfach das Laufband abgeschaltet. Und das mit Notstopp. Mich hat es brutal gerissen«, verteidigte sich Sobatschkin.
Der Kommandantin war klar, wie sie nach dieser Szene vor der Weltöffentlichkeit dastand. Noch schlimmer für sie, sollte sie sich wiederholen. Ihr Ton wurde schärfer.
»Wir sind hier nicht im Kindergarten. Wir sind ein Team. Und wir müssen noch über Monate zusammenarbeiten. Noch dazu haben wir so viel vor uns. Es wird nicht einfach werden, sondern verdammt, verdammt schwierig. Kann ich davon ausgehen, dass so etwas nie wieder, wirklich nie wieder vorkommt?«

Ihr Kollege war reichlich in der Defensive, doch er zögerte mit der Antwort.
»Hast du mit dem Typen gesprochen?«
»Das weißt du doch! Hier kriegt doch jeder alles mit!«
»Und was hat er gesagt?«
Der Ton weiter scharf.
»Das geht dich nichts an, weil es nicht dein Problem ist. Ich bin die Kommandantin auf diesem Schiff!«
Oleg Andrejewitsch realisierte, dass sein Ablenkungsmanöver ins Leere lief. Er würde Kreide fressen müssen.
»Ich weiß nicht, was der gegen mich hat! Der hasst mich, frag mich nicht warum!«
»Das tut er nicht. Wir sind hier alle Profis! Wir leisten uns keine Aversionen und keine negativen Emotionen. Auch du nicht!«
Sobatschkin lenkte ein: »Gut, ich werde mit ihm sprechen. Ich werde ihm sagen, dass es mir leid tut.«
Natalia Julianowna war noch nicht überzeugt. Sie blickte schweigend in die Weite des Alls. Dann hatte sie sich eine Strategie zurechtgelegt.
»Ja, das musst du! Aber ich will, dass du mit ihm zurechtkommst. Es darf kein böses Wort mehr geben. Du musst es mir versprechen! Sonst hat das Konsequenzen!«
Sobatschkin schwankte innerlich. Noch immer fühlte er sich im Recht.
»Ja ich verspreche es!«
Doch dann will er es nicht so stehenlassen.
»Aber, nur mal angenommen: Was würdest du tun, wenn ich es nicht täte?«
»Dann schnalle ich dich gefesselt auf deinem Stuhl fest!«, kam die prompte Antwort.
Oleg Andrejewitsch war klar, dass sie genau das machen würde. Er musste alles in seiner Macht stehende unternehmen, damit die Situation nicht wieder eskalierte.
»Haben wir uns verstanden?«, ließ die Kommandantin nicht locker. Ihr Landsmann bejahte gequält.

»Die werden dir dabei helfen!«
»Was ist das?«
In Rewinas Hand war wie aus dem Nichts ein Blister mit zehn Tabletten aufgepoppt.
»Das ist trockener Wodka. Jede Tablette sind 100 Gramm.«
»Nicht dein Ernst!«
Der Copilot brauchte eine Weile, bis er kapierte, dass sie es bitterernst meinte. Grinsend schnappte er sich die Zehnerpackung.

Kapitel 7: Vier Monate sind verdammt lang

03.06.2048-02.08.2048

Sie waren jetzt zwei Monate unterwegs. Noch zwei Monate lagen vor ihnen. Die Funksprüche brauchten etwa zwei Minuten, bis sie die Gegenseite erreichten. Direkte Kommunikation mit der Erde langwierig, eigentlich nicht mehr machbar. Man schickte sich E-Mails. Viele Informationen mussten sowieso nicht ausgetauscht werden. Die Marsrakete schwebte auf ihrer elliptischen Hohmannbahn, das Triebwerk korrigierte sie ab und an automatisch, durch die Leere des Raumes in Richtung des roten Planeten. Die Crew übte sich darin, ihre Aufgaben nach der Landung immer wieder durchzugehen, um jegliche Fehlerquelle auszuschließen. Überrascht wurde sie nur von Nachrichten über die politische Entwicklung auf ihrem Heimatplaneten.

~

Wassermangel war in den letzten Jahrzehnten ein immer drückenderes Problem geworden. Die beiden Nuklearmächte Indien und Pakistan gruben sich zum wiederholten Male das Wasser des Indus ab. Verständlich, denn durch eine immer weiter exponentiell wachsende Bevölkerung standen die Regierungen beider Länder unter enormem politischem Druck. Die Wassermengen, die der Indus und seine Nebenflüsse mit sich führten, waren aufgrund des Klimawandels beachtlich zurückgegangen. Dies hatte einschneidende Auswirkungen auf die Nahrungsmittel- und Energieproduktion beider Länder. Zusätzlich standen sie sich seit Jahrzehnten als erbitterte Kontrahenten im Kaschmirkonflikt gegenüber.

Die indische Seite beschuldigte Pakistan, die Terrorgruppe »Goldenes Schwert des Islam« unbehelligt von seinem Territorium aus operieren zu lassen. Die

Gruppe hatte diverse Anschläge auf indischem Gebiet verübt, bei denen Dutzende von Menschen zu Schaden gekommen waren und wertvolle Infrastruktur zerstört worden war. Unter anderem auch ein Staudamm auf indischer Seite. Die Folge: In einigen Regionen liefen die Bewässerungssysteme trocken. Ein schwerer Schlag für die Landwirtschaft vor Ort.
Verständlich, dass Indien sich derartige Provokationen nicht bieten lassen konnte. Die Luftwaffe des Landes führte daraufhin eine Vielzahl von Luftschlägen auf pakistanischem Gebiet mit dem Ziel durch, die Operationsbasen der Terrororganisation zu zerstören und möglichst viele ihrer Kämpfer zu eliminieren.
Die beiden Atommächte hatten daraufhin das getan, was Staaten in solchen Fällen zu tun pflegen. Sie hatten die militärische Präsenz an der gemeinsamen Grenze verstärkt. Und das massiv. Ein Funke würde genügen, um das Pulverfass zu zünden. In den abgelegenen Bergregionen im Grenzgebiet betätigten sich diverse lokale Warlords als potenzielle Zündquellen.
Doch auch in anderen Regionen der Welt nahm der Kampf um das kostbare Nass immer bedrohlichere Formen an. Die Trockenheit auf der arabischen Halbinsel hatte in den letzten Jahrzehnten dramatisch zugenommen.
Die Einheitsfont der arabischen Staaten, die eigentlich immer eine Illusion gewesen war, bestand nicht mal mehr auf dem Papier. Das Motto hieß jetzt: »Jeder gegen jeden.« Der Grundsatz »Alle gegen Israel« ließ sich nicht mehr durchhalten, da man zu beschäftigt war, seinen Nachbarstaaten das Wasser abzugraben. Oder es ihnen mit Waffengewalt abzupressen. Trotz allem schaffte es Israels Erzfeind Syrien immer noch, die militärische Drohkulisse aufrechtzuerhalten. Zu einem massiven Militärschlag nicht fähig, konnte die dortige Führung aber immer wieder Nadelstiche setzen, die den Israelis das Leben entscheidend erschwerten. Außerdem hatten die ebenfalls immer größere Schwierigkeiten, die

Wasserknappheit in ihrem schmalen Küstenstreifen in den Griff zu bekommen.
Zur weiteren Eskalation führte die Tatsache, dass die Juden zahlenmäßig gegenüber den Arabern immer weiter ins Hintertreffen gerieten. Ein psychologisch wichtiger Meilenstein war der Tag gewesen, an dem der Zensus vermeldet hatte, dass der Anteil der arabischstämmigen Bevölkerung den der jüdischen jetzt überschreite. Die Urangst der Juden, wieder zur unterdrückten Minderheit zu werden, wurde dadurch extrem befeuert. Doch die nicht-orthodoxen Juden ließen sich dadurch nicht dazu verleiten, mehr Kinder zu machen. Die arabischstämmige Bevölkerung hielt dagegen an ihrem Credo fest, dass der irdische Reichtum hauptsächlich in einer großen Nachkommenschaft bestünde. Das Leben an sich sei ein so wertvolles Geschenk, dass es auch die erbärmlichsten Lebensumstände rechtfertige. Und wenn es einem dann doch zu viel würde, dann bestand ja immer noch die Möglichkeit, sich mittels eines Selbstmordanschlags direkt ins Paradies zu katapultieren.
In den letzten Wochen hatte arabische Milizen es geschafft, wichtige Infrastruktur des jüdischen Staates durch eine Reihe von Anschlägen in Schutt und Asche zu legen. Die Rationierung von Wasser und Strom über viele Stunden des Tages war die Folge.
Die Bevölkerung litt erheblich unter den Maßnahmen. Ferner drohte das Wirtschaftsleben in weiten Teilen des Landes zusammenzubrechen, Produktionsausfälle waren an der Tagesordnung. Die israelische Führung, angeführt von einer energischen Premierministerin, sah sich gezwungen, dem Treiben ein Ende zu setzen. In einer international viel beachteten Pressekonferenz wurde die ultimative Drohung ausgesprochen: »Man könnte den Einsatz von Atomwaffen und anderen Massenvernichtungswaffen zur Auslöschung der Infrastruktur der Milizen auf syrischem Gebiet nicht mehr ausschließen.«

~

Die Besatzung der Marsrakete nahm die Nachrichten ohne besonderes Interesse zur Kenntnis. Sie beschäftige viel mehr die Frage, wir ihr gemeinsames Abenteuer weiter verlaufen würde. Auch standen die Mitglieder ja nicht auf verschiedenen Seiten der Konfliktlinie.
Sobatschkin und Paxton rissen sich nach der deutlichen Ermahnung durch die Kommandantin am Riemen. Sie taten alles, um sich aus dem Weg zu gehen. In der Enge der knapp 20 Quadratmeter des Wohn- und Arbeitsmoduls ein Unterfangen, das Willen und Erfindungsreichtum der beiden auf eine harte Probe stellte. Doch die beiden waren ja bekanntlich knallharte Profis.
Nach dem ereignisreichen Start stellte sich nach und nach ermüdende Routine ein. Das Raumschiff flog in Richtung Mars, musste nicht gesteuert, sondern nur überwacht werden. Doch der Blick auf die Bildschirme mit den Displays der Parameter zeigte immer nur eines: Man war auf dem richtigen Kurs. Wenn es die Kommandantin und ihr Kopilot zuließen, konnte man sich für ein oder zwei Stunden ins Cockpit zurückziehen, um ein bisschen Privatsphäre zu genießen. Aber letztendlich blieb einem dort auch nur der Blick in die endlose Leere des Alls oder die Selbstbeschäftigung mit dem öden Abarbeiten von Checklisten, einem Schwätzchen mit den Kollegen oder die Inanspruchnahme der diversen Unterhaltungsprogramme. Alles was auch Computer auf der Erde hergaben: Videos, Spiele, Musik und Lernprogramme.
Die Höhepunkte des Schlaf-Wach-Zyklus waren das dreistündige Sportprogramm zum Muskelaufbau und zur Knochenstärkung und das bisschen Privatleben im Wasch- und Entsorgungsbereich. Auch hier selbstverständlich die Schonung der wichtigsten Ressource Wasser oberstes Gebot.

Das Zusammenleben hatte was von Big Brother. Nie ist man auch nur einen Moment unbeobachtet und es gibt nur wenig zu tun. Als Raumfahrer schwebt man so vor sich hin oder ist an seinem Raumstuhl festgeschnallt. Versucht sich irgendwie zu beschäftigen. Bei normalen Menschen zehrt das extrem an den Nerven. Doch die Crew war so ausgewählt worden, dass sie solchen Belastungen standhielt. Wobei auch ihr die Enge zusetzte. Doch es gelang den Raumfahrern, engere Freundschaften zu etablieren. Die Chinesin Meimei Lu und die Amerikanerin Sally Raker wurden dicke Freundinnen. Sie hatten festgestellt, dass sie neben der Raumfahrt viele Interessen teilten. Sie kochten gerne, Sally liebte chinesisches Essen. Eine Vorliebe, die beide auf dem Flug nur wenig ausleben konnten. Zumindest aßen sie öfter gemeinsam, was hieß, dass sie sich ihre Astronautennahrung gleichzeitig in den Mund drückten.

Die Chemie stimmte zwischen den beiden einfach. Sie konnten sich lange über ihre Hobbys Reiten, Trecking und das Klavierspiel austauschen. Wenn sie von den russischen Kosmonauten die Erlaubnis bekamen, das Cockpit zu nutzen, zogen sie sich dorthin zurück und schauten sich Pferdebilder an oder versuchten, auf den Tastaturen alle existierenden Stücke für Klavier, Cembalo und Orgel zu spielen. Auch erfreuten sie sich daran, ihr Spiel mit heiterem Gesang zu begleiten, wenn die Stücke es hergaben.

Beide verheiratet. Doch in ihrem Leben spielte die Ehe nur eine nebensächliche Rolle. Denn Liebe war nur eine Nebenaspekt der Eheschließung gewesen. Auch ein Thema, bei dem sie viele Gemeinsamkeiten entdecken konnten.

»Mit Roger bin ich auf der Universität zusammengekommen. Er ist der Sohn des besten Freundes meines Vaters. Sie waren zusammen in der Armee. Roger und ich teilen das Interesse am Fliegen.

Und wir beide wollten immer hoch hinaus. Unsere Väter natürlich überglücklich als wir begannen, uns zu daten.«
»Habt ihr Kinder?«, fragte Meimei.
Sallys Miene verriet, dass es sich um kein angenehmes Thema handelte: »Nein, wir haben es versucht, aber es klappte nicht. Auch mit künstlicher Befruchtung nicht. Es sollte einfach nicht sein.«
»Du hättest gerne Kinder gehabt?«
»Ja, auf jeden Fall. Es ist ein Geschenk, sie aufwachsen zu sehen. Und wenn man keine hat, ist man im Alter so unendlich einsam. Unsere Kinderlosigkeit ist sicher auch einer der Gründe, warum wir uns so in die Arbeit stürzen. Und du, habt ihr Kinder?«
Auch Meimei war bei dem Thema wenig locker: »Ja, wir haben eine Tochter.«
Dann schwieg sie.
»Du vermisst sie sicherlich sehr?«
Jetzt brach es aus der Chinesin heraus.
»Ich konnte nicht nein sagen, als die Parteiführung mich für diese Mission auswählte. Es ist eine so große Ehre. Aber ich vermisse Ning unendlich und frage mich jeden Tag, wie sie mich sehen wird, wenn ich nach so langer Zeit wieder in ihr Leben trete.«
Sally nickte verständnisvoll, wollte Meimei Trost spenden.
»Ihr habt doch sicher Kontakt per E-Mail?«
Die Chinesin stimmte traurig zu.
»Dann wird sie dich sicher nicht vergessen. Sie ist ohne Frage auch wahnsinnig stolz auf dich.«
Jetzt ging die Taikonautin zum ersten Mal etwas aus sich heraus.
»Das schon. Aber es ist nicht besonders gut um meine Ehe bestellt. Unsere Umgebung hat großen Druck auf uns ausgeübt. Wir mussten einfach heiraten. Das gehörte zum Setting dazu. Wir sollten eines der Traumpaare des real-existierenden Sozialismus werden. Hätte ich Sheng nicht geheiratet, dann wäre ich heute nicht hier.

Er ist Schauspieler. Er hat Erfolg, besonders bei Frauen und das weiß er natürlich. Meine Befürchtung ist, dass er mir keinen Platz mehr im Herzen von Ning lässt. Er ist so sehr von sich überzeugt. Die Videos, die ich Ning schicken kann, zeigt er ihr vielleicht gar nicht.«
Sally verstand ihre Furcht nur zu gut. In Meimeis Leben war alles nur zu spektakulär. Ihr Mann würde alles tun, um den schönen Schein um jeden Preis aufrechtzuerhalten.
Auch in ihrem Leben hatte sich so viel geändert, seitdem sie als Taikonautin im Licht der Öffentlichkeit stand. Für sie und ihren Mann gab es zwar noch ein Privatleben, aber es kam nur zu oft vor, dass Reporter vor ihrem Haus auftauchten und Dinge von ihr wissen wollten, die mit ihrer Karriere nicht das Geringste zu tun hatten.
Für einen Schauspieler spielt die Öffentlichkeit eine noch wichtigere Rolle. Oberstes Gebot ist immer, in den Schlagzeilen zu bleiben. Egal wie. Skandale sind dabei oft entscheidend. Die Öffentlichkeit giert nach den kleinen Fehlern der Promis. Doch darf eine Grenze nie überschritten werden. Sheng würde Meimei gnadenlos abschießen, sobald er das Gefühl hatte, dass sie seine Karriere nicht mehr beförderte. Dabei würde er alles tun, um die Tochter auf seiner Seite zu haben. Solange Meimei durch den Weltraum cruiste, hatte sie keinen Gestaltungsspielraum, was das Verhältnis zu ihrer Tochter betraf. Sie war ihrem Mann auf Gedeih und Verderb ausgeliefert.
»War deine Ehe von vornherein arrangiert?«
»Bei uns ist das eher die Regel als die Ausnahme. Meine Eltern hatten schon bei meiner Geburt genaueste Vorstellungen, wie meine Karriere einmal auszusehen hätte. Dass Sheng und ich uns über den Weg liefen, war sicherlich kein Zufall. Eltern und auch die Partei versicherten uns immer wieder, was für ein traumhaftes Paar wir doch abgäben. Und ich war unendlich stolz, die

Freundin eines Stars auf dem aufsteigenden Ast zu sein. Es passte alles so prima.«
»Meinst du, dass Sheng dich liebt, dich irgendwann geliebt hat?«
Eine Frage, die sich Meimei oft gestellt hatte. Aber nur sich, denn die Antwort war, dass sie es nicht wusste.
Sicherlich hatte er sie vor ihrer Heirat mit Aufmerksamkeiten überschüttet, wie es sich für ein Traumpaar der High Society gehörte. Doch es war ihr nicht entgangen, konnte ihr gar nicht entgehen, wie wichtig es ihm war, all die Geschenke, Partybesuche und gemeinsamen Aktivitäten publikumswirksam zu inszenieren. Immer waren Fotografen dabei.
Hier im Cockpit der Marsrakete schien es unklug, sich über solche Themen auszutauschen. Denn in jedem Winkel hingen diese kleinen Kameras, die jederzeit aktiviert werden konnten, um das Leben im Raumschiff einzufangen. Big Brother eben.
Man hatte der Crew zwar versichert, dass keine Mitschnitte ohne ihr Wissen angefertigt würden, aber die Taikonautin traute den Zusagen nicht.
»Gib mir einen Moment bitte!«
Zuerst der Kontrollblick auf die beiden Kameras im Cockpit. Die LEDs unter den Objektiven leuchteten nicht, was ein Indiz dafür war, dass sie nicht filmten.
Doch so eine LED ließ sich leicht abschalten, wenn man über ein wenig technisches Verständnis verfügte. In einem Staat aufgewachsen, der seine Bürger permanent daraufhin überprüfte, ob ihr Verhalten mit dem von der Partei geforderten im Einklang stand, traute sie den Lämpchen nicht so ohne Hintergedanken.
Doch für eine Frau mit technischem Hintergrund kein wirkliches Problem. Mit ein paar Klicks auf den Touchscreen konnte sie den Status der Kameras und, noch wichtiger, der Mikrophone im Cockpit abfragen. Sie zeichneten eindeutig nicht auf.

»Nein, ich bin mir ziemlich sicher, dass er es nicht tut. Er braucht mich einfach. Dafür ist er bereit, einen Preis zu zahlen. Und ich muss zugeben, dass er gut bezahlt.
Aber sobald er sicher ist, dass niemand es mitkriegt, verliert er jegliches Interesse an mir.«
Sally konnte es ihr nur zu gut nachfühlen: »Das tut mir wirklich leid! Ich fürchte, wir haben uns hier alle auf etwas eingelassen, dessen Folgen wir nicht absehen konnten oder wollten.«
Die beiden tratschten noch verdammt lange über das Leben in einer Konservendose, für das man alles hinter sich gelassen hatte, was einem über Jahrzehnte wichtig gewesen war. Das man für die fragliche Chance eingetauscht hatte, eine der kühnsten Pionierinnen zu sein, die der Planet Erde jemals hervorgebracht hatte.
Dann plötzlich der Alarm. Keine Sirene, nur ein Piepen des Bildschirms und eine Meldung, die hochpoppte. Dafür aber an allen Bildschirmen. Die Meldung kurz und prägnant:
»Das Kollisionsvermeidungssystem hat ein Trümmerfeld relevanten Ausmaßes auf direktem Kollisionskurs geortet. Die Messungen bestätigen Trümmerteile bis zu einem Durchmesser von vier Zoll. Der Autopilot wird sofort das notwendige Ausweichmanöver einleiten. Es wird durch das Flüssigkeitstreibstoff-Triebwerk erfolgen. Eine Aktivierung des thermonuklearen Moduls ist nicht notwendig. Die gesamte Crew hat innerhalb der nächsten 30 Minuten die bei Kollisionsgefahr vorgeschriebenen Sicherheitspositionen einzunehmen.«
Normalerweise zieht sich die Crew beim Vorbeiflug in eine Rettungskapsel zurück, um bei Beschädigung der Raumstation zur Erde zurückkehren zu können. Auf dem Weg zum Mars gibt es aber keine Rettung. Ein Schaden am Cockpit oder Wohn- und Arbeitsmodul hätte das unweigerliche Aus für die gesamte humane Mannschaft bedeutet. Man hatte viele Ansätze diskutiert, sie aber der Reihe nach wieder verworfen. Die Philosophie: Erstens

ist im Weltraum nichts. Und zweitens: Wenn da doch was ist, dann weichen wir dem aus.
Die Kommandantin und ihr Copilot machen sich sofort auf den Weg ins Cockpit. Rewina bricht ihr tägliches Training auf dem Laufband ohne zu zögern ab. Nimmt sich nicht mal die Zeit, ihre Sportklamotten gegen den Kosmonautenoverall auszutauschen.
Sallys und Meimeis Austausch findet ein jähes Ende. Sie wissen, was sie zu tun haben. Hangeln sich zu ihren Schlaf- und Arbeitsplätzen und schnallen sich dort fest. Ziehen auf ihren Bildschirmen die Felder Kollisionsradar und Außenbordkamera hoch. Während sie das tun, hören sie das Klicken der Ventile, das das Einschalten des chemischen Triebwerkes begleitet. Beobachten gespannt die Bewegung des Trümmerfeldes auf ihren Bildschirmen. Immer wieder kommen Fenster hoch, die die verbleibende Zeit bis zum möglichen Einschlag angeben.
Im Cockpit starren Rewina und Sobatschkin in das schwarze Nichts. Sie sitzen unter Hochspannung auf ihren Pilotenstühlen, jederzeit bereit einzugreifen. Aber sie können nichts tun. Der Autopilot kontrolliert die Steuerung. Selbst wenn es zum Einschlag käme, wären sie machtlos. Einem Projektil, das mit mehreren 10.000 Kilometern pro Stunde auf einen zukommt, weicht man nicht aus. Man sieht es gar nicht.
Auf den Bildschirmen wird weiter die Zeit bis zum Zeitpunkt eines möglichen Einschlags heruntergezählt. Noch zehn Minuten, noch fünf, noch vier, noch drei, noch zwei, noch eine. Dann ist es so weit. Alle gaffen wie hypnotisiert auf ihre Bildschirme.
Aber nichts tut sich. Die Marsrakete gleitet lautlos durchs All. Das Klicken der Ventile verdeutlicht der Besatzung, dass die Gefahr vorbei ist. Der Autopilot bringt das Raumschiff wieder auf Kurs. In Kapsel und Cockpit lässt die Anspannung merklich nach.
Erst 20 Minuten später kommt auf den Bildschirmen im Cockpit die Meldung hoch, dass Oberpfaffenhofen einen

Einschlag im Wasserstofftank vor dem Reaktor vermutet. Der Vorbeiflug ist wohl doch nicht vollständig berührungslos vonstattengegangen.
Über das Kommunikationssystem Cockpit Kapsel wendet sich die Kommandantin in ihrem Russisch gefärbten Englisch an die Crew.
»Wir haben ein Problem! Oberpfaffenhofen hat mir eben mitgeteilt, dass sie den Einschlag eines Mikroasteroiden im Wasserstofftank vor dem Reaktor vermuten. Soeben ausgewertetes Bildmaterial lässt dies vermuten.«
Auf den Bildschirmen der gesamten Besatzung poppt ein schwarz-weiß-Video auf. Es wurde von einer der Kameras aufgenommen, die es Crew und Bodenstation ermöglichen, den hinteren Teil der Rakete, sprich Wasserstofftank und Reaktor, im Auge zu behalten.
Das Video ist nur etwas mehr als zwei Minuten lang. Erst sieht man im Standbild den Tank und dahinter die thermonukleare Antriebseinheit. Quälend lang tut sich nichts. Dann nur wenige Zehntelsekunden macht es den Eindruck, als würden winzige Fragmente vom Tank weg fliegen.
Beim zweiten Durchlauf setzt Rewina die Wiedergabegeschwindigkeit auf ein Hundertstel herab. Jetzt erkennt die Crew ohne den geringsten Zweifel, dass etwas in den Tank eingeschlagen sein muss. Zwar unscharf und nur grob gepixelt, aber doch unübersehbar sieht die geschockte Mannschaft, wie rotierende Splitter aus der Außenhaut des Tanks in den Raum katapultiert werden.

~

Es herrscht hektische Betriebsamkeit in der Kommandozentrale. Noch diskutieren die anwesenden Techniker in kleinen Gruppen den Vorfall. Ideen werden vorgebracht, um dann sofort wieder verworfen zu

werden. Nur darüber ist man sich einig: Die gesamte Mission ist in Gefahr.
Missionskommandantin Petrowa betritt den Raum, von dem aus die Mission überwacht wird, geht an ihren Arbeitsplatz, setzt sich ihr Headset auf und schaltet sich auf alle Kopfhörer. Sofort lösen sich die Gruppen auf und tun es ihrer Chefin nach. Deren Ansage ist kurz:
»Wir befürchten den Einschlag eines Mikroasteroiden. Ich gehe davon aus, dass alle im Bilde sind. Ich erbitte Vorschläge.«
Sofort entspinnt sich eine Diskussion, die trotz des enormen Drucks überaus sachlich geführt wird. Alle nach dem Einschlag verfügbaren Daten und Bilder werden genauestens analysiert. Sie sollen Aufschluss darüber geben, ob der Tank ein Leck hat oder nicht. Doch ein eindeutiges Bild kristallisiert sich nicht heraus. Der Druck im Tank scheint konstant zu bleiben. Aber kann man dem Drucksensor trauen? Was, wenn gerade er in Mitleidenschaft gezogen wurde? Wenn unablässig kostbarer Wasserstoff ausströmt?
Relativ schnell ist man sich darüber einig, dass einer der Robonauten sich auf den Weg zum hinteren Modul der Marsrakete machen muss, um den Schaden zu begutachten und gegebenenfalls zu reparieren. Sofern das möglich ist. Wenn nicht, bedeutet das das Ende der Mission. Dann muss der Wasserstoff im vorderen Tank durch die Schubstange nach hinten verlagert werden. Wegen des geringen Leitungsquerschnitts ein zeitraubender und energieintensiver Prozess. Währenddessen dreht das thermonukleare Treibwerk die Rakete und gibt Gegenschub. Die Mission hat dann nur noch ein Ziel: Mannschaft und Raumschiff wieder wohlbehalten zum Mond zurückzubringen. Unausweichlich, wäre aber ein niederschmetternder Fehlschlag.
Die mit dem Raumspaziergang verbundenen Gefahren liegen auf der Hand. Wieder muss ein Mitglied der Crew die Kapsel verlassen und den Robonauten aus dem

Frachtraum holen. Ein entscheidender Mangel der Konzeption wird jetzt überdeutlich. Die Androiden können den Frachtraum nicht eigenständig verlassen. Eine Vorsichtsmaßnahme, die im Vorfeld der Mission ausgiebig erwogen wurde. Die man aber dann als notwendig erachtete, weil man den Maschinenmenschen noch nicht hundertprozentig vertraute. Zu neu, zu wenig erprobt. Die Maßnahme rächt sich jetzt.
Doch es gibt keine Alternativen. Sicherlich könnte man noch länger warten, um ein klareres Bild zu bekommen. Aber die Hoffnung, die Mission, auch wenn sie in Gefahr ist, durch einen aktiven Eingriff retten zu können, ist kein reines Wunschdenken. Auf der langen Reise hin und zurück musste man mit Zwischenfällen rechnen. Die Notwendigkeit der Improvisation konnte zu keinem Zeitpunkt ausgeschlossen werden. Jetzt ist es so weit. Darauf einigt man sich nach über zwei Stunden Diskussion im Plenum. Im Anschluss beordert die Missionskommandantin Werner Laube zu sich.
Gemeinsam mit ihm wird sie alle Details der Reparatur in einer E-Mail zusammenfassen und sie der Besatzung der Fähre zukommen lassen.
»Herr Laube, gehen wir noch mal alles durch. Der Robonaut wird, wie gehabt, das Ausrüstungsmodul verlassen und zum Schubmodul vordringen.«
»Genau. Ein Mitglied der Crew wird ihn für den Einsatz aus dem Ausrüstungsmodul holen. Der Robonaut wird das Reparaturkit mit sich führen, das für solche Einsätze vorgesehen ist. Beim Tank angekommen, wird er die Kacheln des Wärmeschutzschildes vorsichtig abnehmen und eine Schadensinspektion durchführen. Die wird ihm ermöglichen, zu entscheiden, welche Reparaturen er vornehmen muss. Möglich, dass überhaupt keine notwendig sind. Auch ist denkbar, dass der Schaden so groß ist, dass eine Instandsetzung nicht machbar ist. Er entscheidet vor Ort in Abstimmung mit Frau Rewina und uns.«

»Nehmen wir an, dass Reparaturen vorgenommen werden müssen.«
»Dann wird er auf die entsprechenden Stellen Reparaturkappen aufsetzen und sie am Tank festschweißen. Er führt ein spezielles Schweißgerät mit, das für diesen Zweck entwickelt wurde. Die notwendige Elektrizität kann er vor Ort abgreifen.«
»Hat der Robonaut eine Beschädigung aufgrund die Strahlenbelastung vor Ort zu befürchten?«
»Die Gammastrahlung wird relativ stark sein, Alpha- und Betastrahlung sind wegen der Abschirmung des Triebwerkes nicht relevant. Beschädigungen am Robonauten sind nicht zu erwarten, ein Kontamination schon. Aber die Strahlenbelastung da draußen ist eh so hoch, dass die zusätzliche Verstrahlung sich im Rahmen halten wird.«
»Falls eine Reparatur nicht möglich ist?«
»Dann meldet der Robonaut das und kehrt wieder ins Ausrüstungsmodul zurück. Er muss dann vor Ort nichts tun.«
»Wer führt den Außeneinsatz durch?«
»Sobatschkin nehme ich an, letztendlich entscheidet die Rewina. Sobald er den Robonauten aus dem Ausrüstungsmodul entlassen hat, kehrt er wieder in die Kapsel zurück.«
»Sehr aufwendig.«
»Richtig. Aber die Entscheidung ist gegen die Möglichkeit, das Ausrüstungsmodul von innen oder per Software aus der Kapsel zu öffnen oder zu schließen gefallen. Es war eine politische Entscheidung. Nebenbei bemerkt: Das Narrativ war wiederholt: Ein Tresor lässt sich ja auch nicht von innen öffnen.«
»Ich weiß, ich weiß. Man wollte den Chinesen nicht zu viele Einflussmöglichkeiten einräumen. Wie lange denken Sie, wird die Reparatur dauern?«
»Das hängt von den Schäden ab. Ergo: schwer zu sagen. Ich schätze auf jeden Fall viele Stunden, wenn nicht sogar mehr als einen Tag.«

»In spätestens einer halben Stunde geht mein Entwurf für die Handlungsanweisung an das Team hier raus. Die groben Leitlinien haben wir jetzt. Ich werde selbstverständlich die besonderen Hinweise von allen Spezialisten einfügen, die wir bis jetzt gesammelt haben. Ich möchte, dass das Team und Sie dann noch mal einen kurzen Blick darauf werfen und dann geht die Mail ins All. Wir dürfen keine Zeit verlieren, können uns aber auch keine Fehler leisten.«
53 Minuten später klickte Rewina die E-Mail im Cockpit auf. Sie leitete sie sofort an die gesamte Crew weiter. Alle stürzten sich auf die Nachricht.
Doch die große Erleuchtung kam nicht. Im Prinzip war man sich auch schon vor dem Erhalt einig gewesen, was zu tun wäre. Einige Hinweise der Spezialisten, den Umgang mit den Robonauten betreffend, erachtete man als hilfreich.
Sobatschkin wollte eben aus dem Cockpit gleiten, als er fast mit Dage zusammenstieß. Der hangelte sich energisch an ihm vorbei in Richtung Kommandantin. Sobatschkin blieb in der Kopplungsöffnung.
»Kommandantin Rewina, ich bitte offiziell um die Erlaubnis, den Außeneinsatz durchführen zu dürfen!«
Rewina hatte nichts anderes erwartet, schaute den Taikonauten aber trotzdem mit gespielter Verwunderung an.
»Kollege Wang, Ihr Anliegen ist mir völlig unverständlich. Ihr Helm funktioniert nicht richtig. Nein, eigentlich überhaupt nicht.«
»Ich habe mit Meimei das System noch mal überprüft. Wir haben die Parameter des Umluftsystems angepasst. Wir wälzen jetzt die doppelte Menge Luft um. Der Helm kann nicht mehr beschlagen.«
Kommandantin Rewina zögerte keine Sekunde.
»Und da sind Sie sicher? Hatten Sie eine Möglichkeit, Ihr Konzept zu testen?«

»Nein, natürlich nicht, aber wir konnten den Umluftkreislauf erfolgreich auf dem Rechner simulieren. Der Helm wird nicht mehr beschlagen.«
»Mein lieber Dang, ich kenne die Simulationsprogramme. Ein bisschen mit den Parametern jongliert und sie liefern das Ergebnis, das man haben möchte. In schönen, bunten Bildern.«
Dang wurde sich bewusst, dass er so nicht weiterkam. Befürchtend, dass seine Chancen weiter schwinden, versuchte er es anders.
»Ich war für die Außeneinsätze vorgesehen. Ich bin der Mechaniker. Das ist meine Kernkompetenz. Ich kenne mich mit den Robotern genauestens aus, ich war bei ihrer Entwicklung dabei. Und außerdem: Meine Ergebnisse stimmen. Ich habe sie gegenchecken lassen.«
Rewina war keineswegs überzeugt. Sie wusste, dass Sobatschkin die Rettung der Mission sich nur zu gerne an die Brust heften würde. Selbst wenn sie dem Chinesen die Möglichkeit hätte geben wollen, hätte sie damit ihren Landsmann erheblich verprellt. Die Zeit drängte.
»Dang, die Antwort ist und bleibt nein! Oleg Andrejewitsch wird den Einsatz durchführen. Die Änderungen im System ihres Raumanzuges können wir auf dem Mars testen. Die Situation ist dafür momentan zu kritisch.«
Dang kochte innerlich. Sie hatte nur zu recht. Sollte auch recht behalten, doch alles in ihm rebellierte. Nur das chinesische System des absoluten Gehorsams gegenüber Autoritäten ließ ihn einlenken. Er schaute Rewina bitter enttäuscht an, zog sich vom Copilotensessel hoch, stieß sich in Richtung Sobatschkin, der noch im Durchgang hing. Erleichtert, dass seine Aufgabe nicht infrage gestellt worden war, schwebte der zum Raumanzug.
Während die Kommandantin Roboter eins im Transportraum hochfuhr, machte sich ihr Landsmann daran, sich auf den Außeneinsatz vorzubereiten. Das Anlegen des Anzuges dauert Stunden. Meimei unterstützte ihn dabei nach Kräften, obwohl auch in ihrer

Brust zwei Seelen wohnten. In der Enge des Moduls eine echte Herausforderung. Dage dagegen hing desillusioniert in seinem Stuhl. Die anderen versuchten, sich möglichst klein zu machen, um das Anlegen des Anzuges nicht zu behindern.

Nach zweieinhalb Stunden war Sobatschkin so weit, sich in die Schleuse zu begeben. Sobald Meimei sie hinter ihm geschlossen hatte, begann die Dekompression. 20 Minuten später zwängte sich der Russe durch die Luke ins Nichts des Weltraumes. Jetzt schon mehr Routine habend, gelang es ihm erstaunlich schnell, sich auf das Ausrüstungsmodul zu ziehen. Mit hunderte Male durchexerzierten Bewegungen öffnet er den Frachtraum.

Robonaut eins ist schon aus seinem Raumschlaf erwacht worden. Drückt sich durch die Öffnung, einen beachtlichen Container mit Werkzeug und Material nach sich ziehend.

»Ok, Robonaut eins hat den Frachtraum verlassen und ist auf dem Weg zum Triebwerk«, meldet Sobatschkin, obwohl alle das auf ihren Bildschirmen sehen. Zum Spaß fügt er noch an: »Wie zählen auf dich, Kumpel! Viel Glück!«

»Ich werde mein Bestes geben, da kannst du dir sicher sein, Partner«, antwortet Robonaut eins in akzentfreiem Englisch über Funk.

Nicht nur der Russe ist von der Coolness des Maschinenmenschen überrascht. Der hakt sich an der Schubstange ein und lässt sich mitsamt seines Werkzeugkastens Richtung Triebwerk ziehen. Sobatschkin macht sich auf den Weg in die Schleuse, um sich dort wieder auf Druck bringen zu lassen.

In der Kapsel hängt Dage weiterhin lustlos in seinem Stuhl. Schaut sich die Zusammenfassung internationaler Nachrichten an, die in unregelmäßigen Abständen von der Erde übermittelt wird. Im Raumschiff hat er Zugriff auf Berichte, die im Reich der Mitte unter die Zensur

fallen würden. Trotzdem klickt er eine Reportage der chinesischen Medien über Nordkorea an.
Auch hier wird das Bild der Lage dort in düsteren Farben gezeichnet. Es ist von Chaos im ganzen Land die Rede. Die Sequenzen, die völlig verzweifelte Menschen zeigen, wie sie übereinander herfallen, reihen sich endlos aneinander. Doch es ist immer wieder von ausländischen Provokateuren die Rede. Aber Dang ist schon in Südkorea gewesen. Die ausgemergelten Gestalten, die sich da prügeln, sehen so gar nicht wie die durchaus freundlichen, wohlgenährten Menschen aus, die er dort angetroffen hat. Das können nur Nordkoreaner sein.
Im Land scheint jegliche Form von Ordnung zusammengebrochen zu sein. Sogar die parteitreue Nachrichtenagentur kann nicht umhin, über die endlosen Flüchtlingstrecks an der Grenze der beiden Koreas zu berichten. Wenn auch nur ein paar Sekunden lang.
Dann ein Rückblick auf die Geschichte Koreas und den Koreakonflikt. Bilder in schwarz-weiß berichten von den vernichtenden Bombardierungen der Amerikaner und den unbeschreiblichen Verwüstungen, die sie im Nordteil anrichteten. Immer wieder Aufnahmen durch Bombenluken, die tonnenweise Sprengkörper freigeben. Nach 20 bis 30 Sekunden Fallzeit sieht man, wie sie ihr Werk der Zerstörung auf nordkoreanischer Erde freisetzen. Dann plötzlich aktuelle Bilder. Sie zeigen US-amerikanische Marschflugkörper. Die werden von Zerstörern im Gelben und im Japanischen Meer abgefeuert.
Der Kommentator bezeichnet sie als Akt der Aggression gegenüber dem notleidenden nordkoreanischen Volk. Doch kommt er nicht umhin, die Begründung der Amerikaner für die Luftschläge zu erwähnen. Die gäben vor, auf den Raketenbasen Vorbereitungen für den Start von Interkontinentalraketen mit Atomsprengköpfen ausgemacht zu haben. Der Sprecher tut das aber als fadenscheinigen Vorwand für eine grundlose Aggression ab.

Dage macht sich Sorgen. Er weiß, wie instabil die Region ist. Er hat Verwandte in der Grenzregion. Sie haben ihm bei Treffen zum Neujahrsfest von den Flüchtlingen berichtet, die schon vor dem kompletten Kollaps des Landes über die Grenze kamen. Seine ohnehin schlechte Stimmung wird durch die beunruhigenden Berichte nicht besser.
Inzwischen hat Robonaut eins das Triebwerk erreicht. Sofort beginnt er mit der Inspektion und dem Schadensbericht.
»Wie Sie sehen können, gibt es mehrere Anzeichen für kleinere Beschädigungen.«
Seine Kopfkamera schwenkt auf vier oder fünf Stellen, an denen man sieht, wie die Ummantelung des Tanks aufgerissen ist.
»Ich werde jetzt damit beginnen, die beschädigten Stellen weiter freizulegen.«
Rewina bestätigt. Auf ihren Bildschirmen sieht die Crew, wie der Android den neben sich schwebenden Werkzeugkasten öffnet und ihm ein skalpellähnliches Gerät entnimmt. Er beginnt mit chirurgischer Präzision, die Hitzeschutzkacheln zu entfernen. Nach einer Weile wird Rewina ungeduldig, denn auf einem Teil ihrer Bildschirme sieht die Crew, was auch die Kameras des Androiden filmen. Sie sind im Oberteil des Roboters angebracht, wo man bei einem Menschen Augen vermuten würde. Die Designer haben darauf geachtet, den Androiden möglichst menschenähnlich zu gestalten, um die Akzeptanz der Menschen ihm gegenüber zu erhöhen.
»Erbitte Lagebericht!«
»Wie Sie sehen, weist die Außenhaut Verformungen auf.«
»Kannst du näher rangehen?«
Das braucht Robonaut eins nicht. Seine Kameras zoomen einfach auf die Beulen. Jetzt sind die Risse eindeutig zu erkennen.
»Tritt Wasserstoff aus?«

Robonaut eins ist nur kurzzeitig um die Antwort verlegen.
»Ich kann keine Leckagen detektieren. Was aber nichts heißt. Wasserstoff könnte durch Mikrorisse austreten.«
»Kannst du die Schäden reparieren?«
»Ja. Ich werde Dichtungskappen aufschweißen. Die werden einen möglichen weiteren Austritt verhindern. Nach dem Abkühlen werde ich den Hitzeschutz so gut wie möglich wieder herstellen.«
»Wie viel Zeit brauchst du dafür?«
»Eine grobe Schätzung: Vier bis sechs Stunden!«
»Dann fang sofort damit an!«
Das tut Robonaut eins. Nur er hat die Fähigkeit, Präzision und Ausdauer, die Reparaturen durchzuführen. Er säubert die Umgebung der Einschläge, setzt Reparaturkappen auf und umschweißt sie dann elektrisch. Das Schweißgerät ist speziell für solche Reparaturen entwickelt worden.
Sechs Stunden später meldet Robonaut eins den erfolgreichen Abschluss der Arbeiten. Rewina befielt ihm, sich wieder Richtung Cockpit, Wohn- und Arbeitsmodul auf den Weg zu machen. Der Androide bestätigt.
In der Kapsel ist man erleichtert. Man geht wieder seinen üblichen Beschäftigungen nach. Denn weitere Aktionen seitens der Crew sind nicht mehr notwendig. Robonaut eins kann sich selbstständig wieder im Frachtraum verstauen. Leroy hangelt sich erleichtert auf das Laufband, um sein tägliches Trainingspensum zu absolvieren.
Es dauert etwa 40 Minuten, bis Rewina unruhig wird. Der Robonaut ist immer noch nicht in den Frachtraum zurückgekehrt. Sie schaltet auf die Außenkamera. Der Maschinenmensch verharrt immer noch auf dem Triebwerk. Bewegungslos. Sie versucht, Kontakt zu ihm aufzunehmen.
»Schiff an Robonaut eins: Erbitte Lagebericht.«
Funkstille.
»Schiff an Robonaut eins: Erbitte Lagebericht.«

Wieder keine Antwort. Irgend etwas stimmt nicht.
Sie versucht, über das Bordsystem Kontakt aufzunehmen. Der Gerätemanager zeigt einen Totalausfall an. Jeglicher Steuerungsversuch ist somit zum Scheitern verurteilt.
Die Kommandantin schaltet sich auf alle Headsets: »Wir sind mit einem neuen Problem konfrontiert. Robonaut eins antwortet nicht mehr. Er ist komplett ausgefallen.«
»Wissen wir warum?«, erkundigt sich Dage.
»Nein. Es gibt keine Möglichkeit der Kontaktaufnahme mehr.«
Leroy arbeitet sich weiter auf dem Laufband ab. Auch die Rap-Tracks, die ihn zu sportlichen Höchstleistungen stimulieren sollen, werden abrupt von der Durchsage unterbrochen. Doch er joggt weiter. Für solche technischen Probleme ist er nicht zuständig.
Anders Dage. In ihm keimt wieder Hoffnung auf. Er ist der designierte Mechaniker an Bord.
»Wir müssen ihn holen. Heißt, wir müssen einen weiteren Außeneinsatz vorbereiten.«
»Das ist richtig. Wir brauchen ihn.«
»Noch mal ein solches Risiko eingehen?«, entfährt es der Amerikanerin Raker. »Wir haben doch noch einen zweiten im Gepäck.«
Meimei überkommt es: »Er ist ein Teil der Crew. Wir dürfen ihn nicht verlieren.«
Sie versteht nicht, was sie da überkommt. Der Gedanke, den Maschinenmenschen da draußen einfach zurückzulassen, wühlt sie erneut in einer Art und Weise auf, die sie nicht für möglich gehalten hätte. Sie weiß, dass für eine professionelle Taikonautin derartige Gefühlsschwankungen nicht zulässig sind. Sie fragt sich, was mit ihr los ist. Kann sich dessenungeachtet nicht zurückhalten.
»Wir können ihn doch nicht einfach so zurücklassen. Wir werden jede Hand dort oben brauchen!«

Rewina reicht es: »Funkdisziplin! Sofort! Die Entscheidungen treffe immer noch ich! Wir werden Robonaut zwei aus dem Frachtraum lassen und er wird seinen Kollegen holen. Ende der Diskussion!«
Doch auch dem Taikonauten Wang passt gar nicht, wie sich die Lage entwickelt: »Ich melde mich freiwillig für den Außeneinsatz. Ein weiterer Raumspaziergang ist Sobatschkin nicht mehr zuzumuten!«
Rewina sieht das anders: »Er kann durchaus da noch mal rausgehen. Es sind maximal 20 Minuten, die er draußen unterwegs ist. Oleg Andrejewitschs Konstitution ist überaus robust. Und der chinesische Helm funktioniert einfach nicht einwandfrei!«
Auch Dangs Nerven liegen blank: »Wir sind die stärkste Wirtschaftsmacht der Welt. Wir, keine andere Nation. Unsere Technologie ist führend. Wir sind nicht mehr eure verlängerte Werkbank. Wann kapiert ihr das endlich, zum Teufel noch mal?«
»Das ist richtig. Aber es war dein Helm, ein chinesischer, der beschlug. Die Technologie ist mit Sicherheit nicht führend.«
»Ihr seid Rassistenschweine!«
Natalia Julianowna wird es zu viel.
»Taikonaut Wang! Absolute Funkstille! Das ist ein Befehl!«
Dage weiß, dass er zu weit gegangen ist. Aber sein Inneres befindet sich in komplettem Aufruhr. Er will seine Chance haben und sie nutzen. Nur schwer kann er sich davon abhalten, offen zu meutern. Doch die jahrelang praktizierte eiserne Disziplin gewinnt.
Währenddessen unterwirft sich Sobatschkin der Prozedur des erneuten Anlegens des Raumanzuges. Derweil Dage schmollt, hilft Meimei.
Etwa zwei Stunden später ist Sobatschkin so weit, zwängt sich in die Kapsel. Dekompression, danach schwebt der Kosmonaut wieder im All. Alles klappt wie am Schnürchen. Schon macht sich Robonaut zwei auf den

Weg zu seinem ausgefallenen Kollegen. Die Restcrew ist über Liveschalte dabei.
Sobald er angekommen ist, sehen alle den Grund für das Schweigen von Robonaut eins: In seinem Torso klafft ein tennisballgroßes Loch.
»Robonaut zwei, was ist passiert?«
Die Kameras zoomen direkt auf den Einschlagspunkt. Der Maschinenmensch verbalisiert, was alle schon sehen:
»Es muss ein Mikrometeorit gewesen sein. Er hat höchstwahrscheinlich die Haupt-CPU von meinem Kollegen zerstört.«
»Reagiert Robonaut eins auf irgendwelche Signale?«
»Negativ!«
»Das ist Scheiße! Kannst du ihn und den Werkzeugkasten bergen?«
»Positiv. Ich leite das Bergungsmanöver sofort ein.«
»Vorschlag: Benutze den Werkzeugkasten als Schutzschild!«
»Geht nur bedingt, Frau Kommandantin. Aber ich werde es versuchen.«
»Copy, over and out!«
Die beiden Maschinenmenschen sind auf ihrem Rückweg keinem weiteren Beschuss ausgesetzt. Robonaut zwei kehrt erfolgreich mit seinem verwundeten Kollegen und dem Werkzeugkasten in den Frachtraum zurück. Als sich dessen Klappe langsam schließt, applaudiert die humane Besatzung. Doch der Android hat die schallbasierten Kommunikationssysteme schon abgeschaltet und ist dabei, sich herunterzufahren. Er macht sich daran, seinen defekten Kollegen zu dekontaminieren.

~

Tage später sitzen Peng und Werner beim Abendessen. Wie so oft, stammt das Essen vom Lieferdienst.

»Die Nerven deiner Landsleute liegen ganz schön blank. Hast du irgendeine Idee warum?« fragt Werner seine Geliebte.
»Ich kann es mir überhaupt nicht erklären. So etwas dürfte eigentlich nicht passieren. Sicher, besonders für Dage ist es eine riesige Enttäuschung, dass nicht er die Außeneinsätze durchführen kann. Trotzdem, ich kenne ihn seit Jahren, solche Ausraster habe ich noch nie bei ihm erlebt.«
»Es ist eben doch etwas anderes, wenn man Monate in einer winzigen Kapsel unterwegs ist. Ich fürchte, eine solche Belastung bringt jeden an seine Grenzen.«
Peng war das Thema unangenehm. Obwohl ihr klar war, dass sie wegen unbedachter Äußerungen vor Ort nichts zu befürchten hatte, bereitete es ihr doch Unbehagen, sich allzu kritisch zum chinesischen Beitrag der Unternehmung zu äußern. Sie wechselte das Thema.
»Seid ihr bei der Analyse des verweigerten Zugriffs auf das Ventil weitergekommen?«
»Ja, wir wissen jetzt, dass es eine explizite Sperre für das Cockpit gab.«
»Das macht doch gar keine Sinn!«
»Das macht es überhaupt nicht. Wir überprüfen jetzt, wie die in den Code gekommen ist. Ist allerdings reichlich mühsam. Die Programmierung stammt von euch.«
Die beiden kauen bedächtig vor sich hin. Werner erhebt sich, um sich noch ein Bier zu holen. Beim Aufstehen bemerkt er Pengs völlig irritierten Gesichtsausdruck. Er hält inne.
»Ist irgendwas?«
»Mir ist da gerade etwas eingefallen!«
»Lass mich schnell das Bier holen!«
Als er mit dem vollen Weißbierglas zurückkommt, hat sich Peng wieder im Griff. Doch Werner ist neugierig.
»Und?«
»Vergiss es, es war ein absolut blöder Gedanke.«

»Auch wenn er total bescheuert war, teile ihn mit mir.«
Peng schaut Werner traurig an.

»Bitte, es gibt Dinge, über die ich mit dir nicht sprechen kann. Nicht weil ich dir nicht traue. Aber ich darf einfach so vieles nicht. Und ich bringe dich damit vielleicht in ein echtes Dilemma. Vertrau mir einfach, es war ein saublöder Gedanke! Zu dumm, um ihn auszusprechen.«
Werner lässt die Angelegenheit auf sich beruhen. Er weiß, welche Grenzen Peng gesetzt sind.
Die beiden sprachen nicht mehr über das Thema. Doch Pengs unausgesprochene Befürchtung würde sich dramatisch bewahrheiten.

Kapitel 8: Runter kommen alle

02.08.2048

An jenem 2. August erreichte die Marsrakete MOV in einer Höhe von etwa 13.600 Kilometern über dem Marsboden die Umlaufbahn des vierten Planeten, in der alle Module geparkt werden sollten, die für die Rückreise benötigt würden, aber nicht auf die Marsoberfläche gelangen sollten. Die Bahn war so gewählt worden, dass nur möglichst wenig Energie aufgewendet werden musste, um das Raumschiff auf die notwendige Geschwindigkeit abzubremsen, die es auf einer geostationären Bahn halten würde. Hier würde die Marsrakete auf die Rückkehr der Crew warten. Wenn es schlecht lief, bis in alle Ewigkeit. Und das mit einer Bahngeschwindigkeit von etwa 5700 Kilometern pro Stunde.

Die Frage, wie man das Raumschiff auf die Zielgeschwindigkeit abbremsen könnte, war ausgiebigst diskutiert worden. Man hatte auch ein Abbremsen durch die dünne Marsatmosphäre in Betracht gezogen. Was aber verworfen wurde, da man befürchtete, dass das Schiff irreparablen Schaden durch die zwangsläufig entstehende Reibungshitze erleiden würde. Stattdessen hatte man sich dafür entschieden, dass die Rakete sich vor dem Erreichen der Umlaufbahn drehen würde und das thermonukleare Triebwerk es dann Schritt für Schritt in die anvisierte Umlaufbahn einbremste. Ein kompliziertes Manöver, insbesondere zumal man die Geschwindigkeit um den Faktor 30 reduzieren musste. Doch der Autopilot, überwacht von der Mannschaft, kriegte es mit Bravour hin.

Schon mehr als einen Monat vorher hatten die Raumfahrer durch die Fenster von Cockpit und Wohn- und Arbeitsmodul jeden Tag deutlicher die Konturen des Mars in der Ferne ausmachen können.

Das Erreichen der Umlaufbahn beging die Crew gemeinsam. Schaumwein konnte man sich selbstverständlich nicht reichen. Doch zumindest hatten die Raumfahrtorganisationen dafür gesorgt, dass neben spezieller Astronautennahrung Brausepulver zur Verfügung stand, das mit dem aus dem Urin der Besatzung recycelten Wasser und Kondenswasser zu einer Art sprudelndem Alkoholersatzgetränk gemischt werden konnte.
An den wenigen Luken drängten sich die Kosmonauten, Astronauten und Taikonauten und genossen den wahrhaft majestätischen Anblick, der durch kein einziges Wölkchen getrübt wurde.
Unter ihnen in seiner ganzen Schönheit der rote Planet. Ganz besonders stach Olympus Mons ins Auge. Der Vulkan, der größte im Sonnensystem, trotz der Entfernung riesig. Thronte mit einem Durchmesser von etwa 600 Kilometern da unten. Majestätisch. Einer der Punkte auf der Aufgabenliste der Marskolonisatoren würde sein, herauszufinden, ob hier noch vulkanische Aktivität zu detektieren wäre. Daneben die weiteren Schildvulkane der Gruppe Tharsis Montes. Auch sie waren deutlich zu erkennen, obwohl die Entfernung ihre wirkliche Größe nicht im Ansatz erahnen ließ. Rechts daneben konnte man den Einschlagkrater Chryse Planitia erkennen, dessen Durchmesser mit etwa 1.600 Kilometern einem verdeutlichte, dass hier ein Meteorit von beachtlicher Größe heruntergekommen sein musste.
Dazwischen die Region Valles Marineris. Je näher die Fähre der Oberfläche des rötlichen Himmelskörpers kam, desto genauer konnte die Besatzung die einzelnen Ausläufer ausmachen. Im Westen Noctis Labyrinthus auf der Tharsis-Aufwölbung. Das riesige Labyrinth verschachtelter Erdrutschformationen und die durch die Marswinde aufgehäuften Dünen leuchteten in allen Schattierungen von hellem Orange bis zu Tiefrot. Im Osten dagegen die ausgedehnten Canyons von Ius

Chasma, Melas Chasma, Candor Chasma, Ophir Chasma und Coprates Chasma.
Valles Marineris war als Zielgebiet für die Landung vorgesehen. Am Äquator des Planeten gelegen, würde die Intensität der Sonneneinstrahlung ein Überleben stark erleichtern. Ein weiteres Plus die Tatsache, dass das sich über 4.000 Kilometer erstreckende Grabensystem mit steil aufragenden Felswenden mit großer Sicherheit eine Vielzahl von Höhlen aufwies, die den Siedlern als Schutzräume vor der unbarmherzigen kosmischen Strahlung dienen könnten. Plan war, dass die Crew sofort mit der Erkundung der die Landezone umgebenden Canyons, Gebirge und Hochplateaus beginnen würde, nachdem es ihr gelungen wäre, sich in einem Höhlensystem einigermaßen zu etablieren.
Im Vergleich zu ihrem Muttergestirn sahen die Marsmonde Deimos und Phobos eher blass aus. Trotzdem war es immer wieder ein beeindruckendes Schauspiel zu beobachten, wie die Trabanten über der Marsoberfläche aufgingen, um dann wieder hinter ihrem Zentralgestirn zu verschwinden.
Ein grundlegendes Element der Planung war gewesen, ein, zwei Missionen vorauszuschicken, damit Astronauten, Kosmonauten und Taikonauten eine bestehende Infrastruktur vorfänden. Ohne die Notwendigkeit, auf dem kürzesten Weg zu fliegen, was ein enges Startfenster bedeutet. Damit wollte man die Gefahr eines Scheiterns der Mission reduzieren, indem die neuen Siedler wertvolle Gerätschaften vorfänden, die ihnen das Überleben erleichtern sollten.
Doch die Organisation der Missionen hatte sich immer wieder verzögert. Die Gründe vielfältig: technische Probleme, Kompetenzgerangel, massive Schwierigkeiten bei der internationalen bzw. interkulturellen Zusammenarbeit und wie so oft, die explodierenden Kosten.

Schließlich war der letztmögliche Starttermin 01.04.2048 unaufhörlich näher gerückt. Und die Erkenntnis, dass die Infrastrukturmission nicht mehr termingerecht hochkommen würde. Doch das enge Startfenster durfte man auf keinen Fall verpassen. Die Entscheidung dramatisch, aber folgerichtig und konsequent: Man würde die erste Zeit eben ohne vorhandene Infrastruktur auskommen müssen.

Man hatte allen Bewerbern für die Teilnahme am Erstflug die Entscheidung mitgeteilt. Keiner hatte einen Rückzieher gemacht. Auch nicht, als die Raumfahrtorganisationen im Detail und ohne jede Schönfärberei aufgezeigt hatten, was das für die Erstankömmlinge heißen würde: Leben auf engstem Raum mit minimalen Ressourcen. Dazu die dringende Notwendigkeit, eine Höhle zu finden und so auszubauen, dass man dort lebenswichtige Materialien und Grundstoffe gewinnen konnte.

Der russische und der chinesische Teil der Crew waren dabei, ellenlange Checklisten durchzugehen. Alles musste noch mal überprüft werden, um sicherzustellen, dass alle Systeme für Drehen, Abbremsen, Abkoppeln und Landen funktionsfähig und bereit waren. Wobei letzteres ohne jeden Zweifel die größte Herausforderung darstellte.

Wie so oft saßen Kommandantin Rewina und Copilot Sobatschkin im Cockpit. Das Raumschiff befand sich jetzt im geostationären Orbit und hatte seine Zielgeschwindigkeit erreicht. Jetzt hieß es abkoppeln und dann landen.

Das Landen war der riskanteste Teil der ganzen Mission. Während des Landevorgangs sind die Eingriffsmöglichkeiten der Besatzung minimal. Alles muss extrem schnell und präzise geschehen. Gröbere Fehler können höchstwahrscheinlich nicht mehr korrigiert werden. Aber vorher musste sich die gesamte Marsrakete in drei Sektionen separieren. Denn nur das

Ausrüstungsmodul sowie Wohn- und Arbeitsmodul würden den Touch-down riskieren. Jedoch beide einzeln. Eigentlich extrem riskant. Denn wenn beide Raketenteile in großem Abstand heruntergingen, dann würde der Aufwand, an die Gerätschaften im Ausrüstungsmodul zu kommen, extrem groß werden. Trotzdem hatte man sich für eine separate Landung entschieden. Darin begründet, dass zwei Trios riesiger Fallschirme die Module in der hauchdünnen Marsatmosphäre so entschleunigen sollten, dass sie auf den letzten tausend Metern von Strahltriebwerken mit chemischem Antrieb zum schadensfreien Aufsetzen auf der Oberfläche gebracht werden konnten.

Zuerst lösten sich die für die Landung bestimmten Module gemeinsam von Schubstange und Antriebseinheit. Im Ausrüstungsmodul führte Robonaut zwei das Manöver durch, nachdem Kommandantin Rewina ihm den Befehl gegeben hatte, sich zu aktivieren. Sobald seine Systeme hochgefahren waren, überprüfte er die Position der Marsrakete über dem Talsystem Valles Marineris. Genauso wie die humane Crew war er dabei auf die Überprüfung der Bilder angewiesen, die die Außenbordkameras sekündlich an das Bordsystem übermittelten. Eine Positionsbestimmung via GPS wegen des Fehlens entsprechender Satelliten unmöglich.

Als Landezone hatten die Raumfahrtorganisationen die Tiefebene Ophir Chasma festgelegt, da diese dem Marsäquator am nächsten lag. Hier erhoffte man sich die höchsten Temperaturen und damit die besten Lebensbedingungen.

»Optische Positionsbestimmung positiv!«, meldete Robonaut zwei. »Wir stehen genau richtig.«

»Copy that!«, bestätigte Kommandantin Rewina auf Englisch. »Letzter Systemcheck und wir können entkoppeln.«

Den hatte Robonaut zwei schon durchgeführt. Was er aber nicht zu Protokoll gab. Rewina und Sobatschkin

arbeiteten gemeinsam eine letzte ellenlange Liste ab. Rewina las die einzelnen Punkte vor, Sobatschkin bestätigte jeden mit einem Check. Dann schaltete sich Rewina auf alle Kopfhörer auf.
»Crew des MOV! Wir sind bereit für das Landemanöver. Haben alle Crewmitglieder die gesicherte Landeposition eingenommen?«
Die Astronauten und Taikonauten im Wohn- und Arbeitsmodul hingen schon seit Stunden in ihren Stühlen festgeschnallt und erwarteten die langersehnte Landung. Auf ihren Monitoren verfolgten sie die spektakulären Bilder der Marsoberfläche. Alle bestätigten einzeln, dass sie bereit für das gefährliche Manöver seien. Dann der Befehl von Rewina.
»Abkopplung einleiten!«
Jetzt das Summen von mehreren Schrittmotoren. Dann war wieder kein Ton vernehmbar.
»Kopplungsbolzen gelöst!«, bestätigte Robonaut zwei.
Nervenaufreibend langsam begannen sich die Module voneinander zu entfernen. Gebannt starrte die gesamte Crew auf ihre Bildschirme. Zehn Minuten absolute Funkstille. Dann der Landebefehl von Rewina.
»Robonaut zwei: Bereit zum Landemanöver?«
»Positive. All Systems up and running!«
»Oleg! Ab nach unten! Robonaut zwei, stay with us!«
»I am right behind you!«
Per Handsteuerung richtet Sobatschkin Cockpit samt Wohn- und Arbeitsmodul Richtung Marsoberfläche aus. Dann gibt er den Schub, der das Landungsmodul aus der geostationären Bahn in Richtung des roten Planeten schieben soll. Sobald die notwendige Geschwindigkeit erreicht ist, beginnt er, die Rotation der Landefähre einzuleiten. Derart, dass der Hitzeschild, der den Großteil der Reibungswärme aufnehmen wird, in Flugrichtung ausgerichtet ist. Die Marsoberfläche ist jetzt für die Crew nicht mehr zu sehen, nur noch die Leere des Universums, illuminiert von unzähligen Sternen. Auch kein schlechter

Ausblick. Doch momentan interessiert die Besatzung nur die Landezone im Tal Ophir Chasma.
Im Ausrüstungsmodul führt Robonaut zwei parallel die gleichen Manöver aus, immer darauf bedacht, der Landungsfähre nicht zu nahe zu kommen, aber auch den Abstand nicht zu groß werden zu lassen.
Jetzt heißt es warten. Erst in etwa 200 Kilometern über der Marsoberfläche, dort wo die hauchdünne Atmosphäre beginnt, können die Bremsfallschirme geöffnet werden. Um dorthin zu kommen müssen Landefähre und Ausrüstungsmodul noch tausende von Kilometern fallen. Das wird Stunden dauern, denn man will ja fallen und nicht wertvolle Energie für Beschleunigung vergeuden, die dann wieder verlustreich abgebremst werden muss. Die Crew fixiert unentwegt die Bildschirme, auf denen die Parameter Geschwindigkeit und Entfernung von der Landezone und dem Ausrüstungsmodul angezeigt werden. Es herrscht wieder absolutes Schweigen. In regelmäßigen Abständen von Rewina unterbrochen.
»Robonaut zwei: Lagebericht!«
»Alle Systeme Ok! Abstand konstant!«
Dann wieder Stille, nur das Summen von diversen Lüftern ist zu hören. Noch klappt alles.
Der Punkt, an dem die Bremsfallschirme geöffnet werden sollen, ist erreicht. Auf Sobatschkins Display poppt die Meldung auf:
»Countdown zur Fallschirmauslösung wurde gestartet. Noch zehn Sekunden bis zum Auswurf.«
Sobatschkin könnte den Auswurf noch abbrechen. Doch alle Parameter auf dem Display zeigen, dass der Landevorgang korrekt abläuft. Er meldet an Rewina:
»Eintritt in die Marsatmosphäre hat begonnen. Geschwindigkeit 535 Meter pro Sekunde.«
Rewina hat das natürlich auch so auf ihrem Schirm. Aber das Protokoll schreibt vor, dass alle relevanten Parameter

zwischen den Piloten verbalisiert werden müssen. Damit sollen Missverständnisse verhindert werden.
»Fallschirmauswurf freigegeben!«, erwidert die Kommandantin.
Das heißt, für Sobatschkin nichts tun. Denn der Ausstoß wird vom System automatisch ausgelöst. Sekunden später werfen die Minisprengkapseln das Trio der riesigen Fallschirme aus.
Jetzt sieht man keine funkelnden Sterne mehr am Firmament. Nur noch die silberne Folie der drei Bremsschirme. Der Ruck, den man erwarten würde, bleibt aus. Die hauchdünne Atmosphäre bremst nur minimal ab.
Trotzdem scheint alles sich im grünen Bereich zu bewegen. Bis sich die Kapsel, erst unmerklich, dann aber doch spürbar und immer schneller zu drehen beginnt.

Kapitel 9: Die Lage spitzt sich zu

02.08.2048

Werner Laube war am Ende. Komplett am Ende. Das, was ihm die letzten Jahre schwante, war eingetreten. Und obwohl es ihm klar gewesen war, dass der Tag kommen musste, unweigerlich kommen musste, traf es ihn doch viel schlimmer, als er je zu befürchten gewagt hatte.

Peng hatte es ihm beim Frühstück eröffnet. In zwei Wochen würde sie ihn verlassen. Und das für immer. Die Partei hatte ihr zu ihrer erfolgreichen Arbeit in Deutschland gratuliert. Sie habe durch ihre außerordentlichen Verdienste das Projekt Marsmission in unvergleichlicher Weise befördert. Dafür würde sie mit einem Posten als Abteilungsleiterin im Ministerium für Industrie und Informationstechnik, dem das chinesische Raumfahrprogramm untersteht, belohnt.

Sofort brach Werner in Tränen aus. Wobei das die Agonie völlig unzureichend beschreibt, die den Raketeningenieur überfiel. Im ersten Moment hatte sein sonst so kühl analysierender Verstand noch nach einer Lösung gesucht. Doch dann war die Ausweglosigkeit der Situation in all ihrer Unabwendbarkeit über ihn hereingebrochen. Wenn Peng ihn nicht für immer aufgab, würde das das Ende ihrer Karriere bedeuten. Außerdem massive Repressionen für ihre Familie und alle in ihrem Umkreis, die sie wertschätzte.

Es gab immer ein Ersatztriebwerk, einen technischen Kniff, eine Lösung out of the box, mit der man jedweder Schwierigkeit begegnen konnte, die bei der Umsetzung komplexester Missionen auftreten. Das war sein Metier, seine unzweifelhafte Stärke.

Doch diesmal war das für ihn Unfassbare so unabwendbar wie der Tod. Und er so allein damit, wie es jeder Mensch mit seinem unweigerlichen Ende nun mal ist. Mit dieser Erkenntnis konfrontiert, heulte der Mann Anfang 40 ohne jede Hemmung los. Dämme brachen.

Werner erlitt einen totalen Nervenzusammenbruch. Am Frühstückstisch.
Sein Leben würde wieder so einsam und öde sein, wie es gewesen war, bevor diese Frau in sein Leben getreten war. Diese Frau, eigentlich eher eine graue Maus, so wie er eben. Aber das, genau das, was sie so begehrenswert machte. Und eben nur für ihn. Nie wieder würde er einen Menschen finden, mit dem ihn seine Fähigkeiten und Qualitäten so verbanden. Noch viel wichtiger aber war die Tatsache, dass er nie wieder seine eigene Farblosigkeit in so vielen Bereichen des menschlichen Daseins so bedingungslos mit einer Frau würde teilen können. Einer Frau, der dieser Firlefanz, wie er es nannte, in keinster Weise abging. Die ihn so gewähren ließ, wie er war. Nie auch nur den leisesten Versuch unternommen hatte, ihn zu ändern. Die sein Wesen, das eines freundlichen Schrats, nie, kein einziges Mal, infrage gestellt hatte.
Jetzt lag er am Boden, halb unter dem Tisch, umkrallte ihren Fuß in den bunten Ringelsocken und den pinken Plastikclogs vom Discounter. Schluchzte hemmungslos, sein schwammiger Körper von unregelmäßigen Spasmen durchzogen. Wiederholte immer wieder unkontrolliert: »Bitte, bitte, verlass mich nicht!«
Auch Peng von der Situation völlig erschlagen. Ihr war bewusst gewesen, dass Werner ihre Rückkehr nach China schwer treffen würde. Sie hatte sich vor dem Moment schon seit Monaten gefürchtet. Aber dass es ihn komplett umwerfen würde, damit hatte sie nicht gerechnet. Mit der Hand strich sie ihm besänftigend, wenn er es auch in seiner Agonie überhaupt nicht wahrnahm, durch das schüttere Haar. Doch von unterm Tisch kam nur das erbärmliche Winseln und das Ziehen an ihrem linken Fuß.
»Werner, bitte, du kannst mich doch jederzeit besuchen kommen! Ich bin doch nicht aus der Welt!«
Doch Werner war nicht ansprechbar. Und Peng ratlos. Was sollte sie mit diesem Menschen machen, der hier vor ihren Augen am Frühstückstisch umgekippt war? Sie

wusste sich keinen Rat, wie sie ihn wieder auch nur ansatzweise stabilisieren konnte.
Das ging mindestens eine halbe Stunde so. Werner lag weiter von unkontrollierten Spasmen durchzogen unter dem Tisch.
»Werner, soll ich einen Arzt rufen?«
Erst mal wieder nichts. Dann nach ein paar Minuten:
»Die Tabletten, im Bad. Ich brauch' zwei.«
Die Umklammerung an ihrem linken Fuß lockerte sich etwas. Trotzdem musste sie sich energisch losreißen. Eilte ins Bad zum Arzneischränkchen und begann zu suchen. Fand endlich das Döschen mit dem Tranquilizer. Schüttelte sich zwei Tabletten auf die Hand, rannte wieder in die Küche und füllte die nächstbeste Tasse mit Wasser.
Zurück am Frühstückstisch fiel sie auf die Knie, zog ihren Lebensabschnittsgefährten zu sich hoch, schob ihm die Tabletten in den Mund und spülte sie mit dem Wasser herunter. Sobald sie ihn losließ, sank Werner wieder zu Boden.
Irgendwann wirkten die Sedativa. Mit Pengs Hilfe konnte der Verzweifelte sich auf einen Stuhl ziehen.

~

Im Jahre 1867 hatten die Vereinigten Staaten Alaska für 7,2 Millionen Dollar vom damaligen russischen Herrscher Zar Alexander erworben. Eigentlich ein Schnäppchen, denn es war mit nur 4,74 Dollar pro Quadratkilometer einer der billigsten Landkäufe der Geschichte. Der Unterhalt der einzigen und schwer erreichbaren Überseekolonie war den Russen schlicht zu aufwendig und zu teuer geworden. Aus heutiger Sicht ein wahrlich miserables Geschäft. Wäre das eisige Stückchen Land heute zu verkaufen, würden wir wahrscheinlich über Billionen reden.

So aggressiv, weltfremd und risikovergessen wie Wladimir Putin war der amtierende russische Präsident Fjodorow nicht, dass er mit dem Gedanken gespielt hätte, in einem Blitzkrieg zu versuchen, das verlorene Terrain zurückzuerobern. Selbst wenn ihm die größten Defizite der russischen Armee nicht zugetragen wurden, hegte er keine Zweifel daran, dass die größte und teuerste Armee der Welt dem Versuch ein schlagartiges und aus russischer Sicht fatales Ende bereiten würde. Trotzdem verlangte er von der gleichgeschalteten Presse des Landes immer wieder, den historischen Anspruch Russlands auf das Gebiet zu erneuern. Das Kernargument war, dass es sich um eine unzulässige Schenkung durch einen korrupten Aristokraten handelte, da der Kaufpreis so weit unter dem wirklichen Wert gelegen habe und das Geld beim einfachen russischen Volk nie angekommen sei. Offiziell hatte sich Präsident Fjodorow immer von allen derartigen Forderungen distanziert. Ihm genügte, dass sie einfach mal so im Raum standen und jederzeit von ihm aufgegriffen werden konnten.
Nach dem Debakel in der Ukraine war auch Putin wieder dazu übergegangen, seine Machtansprüche scheibchenweise durch entweder massive Luftschläge oder nagende Destabilisierung und lokale Milizen und Söldner zu verfolgen. Besonders die Söldner hatten den Vorteil, dass niemand Mütterchen Russland für deren Aktionen und unbeschreibliche Grausamkeit verantwortlich machen konnte.
Die Insel St. Lawrence ist der östlichste Außenposten der Vereinigten Staaten im Beringmeer. Hier sind die USA und Russland nur 58 Kilometer voneinander entfernt. In den reichen Fischgründen vor der Insel waren seit Jahren US-amerikanische und russische Fischer etliche Male aneinandergeraten. Jeder hatte versucht, den Konkurrenten in den internationalen Gewässern die ertragreichsten Fischschwärme vor der Nase wegzufischen. Einmal hatte sogar ein US-Trawler ein russisches Fischerboot so gerammt, dass dieses sank. Was

zu einer erheblichen Verstimmung zwischen den beiden Nationen geführt hatte.
Die Situation kumulierte, als vier russische Trawler handstreichmäßig in Gambell auf St. Lawrence anlandeten. Auch sie waren zum Fischen gekommen. Allerdings nicht in den trüben Hafengewässern des Dorfes. Die Mannschaft bestand auch nicht aus Fischern und Filetierern, die den Fang zerlegen sollten. Sondern hauptsächlich aus Söldnern der berüchtigten Wagner-Truppe.
Kaum angelandet, begannen sie, marodierend und plündernd durch die Straßen der Siedlung zu ziehen. Sie nahmen alles mit, was sich als nicht niet- und nagelfest erwies.
Eigentlich hätte sofort ein massiver Gegenschlag der US-amerikanischen Behörden erfolgen müssen. Da es den Spezialisten der Wagner-Truppe aber gelungen war, die komplette Stromversorgung des Dorfes samt des Telefonnetzes zu kappen, erfuhr die Staatsmacht erst 14 Stunden später von dem Massaker, bei dem fast alle Einwohner von Gambell ums Leben kamen. Erst dann nahmen Fliegerstaffeln vom fast 1.000 Kilometer entfernten US-Stützpunkt Elmenhorst die Verfolgung der Piratenflotte auf. Als sie diese erreichten, hatte die Flottille schon wieder die Dreimeilenzone vor Sibirien erreicht. Nun ging, trotz aller Defizite, auf russischer Seite der Luftalarm los. Russische Kampfjets stiegen auf.

~

Auch in der Kaschmirregion hatte sich die Lage keineswegs entspannt, sondern eher verschärft. In einem Teufelskreis der Eskalation hatten die Militärführungen der Kontrahenten Indien und Pakistan die Truppenpräsenz immer weiter gesteigert.
Die Propagandaschlacht kannte kein Halten mehr. Von beiden Seiten wurden ohne jegliche Zurückhaltung

dreiste Lügen über die Verwerflichkeit der anderen Seite in die Welt gesetzt. Täglich arbeiteten zahlreiche Propagandateams daran, vermeintliche Massaker nachzustellen und sie in epischer Breite in allen Medien darzustellen. Lokales Fernsehen und das Internet bildeten den Schwerpunkt der gefärbten Berichterstattung. Hier wurden auch Drohungen abgesetzt, notfalls den nuklearen Knüppel aus dem Sack zu holen.
Bis jetzt war es an der Waffenstillstandslinie nur zu kleineren Scharmützeln gekommen. Das änderte sich am 15. Juni 2048. Eine Reportage über einen Überfall muslimischer Freischärler auf ein Mädcheninternat in Srinagar heizte die Stimmung in Indien so an, dass sich der indische Premierminister gezwungen sah, einen massiven Militärschlag zu führen. Fatal, dass er sich dazu auch in der Lage wähnte.
Nachdem er innerhalb von zwei Wochen eine beachtliche Streitmacht zusammengezogen hatte, fielen an der gesamten westlichen Waffenstillstandslinie des von ihm kontrollierten Teils Kaschmirs indische Truppen in die Region Azad Kashmir ein.
Dem durch innenpolitische Querelen stark geschwächten Pakistan gelang es nicht, die indische Luftüberlegenheit zu brechen und dem Vormarsch von Bodentruppen nennenswerten Widerstand entgegenzusetzen. Große Teile der pakistanischen Kräfte wurden jedoch fast völlig aufgerieben. Ein Großteil der militärischen Erfolge war auf den Einsatz von bewaffneten Drohnen und auch neuartigen teilautonomen Kampfrobotern zurückzuführen, die komplett unabhängig von den restlichen Streitkräften agierten. Nach nur zwei Tagen erreichten alle indischen Verbände die nicht gezogene Grenzline, die Pakistan von seinem Teil Kaschmirs trennt.
Von dem unerwarteten Erfolg der Operation völlig berauscht, entschloss sich der indische Generalstab, dem Erzfeind Pakistan ein für alle Mal den Garaus zu machen. Der Marschbefehl Richtung der pakistanischen

Hauptstadt Islamabad erfolgte prompt. Inwieweit der indische Premierminister dieses Vorgehen guthieß, ist bis heute ungeklärt. Doch ohne jeden Zweifel wurde dadurch eine brandgefährliche Lage geschaffen. Die Stadtgrenze von Islamabad ist an manchen Stellen weniger als 50 Kilometer von der Grenze zu Kaschmir entfernt. Pakistan würde den Sturm auf seine Hauptstadt unter keinen Bedingungen hinnehmen können.

~

Von der brisanten Weltlage bekam Werner Laube nur wenig mit. Seit seinem Zusammenbruch am Frühstückstisch war er nur noch auf Droge. Schon in der Früh warf er sich die ersten Pillen ein. Um überhaupt in der Lage zu sein, sich für ein paar Stunden an den Arbeitsplatz schleppen zu können. Meist lag er im Bett und starrte auf sein Notebook, auf dem er geistlose Serien streamte. Wenn es gar nicht mehr anders ging, die Hoffnungslosigkeit ihm die Kehle bis zur physischen Atemnot zuschnürte, dann zündete er sich einen Joint an, der ihm für ein Stündchen Linderung verschaffte.
Wenn es ihm gelang, dorthin zu kommen, lenkte ihn die Arbeit leidlich ab. Doch alle spürten, dass etwas mit ihm los war. Denen, die wussten, dass er das Bett mit Peng teilte, war klar, dass der Grund wohl ihre bevorstehende Rückkehr war. So richtig arbeiten, so wie man es von ihm gewohnt war, konnte er jedoch kaum. Ihm unterliefen Fehler, die ihm sonst nie passiert wären.
Dann der alles entscheidende Tag in Oberpfaffenhofen. Drei Uhr nachts, doch alle Mitarbeiter des Kontrollzentrums waren anwesend, als die Landung auf dem roten Planeten eingeleitet wurde. Die gesamte interne Kommunikation in den beiden zu landenden Modulen wurde live ins Kontrollzentrum übertragen. Das sie mit etwa 5 Minuten Verzögerung erreichten. Auf der riesigen Leinwand am Ende des Kontrollraums waren die

Bilder zu sehen, die alle Kameras der Landungsmodule zur Erde funkten.
Plötzlich absolute Stille. Alle Anwesenden, wie auch Peng und Werner sehen, wie die Kapsel mit den Astronauten zu rotieren beginnt. Sich immer schneller dreht. Sehen den Fallschirm, der sich nicht voll entfaltet hat und das Modul auf eine abenteuerliche Spiralbahn zwingt.
Hören, wie Kommandantin Rewina und ihre Crew versuchen, die Flugbahn wieder zu stabilisieren. Alle sind in hellem Aufruhr, fürchten, dass die Bemühungen der letzten Jahre in den nächsten Minuten ungebremst auf die Marsoberfläche krachen. Doch sie ahnten nicht, dass die Rotation der Landungsmodule bald ein kleines Problem sein würde.

Kapitel 10: Landung in der pittoresken Wüste

02.08.2048

Was als gemächliche Drehbewegung begann, hatte sich zu einer gefährlichen Rotation der Landefähre aufgeschaukelt. Über die Außenbordkamera des Ausrüstungsmoduls, in dem Robonaut zwei eine Landung aus dem Bilderbuch hinlegte, konnte Sobatschkin ihre Fallschirme sehen. Einer der drei Überschallschirme mit einem Durchmesser von über 60 Metern hatte sich nicht entfaltet. Er flatterte zerknüllt in der dünnen Atmosphäre, blähte sich jedoch immer wieder teilweise auf, um dann schlagartig wieder in sich zusammenzufallen.

Auch Rewina sah das Bild auf ihrem Monitor. Und sie wusste, dass sie ein gewaltiges Problem hatten. Bei normalen Missionen sind die Schirme redundant ausgelegt, sodass der Flugkörper auch mit zwei noch sicher am Boden ankommt. Doch die Marsmission hatte das nicht zugelassen, denn man konnte sich nicht erlauben, auch nur ein Gramm zu viel mit auf die lange Reise zu nehmen.

Sie mussten das Teil sofort loswerden. Die Rotation des Landungsmoduls wurde immer bedrohlicher. Damit ging eine Bahnverfälschung einher, die sie immer weiter von dem Ausrüstungsmodul abtrieb. Kommandantin Rewina musste handeln.

»Bremsfallschirm zwei absprengen!«

»Bremsfallschirm zwei absprengen«, wiederholt Sobatschkin und gibt den entsprechenden Befehl über seinen Touchscreen ein. Er traut seinen Augen nicht.

»Abkoppeln von Bremsschirm zwei wurde vom System verweigert.«

Rewina hätte ihm nicht geglaubt, wenn sie die Weigerung des Systems nicht auf ihrem Bildschirm gesehen hätte.

Der Luftwaffenoffizierin der russischen Föderation entfährt ein derber Fluch.
»Probiere es noch mal!«, weist sie ihren Copiloten an.
Der lässt noch mal auslösen. Doch nichts tut sich.
»Verdammt noch mal, was ist da los!«
Auch Sobatschkin ratlos. Dann der rettende Gedanke. Es ist ja nicht die erste Befehlsverweigerung des Systems.
»Landekapsel an Robonaut zwei. Wir haben ein Problem.«
»Robonaut zwei an Kapsel: Erbitte Befehl zur Abkopplung von Bremsschirm zwei.«
»Bremsschirm zwei abkoppeln! Sofort!«
»Kopple Bremsschirm zwei ab«, bestätigt Robonaut zwei. Sofort löst der sich aus seiner Verankerung und flattert immer noch in sich verheddert in die Weite der oberen Atmosphäre des Mars.
Doch das Landungsmodul rotiert weiter. Für die Frage, warum auch Robonaut zwei essenzielle Systembefehle am Landungsmodul absetzen kann, die der Crew verweigert werden, bleibt jetzt keine Zeit. Zumindest bis zur nächsten Befehlsverweigerung. Trotzdem behält jeder sie im Hinterkopf. Irgendwas ist da gewaltig faul.
Doch Sobatschkin muss die Sinkgeschwindigkeit der Raumfähre weiter reduzieren. Was gar nicht so einfach ist. Nach Monaten der Schwerelosigkeit hat die Besatzung Schwierigkeiten, sich den plötzlich wirkenden Kräften entgegenzustemmen. Wenn es wenigstens die einsetzende Schwerkraft des roten Planeten wäre. Stattdessen sind es die radial wirkenden Fliehkräfte, die den beiden Kosmonauten das Leben schwer machen, gegen die sie sich stemmen müssen. Der ehemalige Bodybuilder Sobatschkin hat einige Mühe, die Menüpunkte auf seinem Touchscreen anzuklicken. Er muss sich gewaltig anstrengen, dass sein Finger auch dort landet, wo er hin soll. Die Kapsel rotiert einfach zu schnell.
Wenigstens der Grabenbruch Ophir Chasma, die vorgesehene Landezone, ist jetzt deutlich unter ihnen zu

erkennen. Der Abstandslaser misst 4.994 Meter. Die Fallgeschwindigkeit beträgt 42 Meter pro Sekunde. Nicht zu übersehen sind die auf den Displays der beiden Piloten rot blinkenden Warnfelder.
»Du musst die Kapsel stabilisieren! So können wir nicht landen«, sagt Rewina scheinbar völlig emotionslos zu Sobatschkin. Doch in ihren Adern pulst das Adrenalin. Nur das jahrelange Training und die Einsätze als Kampfpilotin verhindern, dass sie die Nerven verliert.
Zentrifugiert wie der Hamster im Schnellwaschgang tut Sobatschkin alles, um den Bordrechner dazu zu kriegen, eine Stabilisierung samt Landung zu berechnen. Nur mühsam schiebt er seinen Finger über das Display. Die Kommandantin wird ungeduldig.
»Abstand 4.574 Meter, Fallgeschwindigkeit 38 Meter pro Sekunde. Erwarteter Aufschlag in 152 Sekunden mit annähernd 70 Kilometern pro Stunde. Gefahr des eines Aufschlags mit Totalverlust der Kapsel! Wo bleibt die Landetrajektorie?«
Endlich hat Sobatschkin die Daten auf dem Schirm.
»Erbitte Erlaubnis zum Einsatz des Verbrennungstriebwerkes! Stabilisierung und Landung sind nur mit vollem Gegenschub darstellbar!«
»Worauf wartest du? Zünden!«
»Die errechnete Trajektorie wird unseren gesamten Brennstoffvorrat aufzehren!«
»Zünden!«, schreit Rewina. Auch ihr gehen jetzt die Nerven durch. Was bringt es, noch Treibstoff für den Rückflug zu haben, dafür aber mehrere Meter tief im Marssand aufzuschlagen?
Sobatschkin tut das Unvermeidliche. Innerhalb von mehreren Sekunden springt das Düsentriebwerk des Landungsmoduls an. Was aber keineswegs dazu führt, dass der Ritt auf der Rasierklinge ein sofortiges Ende findet. Ganz im Gegenteil, die Schubdüsen und der sie durchströmende Strom der Verbrennungsgase lassen die Kapsel zusätzlich zur Rotation noch erzittern. Auch wird,

was bis jetzt eher ein leises Gleiten war, mit einem Mal zum dröhnenden Höllenritt.
Sobatschkin hat auf Handsteuerung umgeschaltet. Über die Schubvektordüsen gibt er vollen Gegenschub, um die Kreiselbewegung des Landungsmoduls zu bremsen. Was ihm auch gelingt. Doch der Lärm ist ohrenbetäubend.
»Abstand 2.037 Meter, Fallgeschwindigkeit 23 Meter pro Sekunde, t minus 140 seconds!«
»Wie schnell sind wir dann?«
»Wir können dann wie geplant landen!«
Beide atmen auf. Starren weiter gebannt auf die Bildschirme. Die Drehbewegung verliert langsam an Impuls, der Lärm der Triebwerke nicht. Die Fallgeschwindigkeit beläuft sich jetzt auf nur noch zehn Meter pro Sekunde.
Sobatschkin observiert die Landezone genauestens. Sie muss eben und frei von Felsbrocken sein. Es schaut nicht gut aus.
»Auswahl der Landezone schwierig. Überall große Steinbrocken.«
Noch sind die Einzelheiten nur schemenhaft zu erkennen.
»Auf zwei Uhr, in etwa 200 Meter Entfernung«, schlägt Rewina vor.
Sobatschkins Antwort lässt auf sich warten.
»Sechs Uhr, 70 Meter«, sein Gegenvorschlag.
»Landefläche zu klein. Mach zwei Uhr, 200 Meter!«, befiehlt Rewina.
»Zwei Uhr, 200 Meter!«, schreit Sobatschkin ins Mikrofon und führt den Joystick nach.
Natalia Julianownas Entscheidung erweist sich als richtig. Der Bodenabstand beträgt nur noch 20 Meter. Jetzt können beide deutlich sehen, dass sie genug Platz zum Landen haben.
»20 Meter, 15 Meter, zehn Meter, fünf Meter, vier Meter, drei Meter, zwei Meter, ein Meter, Touchdown!« kommentiert Sobatschkin. Mit einem ordentlichen Ruck setzt das Landungsmodul auf. Die drei Stoßdämpfer an

seiner Unterseite dämpfen den Stoß zwar ab, doch er ist immer noch deutlich zu spüren.

Die Erleichterung grenzenlos. Aus dem Wohn- und Schlafmodul ertönt Applaus. Doch eher dünn. Denn die Schwerkraft hat die sechs Erdlinge wieder im Griff. Wenn auch nur ein Drittel derer auf der Erde, nach vier Monaten Schwerelosigkeit immer noch merklich spürbar.

Wenn sie sich vorgestellt hatten, wie es sein würde, wohlbehalten am Ziel ihrer Reise angekommen zu sein, hatten sie sich nicht an ihre Sitze in der Kapsel geschnallt gesehen. Sondern als die ersten Menschen, die den Mars betreten. Ihn in Besitz nehmen. Dort die Fahne ihres Landes in den Boden rammen. Unter den Augen von Milliarden Zuschauern auf der ganzen Welt. So mancher hatte sich einen visionären Sinnspruch zurechtgelegt. Stattdessen saßen sie in einer schuhschachtelgroßen Kiste. Gefangen, ohne lebenswichtige Ausrüstung.

Doch darüber reflektierte jetzt keiner der Taikonauten, Kosmonauten und Astronauten. Stattdessen blickten sie starr auf ihre Bildschirme, auf denen die von Kommandantin Rewina gesteuerte Außenkamera die Umgebung absuchte. Immer wieder zwischen Totale und Zoom wechselnd, um erfassen zu können, wo sie da gelandet waren. Wie ihre Chancen standen, in einem mehr als feindlichen Lebensraum überleben zu können. Hier würden sie 520 Tage bleiben müssen, bis sich das Zeitfenster für den Rückflug wieder öffnete.

Die Aussicht zweifellos grandios. Sie befanden sich in einem Tal, das an die Erosionslandschaften des blauen Planeten mit ihren bizarren Formen und Brüchen erinnerte. Die Kapsel war auf der Spitze einer Düne aufgesetzt, was die Betrachtung der näheren Umgebung vereinfachte. Und ihnen verdeutlichte, dass Natalia Julianowna bei der Auswahl hervorragende Arbeit geleistet hatte. Um sie herum konnten sie Gesteinsbrocken von faustgroß bis zur Größe eines Einfamilienhauses ausmachen. Faszinierend, surreal die

Rotschattierungen. Alle Tönungen von zartrosa bis blutrot schimmerten im Licht der Sonne, die jetzt eineinhalbmal so weit entfernt war wie von der Erde.
Das jedoch alles nichts im Vergleich zu den Felswänden, die sich in der Ferne erhoben. Das Kamerabild ließ nur erahnen, dass es hier tausende von Metern in die Höhe ging. An manchen Stellen waren Grabenbrüche auszumachen, die es ihnen hoffentlich ermöglichten, aus Ophir Chasma und damit aus den Valles Marineris aufzusteigen. Noch imposanter waren aber die Felswände, die sich nahezu senkrecht erhoben. Ohne jegliche Form von Abbrüchen, wie mit dem Messer geschnitten.
Nur vom Ausrüstungsmodul keine Spur. Die Planung hatte vorgesehen, dass es in unmittelbarer Nähe des Landungsmoduls aufsetzen sollte, um den Aufbau der ersten Infrastruktur zu ermöglichen. Doch durch die Probleme bei der Landung, die die Mission an den Rand des Scheiterns gebracht hatte, waren sie auseinandergedriftet. Entscheidend die Frage, wie weit.
Das Landeprotokoll hatte vorgesehen, dass der Kontakt zwischen den beiden Raumfähren nie abreißen sollte. Doch momentan herrschte absolute Funkstille. Die absolute Priorität Kontakt mit dem Ausrüstungsmodul aufzunehmen, vernachlässigte Kommandantin Rewina entgegen jeder Vorschrift in Anbetracht des Schauspiels, das sich der Crew auf ihren Bildschirmen bot. Fast eine halbe Stunde starrten sie auf den unwirklich wirklichen Film, der da vor ihnen ablief. Dann konnte sich Natalia Julianowna endlich davon losreißen und das Landeprotokoll wieder aufnehmen. Sie schaltete sich auf alle Kopfhörer auf.
»Landungsmodul ruft Robonaut zwei. Erbitte Lagebericht!«
Gespannte Stille. Keine Antwort. Allen war klar, was das heißen konnte.
»Sobatschkin, wie weit sind wir von der geplanten Landestelle entfernt?«

»Schwer zu sagen, gib mir ein paar Minuten.«
Wieder nervenzerreißende Stille auf allen Kopfhörern.
»Sofern unsere Spiralbahn richtig erfasst wurde, können es drei bis fünf Kilometer sein.«
»Scanne auch die anderen Frequenzen, vielleicht kriegen wir da ein Signal!«
Sobatschkin bestätigte und machte sich an die Arbeit.
»Sally, du erstellst einen ersten Landebericht für das Kontrollzentrum. Wie lange wird das dauern?«
»Keine zehn Minuten. Nur einen kurzen Text, der die momentane Situation zusammenfasst. Sind gelandet, alle wohlauf, Landungsmodul intakt, haben aber den Kontakt mit dem Ausrüstungsmodul verloren. Dann mache ich mich daran, das Bildmaterial zu übertragen. Bei der Datenmenge wird das länger dauern.«
»Gut! Lass mich die Meldung lesen, bevor du sie absetzt!«
»Aye!«, bestätigte Sally und begann zu tippen.
»Ich setze die optische Inspektion mit dem Rest von euch fort. Wem etwas auffällt, der gibt Rückmeldung.«
Meimei, Dage, Leroy bestätigten ebenfalls.
Zwei Stunden später waren Natalia Julianowna und die drei immer noch damit beschäftigt, jeden Winkel ihrer Umgebung abzusuchen. Sally hatte die kurze Meldung über die erfolgreiche Landung abgesetzt. Sobatschkin scannte immer noch erfolglos auf allen Frequenzen.
Dann die Erlösung. Plötzlich war Robonaut zwei klar und deutlich zu hören.
»Robonaut zwei an Landungsmodul. Das Ausrüstungsmodul hat erfolgreich aufgesetzt. Wie ist die Lage bei Ihnen?«
»Ebenfalls erfolgreich aufgesetzt! Gesamte Crew wohlauf und munter. Keine erkennbaren Schäden an der Kapsel. Wo bist du? Warum meldest du dich erst jetzt?«, wollte die Kommandantin wissen.
»Die ordnungsgemäße Abarbeitung des Landeprotokolls ließ das nicht zu.«
»Wie weit bist du von uns entfernt?«

»Etwa fünf Kilometer!«

Kommandantin Rewina kalkulierte kurz. Auf dem Mars sind fünf Kilometer eine machbare, aber doch herausfordernde Entfernung. Das würde das Unternehmen nicht einfacher machen. Doch die Erleichterung, dass das unverzichtbare Ausrüstungsmodul nicht verloren war, überwog. Sie mussten jetzt alle dorthin und das Landungsmodul mit seiner wertvollen Ausrüstung ebenfalls an die zweite Landestelle bringen.

»Mach den Marsrover bereit und komm vorbei!«

»Bei allem Respekt: Ich bin schon unterwegs!«

In der Landekapsel entspann sich eine Diskussion, wie jetzt zu verfahren sei. Die Notwendigkeit, die beiden Module zusammenzubekommen, wurde von niemandem der Crew geleugnet. Bloß wie vorgehen? Ein großes Manko stellte die Tatsache dar, dass Robonaut eins immer noch zerschossen im Ausrüstungsmodul lagerte. Seine Unterstützung wäre jetzt extrem hilfreich gewesen. Wie er den Zustand von Robonaut eins einschätze, fragte Natalia Julianowna ihren mechatronischen Kollegen.

Er könne es nicht sagen, antwortete der. Er habe noch keine Zeit gefunden, dessen Status sorgfältig zu überprüfen. Aber was er gesehen habe, lasse ihn nichts Gutes erahnen. Ohne eine funktionierende Infrastruktur sei an eine Reparatur nicht zu denken.

»Was die wichtigste aller Fragen aufwirft«, fügte Robonaut zwei an. »Wie geht es jetzt weiter? Wir haben ein massives Problem.«

Kommandantin Rewina zog das Notfallprotokoll »Trennung der Landeeinheiten« auf alle Bildschirme.

»Wir müssen Wohn- und Arbeitsmodul und das Ausrüstungsmodul zusammenführen, sonst kommen wir nicht wirklich weiter. Das sieht auch das Notfallprotokoll vor«, konstatierte die Kommandantin. Wobei sie sich bewusst war, welche Herausforderung das bedeuten würde. Was allein dabei alles schief gehen konnte.

Sofort flammte wieder eine angeregte Diskussion auf, an der sich alle intensiv beteiligten. Die Frage, wie die Infrastruktur rund um das Ausrüstungsmodul am schnellsten hochzufahren sei, stand im Mittelpunkt. Dang beharrte darauf, dass die höchste Priorität die Radionuklidbatterien hätten, da man dringend Energie für den Betrieb aller weiteren Komponenten benötigte. Leroy dagegen hielt es für wichtiger, das Ausrüstungsmodul so umzurüsten, dass hier ein erster Lebensraum für die Raumfahrer entstünde. Die könnten ja nicht permanent in ihren Raumanzügen bleiben. Müssten schnell in eine lebensfreundliche Umgebung.

Natalia Julianowna unterstützte den Einwand. Denn sie wollte unbedingt der erste Mensch sein, der seinen Fuß auf den Boden des Mars setzt. Doch mehr als zwölf Stunden im Raumanzug sind schlichtweg nicht möglich. Eine Windel kann dringende Bedürfnisse noch abfangen. Aber Flüssigkeits- und Nahrungsaufnahme sind im Anzug komplett ausgeschlossen. Auch müsste sie sich nach spätestens sechs Stunden an eine externe Sauerstoffversorgung anschließen.

Die Diskussion zog sich in die Länge. Allen war bewusst, dass es für die humanen Marseroberer extrem fordernd und gefährlich würde. Sollte Natalia Julianowna die Kapsel als Erste verlassen, würde sie nur wenig Zeit haben, dafür zu sorgen, dass sie am Ausrüstungsmodul überleben könnte.

Schließlich einigte man sich darauf, dass Natalia Julianowna und Dang, der Weltraummechaniker, mit Robonaut zwei zum Ausrüstungsmodul fahren würden. In einer sargähnlichen Überlebenskiste, vorgesehen für den Fall, dass einer der Marseroberer aufgrund technischer Probleme die irgendwann errichtete Raumstation nicht betreten konnte, sollten sie die ersten 24 Stunden Schutz finden. In der Kiste wäre es möglich, wenn auch extrem ungemütlich, sich mit Sauerstoff und Nahrungsmitteln zu versorgen, die Windel zu entsorgen

und sich etwas auszuruhen. Natalia Julianowna und Dang würden sie abwechselnd nutzen.
Sobald die erste Infrastruktur stand, sollte die Kommandantin mit dem Marsrover wieder zum Landungsmodul zurück. Ihr würde dort die Möglichkeit gegeben, sich von den Strapazen zu erholen. Als Nächstes führen Leroy, Meimei und Sally zum Ausrüstungsmodul. Auch ihre Aufgabe, die Infrastruktur vor Ort in Schuss zu bringen.
Dann wieder ein erlösender Moment. Oleg sah Robonaut zwei und den Marsrover am Horizont auftauchen.
»Da kommt er!«, meldete er aufgeregter, als es ein Kosmonaut tun sollte. Damit war die Diskussion um das weitere Vorgehen erst mal vorbei. Doch unzählige sollten folgen.
»Blickkontakt hergestellt! Noch zehn Minuten bis zu meiner Ankunft!«, speiste Robonaut zwei in das Funksystem ein.
Natalia Julianowna und Dang machten sich sofort daran, ihre Marsanzüge anzuziehen. Die wesentlich komfortabler als die Raumanzüge, da sie nicht für extremste Temperaturen und Belastungen ausgelegt waren. Das Außenthermometer zeigte zwei Grad plus, nachts würde es dagegen weit unter null fallen. Im Eiltempo zogen die beiden spezielle Unterwäsche an und schlüpften dann in die luftdichten Overalls. Meimei setzte ihnen ihre Helme auf, nicht ohne besondere Sauberkeit walten zu lassen. Dang flehte alle guten Geister an, dass sein Visier diesmal nicht beschlagen und ihm seinen Auftritt versauen würde. 42 Minuten später zwängte sich Natalia Julianowna in die Dekompressionskammer.
»Wir müssen die Erstbetretung des Mars dokumentieren und sofort zur Erde schicken«, rief Sally Raker unvermittelt ins Mikrofon. Funkstille. Alle waren reichlich konsterniert. In Anbetracht ihrer existenziellen Probleme hatten sie diesen Punkt, der vor ein paar Stunden noch so allgegenwärtig schien, schlichtweg vergessen. Aber keiner hatte damit gerechnet, dass sie

dermaßen zeitnah um ihr nacktes Überleben kämpfen würden.
»Keine Angst, ich habe meine Kamera schon auf die Luke gezoomt«, meldete Robonaut zwei.
20 Minuten später der historische Augenblick. Kommandantin Rewina öffnet die Luke der Dekompressionskammer und springt, entfesselt durch die geringe Schwerkraft des Mars, auf dessen Oberfläche.
»Kosmonautin Rewina grüßt Präsident Fjodorow und die Bürger dieses großartigen Landes! Wir nehmen hiermit Valles Marineris offiziell in Besitz.«
Die Astronauten und Taikonauten hätten sich eine dem historischen Moment adäquate Aussage gewünscht. Sind aber machtlos. Wer wir ist, blieb offen. Natalia Julianowna hat eine aufklappbare russische Fahne in der Hand. Sie rammt sie in den sandigen Marsboden. Robonaut zwei filmt den geschichtsträchtigen Moment.
Im Landungsmodul machte sich Dang daran, die erneut geflutete Dekompressionsschleuse zu betreten. Weitere 20 Minuten später war auch er bereit zum Ausstieg. Seine Worte der Situation angemessener: »Mögen die ersten Besucher dieses Planeten ihm Frieden bringen!«
Auch er manifestiert die Inbesitznahme mit dem Aufstellen einer Fahne. Dann erklimmt er schwungvoll den Marsrover. In den unzähligen Hollywood-Streifen, die die Landung auf dem vierten Planeten thematisiert hatten, hatte man von dieser wundervollen Leichtigkeit der Entdecker nichts zu sehen bekommen. Sie in Riesensprüngen über den Boden schweben zu lassen, war allen Regisseuren und Special-Effects-Designern einfach zu aufwendig. Recht so, denn kein Kinobesucher hatte sich an solchen Details gestört.
Robonaut zwei lässt den Marsrover anrollen und hebt den Roboterarm zum Gruß.
»Kopf hoch«, sendet er ins Funknetz. »Wir schaffen das!«
Zieht den Marsrover in einem eleganten Bogen um das Landungsmodul herum und steuert ihn in Richtung

Ausrüstungsmodul. Die verbliebenen Insassen schauen den drei bedächtig hinterher.

~

Melon Husk schlenderte umringt von diversen Bodyguards zusammen mit einer Delegation der ESA über den Alexanderplatz, als sein Blick auf die Weltzeituhr fiel. Das Gehirn des Genies arbeitet auf Hochtouren. Denn beim bevorstehenden Arbeitsessen im Café Einstein würde er reinen Tisch machen müssen.
Doch dann plötzlich da diese Uhr, die für seine Begriffe deplatziert auf diesem weitläufigen Platz im Inneren Berlins stand.
»Was ist denn das da?«, fragte er, sich an seine Begleiter wendend.
»Das ist die Weltzeituhr« antwortete ihm einer der ESA-Repräsentanten dienstbeflissen.
»Und wer hat die dahin gestellt?«, hakte Husk nach. »Die passt doch irgendwie nicht.«
Seine Frage hatte den gewünschten Erfolg. Es folgte eine detaillierte Erklärung der ESA-Delegation, was es mit der Uhr auf sich habe. Man erklärte ihm etwas vom 20. Jahrestag der DDR, von der Umgestaltung des Alexanderplatzes im Sinne der sozialistischen Moderne, von der Bedeutung des Platzes bei der Wende. Auch der Name Erich John fiel.
Das gab Husk die Möglichkeit, sich der Frage zu widmen, wie er denen das mit seiner eigenen Inbesitznahme des Mars verklickern würde. Hier vor Ort kamen ihm dann doch Zweifel, ob die das so einfach schlucken würden, wie er sich das vorgestellt hatte.
Mögliche Argumente abwägend, riss sein Lebensfaden, als hätte ihn ein Scharfrichter mit einem einzigen kapitalen Hieb durchtrennt. Doch sein Körper war bereits verdampft, bevor der Gedanke sein Hirn erreichte, dass hier etwas nicht stimmte.

Kapitel 11: Erde, bitte melden!

03.08.2048

Kaum war der Marsrover am Horizont verschwunden, machte sich Sally daran, das Video der Inbesitznahme zur Erde zu funken. Man braucht keinen PR-Berater, um zu kapieren, dass diese Bilder und keine anderen der Mission die Publicity geben würden, die sie dringend brauchte. Plan also, wie bei der Mondlandung, dass Milliarden von Menschen diesen epochalen Meilenstein der Menschheitsgeschichte zeitnah zu sehen bekämen. Sie fügte die Bitte an, in Anbetracht der prekären Situation jede mögliche Hilfestellung zu funken, die ihnen ihre missliche Lage erleichtern könnte.

Die Fahrt der drei Erdlinge über den Mars unvergleichlich. Am wolkenfreien Himmel schien die ferne Sonne. Keineswegs so stark, wie sie das an einem unbewölkten Sommertag auf der Erde tun würde, doch immerhin stieg die Temperatur auf um die zehn Grad. Um sie herum der rötlich sandige Boden von Ophir Chasma, leichte Dünen, gesprenkelt mit Gesteinsbrocken in allen Tönen der Farbe Rot. Noch spektakulärer hingegen die Felswände, die um sie herum in den Himmel ragten. Sicher, Natalia Julianowna und Dang hatten auf ihren diversen Reisen um den Globus schon einige Canyons besucht. Aber eine solch statische Schönheit in dieser Größe hatten sie noch nie zu sehen bekommen. Nichts schien sich auch nur einen Millimeter zu bewegen. Tausende von Metern ragten die bizarren Formationen in den Himmel auf. Robonaut zwei lenkte den Marsrover geschickt und unverdrossen durch die außerirdische Landschaft. Seine beiden Begleiter aus Fleisch und Blut starrten völlig überwältigt.

Eine halbe Stunde später hatten sie ihr Ziel erreicht. Beim Ausrüstungsmodul angekommen, begannen Natalia

Julianowna, Dang und Robonaut zwei ohne Verzug damit, sich um den Aufbau der Infrastruktur zu kümmern. An Herausforderungen mangelte es ihnen keineswegs.
Robonaut zwei öffnete, wie er es schon während des Fluges getan hatte, die Luke des Laderaumes im Ausrüstungsmodul. Durch die Öffnung begannen die drei die Transportkisten aus dem Inneren zu heben. Groß anstrengen mussten sie sich nicht, denn hier waren kiloschwere Lasten ja ein Drittel so leicht. Den beschädigten Robonauten eins hatten sie derweil auf dem Marsrover geparkt. Er hing regungslos über der Lenkstange.
Kiste um Kiste entnahmen sie dem Ausrüstungsmodul. Inzwischen war Robonaut zwei in den Frachtraum gestiegen, reichte an und Natalia Julianowna übernahm. Im sandigen Marsboden stand Dang und stellte die Kisten in der schon auf der Erde festgelegten Reihenfolge auf. Das sollte ermüdende Suchaktionen vermeiden. Bald schwitzten die Frau und der Mann trotz der marsianischen Leichtigkeit ordentlich in ihren Anzügen. Doch die Helme beschlugen diesmal nicht. Endlich verkündete Robonaut zwei, dass alle Materialien der Aufbauphase eins den Laderaum verlassen hätten.
Jetzt hieß es auspacken. Mit System und Bedacht. Dang war für die Montage der vier Radionuklidbatterien verantwortlich, die sie schnellstmöglich mit Energie versorgen sollten. Diese mussten in mindestens drei Kilometer Entfernung aufgestellt werden, um sicherzustellen, dass die zukünftigen Marsbewohner nicht verstrahlt würden.
»Robonaut zwei und ich, wir holen die Radionuklidbatterien aus den Kisten und bereiten sie für den Transport vor«, gab die Kommandantin über Funk an Dang durch. »Du verlegst inzwischen das Kabel.«
»Das kann ich schon machen«, wand Dang ein. »War nicht vorgesehen, zuerst die Photovoltaikanlage in Betrieb zu nehmen?«

Rewina war so auf die Stromversorgung mittels der Radionuklidbatterien fixiert gewesen, dass sie die Solarzellen schlichtweg verdrängt hatte. Ein schwerer Fehler, den sie nicht zuzugeben bereit war. Ihre innere Stimme mahnte sie dazu, dass ihr so etwas besser nicht mehr passieren sollte.
»Um die kümmere ich mich auch« ließ sie in möglichst beiläufigem Ton wissen.
»Wir können damit die Überlebenskiste in Betrieb nehmen«, legte Dang nach.
Rewina genervt, sah sich in der Defensive: »Ich habe ja gesagt, ich kümmere mich schon darum. Außerdem bin ich noch fit.«
Eine Lüge. Körperliche Arbeit ist in jedem Raumanzug extrem anstrengend. Denn dessen Steifigkeit verlangte allen Bewegungen einen ziemlichen Kraftaufwand ab.
Robonaut zwei und Dang hoben die Kabelrolle auf den Marsrover und befestigten sie in der Vorrichtung, die das kontrollierte Abrollen ermöglichen sollte.
Die Vorgabe war gewesen, die Radionuklidbatterien in einer Höhle aufzustellen, um sie vor Beschädigungen und die Crew vor der radioaktiven Strahlung zu schützen. Höhlen gab es hier in erreichbarer Entfernung keine. Dafür waren die Ränder des Grabenbruchs zu weit entfernt. Der Taikonaut hatte sich während des Auspackens das Gehirn zermartert, welches der beste Platz wäre, um die Stromerzeuger aufzustellen. In der Ferne hatte er einen Felsbrocken ausgemacht, der auf einer Düne lag. So als hätte ihn die Vorsehung dort platziert. Dang deutete in seine Richtung.
»Ich stelle die Radionuklidbatterien hinter dem Ding dort auf. Das dürfte etwa drei Kilometer entfernt sein.«
Zu seiner Überraschung widersprach ihm Rewina nicht. Sie war zu beschäftigt damit, Robonaut zwei Anweisungen zu erteilen, wie und wo er die Solarzellen zu platzieren habe.

Immer noch positiv überrascht, schwang sich Dang auf den Marsrover und gab Gas. Nicht zu viel, denn das Abrollen des Kabels erlaubte nur Schritttempo. Trotzdem war er guten, nein sogar besten Mutes.
Davon hatte er ein Leben lang geträumt. Er auf einem hochmodernen Vehikel sitzend, selbiges steuernd und in neue Welten vorstoßend. Seine Augen glitten über die Landschaft, die so kein Mensch vor ihm gesehen hatte. Thronte da auf dem Marsrover, der gemütlich durch die Tiefebene tuckerte, die früher vielleicht einmal ein Meer gewesen war. Seine Stimmung wurde durch die Tatsache weiter aufgehellt, dass die Fahrt ihm keine weiteren körperlichen Strapazen abverlangte. Ab und an das Steuer etwas korrigieren, um Bodenunebenheiten auszuweichen. Ansonsten konnte er die bizarre Landschaft genießen, die sich vor ihm auftat.
Eine knappe Stunde später hatte er den Felsbrocken erreicht. Der etwa zehn Meter hoch und wie auch die restliche Umgebung rot in allen Schattierungen. Doch im Gegensatz zu den anderen Brocken, die herumlagen, durchzog ihn eine Vielzahl weißer Adern. Er würde für seine Landsfrau Meimei, die Geologin, von besonderem Interesse sein. Dang filmte den Felsen ausgiebig mit seiner Helmkamera.
Ein Teil des besonderen Erlebnisses war die unvergleichliche Stille, die ihn umgab. Die nur von kurzen Anweisungen von Rewina an Robonaut zwei unterbrochen wurde.
Völlig unvermittelt war damit Schluss. Die Dichte der Atmosphäre des Mars beträgt nur ein Hundertstel derer der Erde. Staubstürme sind deswegen laue Lüftchen, die sanft, aber doch geschwind vor sich hin wehen. Unvermittelt war in der Stille ein deutliches Pfeifen zu hören. Viel schlimmer aber feiner Staub, der durch das Lüftchen aufgewirbelt wurde. Innerhalb von Sekunden die Sicht gleich null. Dang blieb keine andere Wahl, als den Marsrover vor dem Felsbrocken zu parken und

dazwischen Schutz zu suchen. Und zu hoffen, dass der Sturm möglichst bald wieder abflauen würde.

~

Millionen Kilometer entfernt cruiste ein weiteres Raumschiff Richtung Mars. Allerdings unbemannt. Melon Husk und die Gruppe um ihn hatten es wirklich geschafft, ihr eigenes Raumschiff ebenfalls zu starten. Und das ohne Zwischenstation auf dem Mond. Eine ingenieurtechnische Meisterleistung.

Auf seiner elliptischen Bahn steuerte es durch das Nichts. Im Gegensatz zum MOV hatte man auf ein Cockpit und Module für die Besatzung verzichten können. Dafür war der Laderaum mit 600 Kubikmetern fast doppelt so groß wie der des Space Shuttle. Den hatte die Mannschaft um den genialen Melon mit Versorgungsgütern für die Marsmission und eben auch für die erste eigene Basis vollgepackt. Darunter der Robonaut Martian, der seinen Teil des roten Planeten für das Unternehmen Y-Space in Besitz nehmen sollte. Das Raumschiff hatte sein Finanzier auf den Namen »New Frontiers« getauft.

Den Kurs gab der Autopilot vor. Bestimmte stündlich die Position und regelte nach, wenn die Abweichung zu groß wurde. Zündete für ein paar Minuten konventionelle Schubdüsen.

Die New Frontiers war wesentlich langsamer als das MOV. Da sie keine lebenden Organismen an Bord hatte, bestand nicht die Notwendigkeit, ihr Ziel innerhalb weniger Monate zu erreichen. Der Einsatz rein chemischer Antriebe und der Flug ohne Wiederkehr machten es möglich, ohne Zwischenstation auf dem Mond direkt auf der Erde zu starten. Ein Umstand, der die Mission wesentlich vereinfachte.

Während sich die Crew des MOV nach der erfolgreichen Landung damit herumschlug, die Bedingungen dafür zu schaffen, die ersten Monate auf dem Mars zu überleben,

setzte die New Frontiers täglich eine Spacemail an das Kontrollzentrum in Oberpfaffenhofen ab. Die aktuelle Mitteilung hatte den folgenden Inhalt:
»Der Flug der New Frontiers verläuft ohne besondere Vorkommnisse. Die restliche Flugstrecke zum Zielpunkt beträgt noch 15 Millionen Kilometer. Alle Systeme arbeiten korrekt. Am heutigen Tag bestand keine Notwendigkeit zur Kurskorrektur.«
Oberpfaffenhofen quittierte den Erhalt des Statusberichts immer mit einer automatischen Empfangsbestätigung. Die ging meist nach spätestens 20 Minuten ein. Manchmal kamen die Spacemails wegen Sonnenaktivitäten aber auch nicht durch. Dann wurde einfach am Folgetag die nächste Mitteilung abgesetzt.
Doch das System der New Frontiers hatte seit Tagen keine Rückmeldung erhalten. Ihr Zentralrechner stufte das inzwischen nicht mehr als normal ein. Deswegen setzte er eine Meldung an die Marsbasis ab.
»Unser Flug verläuft ohne besondere Vorkommnisse. Die New Frontiers hat seit zehn Tagen keinen Kontakt mehr zum Kontrollzentrum Oberpfaffenhofen. Wie ist die Lage in Camp eins? Haben Sie Informationen über technische Probleme?«

~

Nach einer Stunde ließ der Sturm endlich nach. Dang konnte das Ausrüstungsmodul wieder sehen. Ein Felsbocken, größer als der in seinem Rücken, fiel ihm vom Herzen. Während er da hockte, hatte er verzweifelt darüber nachgedacht, wie er das Basislager ohne Sichtkontakt hätte anpeilen können. Wissend, dass ihm der sandige Blizzard, in dem er sich befand, dies extrem schwer gemacht hätte. Seine Sauerstoffvorräte hätten ihn gezwungen, zeitnah wieder zum Ausrüstungsmodul zurückzukehren. Auch ohne die notwendige Sicht. Jetzt war er mit einem Problem weniger konfrontiert.

Statt sich zu Fuß am Kabel entlangzuhangeln, konnte er sich auf den Marsrover schwingen und unbeschwert den Rückweg antreten. Und wieder genoss er die Fahrt. Denn jetzt wurde er nicht mehr durch das Abwickeln des Kabels gebremst und konnte ordentlich auf die Tube drücken. Seine schwindenden Sauerstoffvorräte waren genug Rechtfertigung dafür. Die Fahrt wieder ein Schauspiel. Er glitt in der Stille der roten Wüste durch die Tiefebene Ophir Chasma und ergötzte sich am Anblick der steilen Felswände um sich herum. Die so weit aufstiegen und nicht enden wollten. Zum ersten Mal hatte er das erhabene Gefühl, von dem er so oft geträumt hatte, als er sich für die Mission bewarb, und an das er so fest geglaubt hatte, nachdem sie ihn für die Mission ausgewählt hatten.
Als er beim Ausrüstungsmodul ankam, hing Robonaut zwei am Solarmodul und tankte neue Energie. Daneben standen die vier thermonuklearen Batterien, bereit zum Abtransport. Daran war aber nicht zu denken. Dang musste dringendst seine Vorräte an Atemluft auffüllen, trinken und essen, sich ausruhen und die Windel wechseln.
Von Rewina keine Spur. Doch Robonaut zwei erwachte aus seiner meditativen Starre, in die er verfallen war, um seine Batterien wieder aufzuladen. Aber nur minimal, um seine Kamera auf Dang auszurichten.
»Die Kommandantin regeneriert sich im Ausrüstungsmodul. Momentan ist sie nicht im Funknetz. Sie schläft tief und fest. Ich werde Sie jetzt ins Ausrüstungsmodul lassen. Da verbringen Sie dann die Marsnacht, um bei den Minustemperaturen überleben zu können. Dort können Sie sich auch an die Sauerstoffversorgung anschließen, ihre Flasche wieder auffüllen. Vielleicht gelingt es Ihnen auch, ein bisschen zu schlafen. In zwei Stunden wechseln Sie dann mit Rewina. Dann können Sie essen, trinken und entsorgen.«

Der erschöpfte Dang stimmte zu. Robonaut zwei erhob sich, ging zum Ausrüstungsmodul und öffnete es. Sein menschlicher Kollege schob sich hinein. Hinter ihm schloss sich die Tür sofort wieder.
Der Laderaum wurde von einer winzigen Oberleuchte erhellt. Schemenhaft konnte Dang die Überlebenskiste erkennen, in der jetzt wohl Rewina lag.
Er dagegen schlängelte sich zwischen diversen Containern zum Ende des Moduls durch, wo er den Sauerstofftank vermutete. Die Anzeige in seinem Helm zeigte nur noch minimalen Sauerstoffüberdruck an. Es war höchste Zeit.
Mit den Handgriffen, die er tausendmal geübt hatte, schloss er sein Flaschenventil an den Drucktank an. Trotzdem musste er eine Weile rumnesteln, bis der Adapter auf dem Ventil saß. Bange Sekunden reihten sich aneinander. Gedankenschwer, denn ohne den Sauerstoff würde er im Modul jämmerlich ersticken. Sobald er die Verbindung hergestellt hatte, sank er neben dem Tank zu Boden, das Ausmaß der Erschöpfung jetzt in seiner ganzen Schwere spürend. Keine Minute später schlief er schon.

~

Im Landungsmodul eher schlechte Stimmung. Auch die anderen Marseroberer brannten darauf, endlich aus der Enge ihres Gefängnisses herauszukommen und wirklich was reißen zu können. Statt immer wieder mit der Außenbordkamera die Umgebung abzuscannen und nach Aufstiegen, Höhlen und sonstigen geeigneten Stellen für mögliche Infrastruktur zu suchen.
Sie warten immer noch auf eine Rückmeldung von der Erde. Checken alle Systeme auf technische Probleme. Der Frequenzanalysator, der es ihnen vereinfachen sollte, den Kontakt mit dem Planeten Erde aufrechtzuerhalten, fängt drei Mal Funksequenzen ein, die er nicht

natürlichen Quellen zuordnet. Doch die detaillierte Analyse führt zu nichts. So oft Oleg sie auch wiederholt.
Die einzigen sinnstiftenden Signale, die die Restcrew im Landungsmodul einfängt, sind die Meldungen von Robonaut zwei über den Fortgang der Arbeiten an Camp eins beim Ausrüstungsmodul. Dazu muss sich der Robonaut aber immer an die Stelle begeben, von der er Funkkontakt mit dem Landungsmodul aufnehmen kann. Oleg gibt sie an Sally, Meimei und Leroy weiter.
»Sie nehmen gerade die erste Radionuklidbatterie in Betrieb. Der Schichtwechsel zwischen Rewina und Dang klappt so einigermaßen. Sie haben es sogar geschafft, eine Verbindung zwischen der Überlebenskiste und den Raumanzügen zu etablieren. Auch für den der beiden, der sich nicht in die Überlebenskiste legen kann, bietet das die Möglichkeit, die Nacht mit Wärmezufuhr zu verbringen. Dadurch müssen sie nicht alle zwei Stunden wechseln. Die Anpassung des Ausrüstungsmoduls an die veränderten Umstände macht Fortschritte. In zwei, drei Tagen werden sie mit zwei von uns tauschen.«
»Wie lange wird es dauern, bis wir alle umziehen können?«, wollte Meimei wissen.
»Das habe ich auch gefragt« antwortet Oleg. »Die wollen aber keine Prognose abgeben. Die Anpassung ist logischerweise extrem fordernd. Aber sie kommen voran.«
»Irgendwas aus Oberpfaffenhofen?«
»Nein, obwohl ich alle Frequenzen abtaste. Da ist irgendwas faul. Nur dreimal dieser Funkspruch, mit dem ich nichts anfangen kann. Keine Ahnung, wo der herkommen könnte.«
»Seit wie vielen Tagen haben wir jetzt keine Rückmeldung mehr bekommen?«
»So um die drei.«
In dem Moment ein unüberhörbares Piepen aus dem Cockpit. Oleg springt sofort dorthin. Auf seinem Schirm die Meldung von New Frontiers.

»Das Versorgungsschiff hat eine Meldung abgesetzt«, lässt er die anderen enttäuscht wissen. »Sie halten weiter Kurs auf den Mars. Aber sie haben dasselbe Problem. Oberpfaffenhofen meldet sich nicht.«

»Das kann doch nicht sein« stößt Sally empört aus. »Haben wir möglicherweise ein Antennenproblem?«

»Unmöglich. Ich empfange über unsere Reflektorantenne. Die ist mehr als State of the Art. Hochgenau und aus Karbon. An der kann es nicht liegen! Meine Probesignale kamen alle kristallklar rüber.«

»Können das Sonnen- oder sonstige Stürme sein, die den Funkverkehr derart beeinträchtigen?«

»Das halte ich für unwahrscheinlich« erwidert Oleg trocken in seinem gefärbten Englisch. »Wir müssten von den Ausbrüchen ja auch was mitkriegen.«

Kriegen sie aber nicht. Und auch Oberpfaffenhofen bleibt stumm.

Kapitel 12: Private Hilfe

04.03.2049

Die Erdlinge mit Anhang überlebten jetzt schon 213 Tage auf dem roten Planeten. 213 Tage voller Entbehrungen. Der Mars schenkt einem nichts, rein gar nichts. Doch im Schweiße ihres Angesichts hatten sie einiges erreicht.

Inzwischen war der Umzug nach Camp eins abgeschlossen. Das zweite Duo aus Taikonautin und Astronautin hatte es geschafft, das Ausrüstungsmodul so umzubauen und zu ordnen, dass das Überleben darin ohne Raumanzug und Notfallkasten möglich war. Ein großer Fortschritt ebenfalls die Inbetriebnahme von Radionuklidbatterie eins. Jetzt hatten sie eine verlässliche Energiequelle und waren nicht ausschließlich auf die Fotovoltaikanlage mit den Batterien angewiesen, die immer wieder drohten, komplett leer gesaugt zu werden. In kräftezehrender Kleinarbeit hatten sie Cockpit und Landungsmodul entkernt und alles, was ihnen irgendwie nützlich sein konnte, nach Camp eins transportiert. Eine folgenschwere Entscheidung, denn so beraubten sie sich der einzigen Möglichkeit, wieder zum MOV zurückzukehren. Was in Anbetracht der Tatsache, dass sie ihren gesamten Treibstoff verbraucht hatten, momentan eh ein Ding der Unmöglichkeit gewesen wäre. Dennoch eine schwierige Entscheidung. Doch die Hoffnung der sechs gründete sich darauf, dass das vorgesehene Versorgungsschiff ihnen eine Rettungsmöglichkeit bieten würde. Und sie brauchten die Sachen dringendst, konnten auf nichts verzichten.

Aus den Materialien, die sie dem Landungsmodul entnommen hatten, war es ihnen gelungen, wie ursprünglich geplant, eine Überlebenseinheit neben dem Ausrüstungsmodul zu errichten. Die sie allerdings nicht

direkt miteinander koppeln konnten. Denn das Ausrüstungsmodul war eben nicht als Wohnraum, sondern als Container für Material vorgesehen.
Recht schnell hatten die beiden Amerikaner die neue Unterkunft für sich in Beschlag genommen. Auch Rewina als Kommandantin residierte hier. Was hieß, dass die restlichen drei Marseroberer sich mit dem Ausrüstungsmodul begnügen mussten. Meimei, Dang und Oleg waren davon wenig begeistert. Nahmen die Aufteilung nach einigem Murren aber hin. Trotz der räumlichen Trennung ließen Sally und Meimei es sich nicht nehmen, sich täglich zusammenzuschalten und miteinander zu plauschen. Robonaut zwei dagegen blieb im Freien und stellte die Verbindung zwischen den beiden Wohneinheiten dar.
Wenn sie sich nicht auf dem einzigen Schlafplatz von den Strapazen des Tages erholten, waren die Mitglieder der Crew eifrig damit beschäftigt, den Ausbau von Camp eins voranzutreiben. Sie schraubten und montierten im genau geregelten Dreischichtbetrieb an Plastikgerüsten herum, die die Kästen tragen sollten, in denen sie neue Nahrungsmittel heranzüchten würden. Die Pflanzen sollten wie in Südspanien, allerdings ohne dessen kräftige Sonne, unter einem Meer aus Plastikfolie gedeihen. Der hohe Anteil an Kohlendioxid in der Atmosphäre des roten Planeten war dem Wachstum der Bohnen, des Salats und anderer Gemüsesorten durchaus förderlich. Die hatte man auf extrem schnelles Wachstum optimiert. Wodurch sie jedoch wesentlich mehr Pflege als die ursprünglichen Pflanzensorten benötigten. Der extrem niedrige Atmosphärendruck erschwerte die Bewässerung der Pflanzen beträchtlich. Ein einfaches Gießen der speziell für die extraterrestrische Landwirtschaft angefertigten Wachstumsböden unmöglich, da das flüssige Wasser spätestens nach dem Austritt aus der Kanne schlagartig verdampft wäre. Deshalb verfügten die Wachstumsböden über einen Anschluss, über den das Wasser in millilitergenauer Dosierung ohne Verluste

zugeführt werden konnte. Genial, die Entwicklung dieses Systems hatte Jahre in Anspruch genommen. Plexiglasabdeckungen ermöglichten dem Sonnenlicht bis zu den Pflänzchen vorzudringen, verhinderten aber Verdunstungsprozesse und das Einstauben. Sobald die ersten Kultivierungskästen in Plastikgewächshäusern hingen, hatte Robonaut zwei die Aufgabe, sie täglich mit Wasser zu versorgen. Eine Pflicht, nach der er sich meistens für ein, zwei Stunden zum Aufladen an die Stromversorgung hängen musste. Den lieferte Radionuklidbatterie eins aber zuverlässig. Doch ab einer gewissen Größe der Anbaufläche würde ihn das fast permanent beschäftigen. Auch hatte Robonaut zwei die Aufgabe, die Biomasse, die die Crew produzierte, den Pflänzchen zuzuführen. Denn nichts durfte aus dem winzigen Kreislauf verloren gehen, der das Überleben so fern vom Heimatplaneten sicherstellte. Eine Aufgabe, der er, wie immer, klaglos nachkam. Ob er sich davor ekelte, ist nicht überliefert.
Sein beschädigter Kollege befand sich wieder im Ausrüstungsmodul und lag dort zusammengefaltet in einer Ecke. Dang und Oleg machten sich immer wieder an ihm zu schaffen. Es war ihnen gelungen, die beschädigte Brustplatte zu entfernen. Glücklicherweise hatte der Mikrometeorit die Stützstruktur, das Skelett des Maschinenmenschen, nur gestreift. Es würde seine Funktion weiterhin ausfüllen können. Aber auch die Haupt-CPU hatte es erwischt. Zwar nur peripher, aber eben doch.
Der Elektronikbaukasten, der der Crew zur Verfügung stand, war für Reparaturen dieser Größenordnung nicht ausgelegt. Die beiden Bastler mussten folglich gewaltig improvisieren. Löteten sich Blasen an die Finger. Es gelang ihnen, Teilfunktionen in Betrieb zu nehmen, doch der große Durchbruch blieb aus.
Camp eins sollte planungsgemäß nur eine Zwischenstation bleiben. Um sich der kosmischen

Strahlung entziehen zu können, arbeitete die Crew daran, in eine der Höhlen umzuziehen, die sie in den Felswänden am Rand der Tiefebene vermuteten. Dazu hatten sie in den vergangenen Monaten immer wieder Ausschau nach geeigneten Kammern in den nächstgelegen Felswänden gehalten. Da die aber einige Kilometer entfernt lagen, hatte man sich darauf beschränken müssen, sie mittels eines Fernglases in Augenschein zu nehmen.

In geschätzten elf Kilometern hatten die Eroberer einen Abbruch entdeckt, der einerseits besteigbar schien, andererseits danach aussah, als gäbe es hier Öffnungen im Gestein, die ihnen Schutz vor der kosmischen Strahlung bieten könnten.

Wegen der Aufteilung auf zwei Wohneinheiten waren Vollversammlungen jetzt nicht mehr direkt möglich. So einfach mal zu wechseln wegen des kräfteverschleißenden Aus- und Einschleusungsprozesses unmöglich. Immerhin gelang es, Sicht- und Sprechkontakt herzustellen. Kommandantin Rewina fasste die Lage zusammen.

»Wir haben trotz des Desasters bei der Landung Hervorragendes geleistet. Es ist uns gelungen, trotz der räumlichen Trennung Camp eins zu etablieren und damit unser Überleben zu sichern. Ich möchte der ganzen Crew an dieser Stelle für ihren unermüdlichen Einsatz danken. Ich lasse es mir nicht nehmen, auch Robonaut zwei meinen Dank auszusprechen, ohne den wir es wahrscheinlich nicht geschafft hätten.«

Alle Mitglieder der Crew begannen zu applaudieren. Robonaut zwei, bei der Arbeit im Gewächszelt, aber zugeschaltet, bedankte sich artig.

»Trotzdem haben wir noch eine Unmenge Arbeit vor uns. Wir können hier nicht ewig bleiben. Müssen unsere Basis möglichst bald in ein Höhlensystem verlegen, um vor der kosmischen Strahlung geschützt zu sein. Deswegen werden Meimei und Leroy sich bald aufmachen, um potenzielle Höhlen in der Umgebung auszumachen.«

»Suchen wir in Richtung Süden?«, fragte Meimei.
»Ich denke schon, du hast dir doch die Formation angeschaut. Sie sah doch recht vielversprechend aus.«
»Das schon«, erwiderte Meimei. »Aber wir sollten nicht vergessen, dass der Weg dorthin weit ist. Genau wissen wir das natürlich nicht, aber es sind auf jeden Fall zehn Kilometer.«
»Ihr müsst den Marsrover nehmen. An ihn könnt ihr die Notfallkiste ankoppeln. Die ist dafür vorgesehen. Damit seid ihr dann drei Tage autark. Ich werde mich darum kümmern!«
»Moon-Buggy mit angehängtem Sarg!«, kommentierte Leroy trocken.
Nervöses Kichern kam über die Kopfhörer.
»Mir ist klar, dass das keine einfache Mission wird. Aber sie duldet keinen Aufschub.«
»Können wir nicht auf das gekapselte Marsmobil im Nachschub warten?«, unterbrach sie Meimei.
»Leider nein«, widersprach ihr die Kommandantin. »Wir müssen unbedingt neue Quellen für Wasser und andere Rohstoffe erschließen. Unsere Vorräte gehen zur Neige. Wir dürfen einfach keine Zeit verlieren. Hier rumsitzen und warten, das geht einfach nicht.«
»Aber es sind doch nur noch fünf Tage, bis der Nachschub kommt!«, wand Leroy ein.
»Bist du dir da sicher? Selbst wenn der da ist, brauchen wir einen guten Plan. Deswegen müssen wir schon jetzt in Erfahrung bringen, was uns in den Höhlen im Fels erwartet. Ob wir sie wirklich nutzen können.«
Der Argumentation der Kommandantin hatte Leroy nur wenig entgegensetzen. Außerdem war sie nun mal die Kommandantin. Und er musste zugeben, dass er sich darauf freute, aus der Enge der Überlebenseinheit herauszukommen. Obwohl die Gefahren, die da draußen auf sie lauerten, in keinster Weise einzuschätzen waren. Auf der Suche nach dem ultimativen Abenteuer war er

schließlich hier gelandet. Auch wenn es jetzt abenteuerlicher war, als er je zu träumen gewagt hätte.
»Gut, dann wissen wir, wo wir stehen. Meimei und Leroy machen sich bereit für die Exkursion. Dang und Robonaut zwei kümmern sich um den Marsrover und den Notfallkasten. Aufbruch in t minus 120.
Oleg, du wirst danach mit Robonaut zwei abklären, welche Ersatzteile wir brauchen, um seinen angeschossenen Kollegen wieder flott zu machen. Ich muss dir ja nicht erklären, wie dringend wir ihn als Unterstützung brauchen.
Sally, du nimmst bitte nochmal Kontakt mit Y-Space auf. Wir benötigen Landezeitpunkt und Ortskoordinaten. Ach ja, überprüfe bitte, ob inzwischen nicht doch eine Spacemail aus Oberpfaffenhofen eingetroffen ist. Wenn nicht, noch mal eine Anfrage absetzen. Noch Fragen?«
Niemand hatte welche. Exakt zwei Stunden später stand der Marsrover bereit. Die beiden Höhlenforscher hatten inzwischen ihre Marsanzüge angelegt. Machten sich fertig, um sich aus den Überlebensmodulen ausschleusen zu lassen. Robonaut zwei hatte bereits Nahrungsmittel, Grabwerkzeuge und Probenkoffer auf und im Marsrover samt Notfallkasten befestigt.
Als Meimei auf den Gashebel des Gefährts drückte, war das Panorama ein weiteres Mal einzigartig. Die Sonne stand im Zenit, wärmte sogar etwas und ließ Ophir Chasma in allen Schattierungen der Farbe Rot leuchten. Vor ihnen ragten die Felswände auf, die kein Ende zu nehmen schienen. Und sie rollten durch diese Landschaft, die so außerirdisch und doch real für sie vor ihren Augen vorbeizog.
Die Fahrt endete dort, wo der Marsrover mit Anhänger nicht mehr weiterkam. Hier versperrte zu viel Geröll, das wohl schon seit Jahrtausenden hier lag, die Weiterfahrt. Jetzt hieß es absteigen und zu Fuß weitergehen.
Meimei und Leroy saßen ab und begannen, den Abbruch hinaufzusteigen. Immer noch machte sich bemerkbar, dass sie auf der Erde aufgewachsen waren. Trotz der

Monate in kompletter Schwerelosigkeit. Zwar schränkten sie die Raumanzüge in ihrer Steigfähigkeit ein, doch ihr immer noch kräftiger Körperbau ermöglichte ihnen, gut voranzukommen.

Die erste Höhle, die sie erreichten, erwies sich als Fehlschlag. Wie auch mehrere andere, die sie bei ihrem Aufstieg passierten.

»Die schauen aus, als ginge es da noch hunderte von Meter in den Fels rein. Wenn man dann näher kommt, sieht man, dass es eigentlich nur Löcher sind, Scharten in der Wand«, konstatierte Leroy frustriert.

»Stimmt, was wir brauchen, ist eine Kaverne, die über die Zeit ausgewaschen wurde«, war das Urteil der Geologin. »Dort finden wir vielleicht auch Eis, das wir zur Gewinnung von Wasser verwenden können.«

Die beiden hielten inne und blickten den Abhang hinauf. Vor ihnen wurde der immer steiler, die Felsbrocken, die sie überwinden mussten, immer größer.

»Sollen wir wirklich weiter aufsteigen?«, fragte Leroy, ohne eine sinnstiftende Antwort zu erwarten.

Meimei zögerte, ließ ihren Blick über den Hang vor ihnen schweifen. Es musste hier doch einfach tiefere, bewohnbare Höhlen geben. Doch alles, was wie eine Öffnung aussah, wirkte nach den erfahrenen Enttäuschungen auch nicht besonders vielversprechend. Eine ungekannte Unschlüssigkeit machte sich in ihr breit. Dann von einem Moment auf den anderen der unerklärliche Impuls. Sie deutete auf einen Vorsprung, dessen Verlauf von ihrer Position nicht einsehbar war.

»Lass uns da drüben noch mal schauen. Vielleicht geht es da hinten noch weiter.«

»Wenn du meinst ...«, kam es von Leroy ohne besondere Begeisterung zurück.

Doch der Vorsprung erwies sich als Volltreffer. Hinter ihm tat sich vor den beiden ein Kessel auf, der in einer Öffnung im Fels endete, die mindestens acht Meter Durchmesser aufwies.

»Bingo«, setzte Meimei erfreut in ihr Helmmikro ab.
Die beiden Entdecker stürzten auf die Öffnung im Fels zu. Als sie sie erreichten, standen sie vor einem schwarzen Loch, das nur bedingt erahnen ließ, wie es im Fels weiterging.
Die beiden reißen ihre Taschenlampen aus den Holstern und beginnen, in das dunkle Nichts zu leuchten. Die Lichtkegel erhellen nur kleine Bereiche. Doch die lassen erahnen, dass es hier tiefer in den Untergrund hineingeht.
»Das wird unsere nächste Basis«, ruft Meimei erfreut aus. Sie bemerkt, dass sie ihre Emotionen mal wieder kaum im Griff hat. Kann es nicht verstehen. Ist einfach nur begeistert und stürmt voran. Der Kegel der Taschenlampe springt zwischen Höhlendecke, Wänden und Boden hin und her. Leroy kann kaum folgen.
Dessen ungeachtet versucht er, an ihr dranzubleiben. Die Taschenlampe immer auf den Boden gerichtet, um nicht zu stürzen. Was er in ihrem Kegel sieht, begeistert auch ihn. Diesmal nicht alles rot in Rot, sondern weißes Gestein. Leroy ist zwar Biologe, aber auch er weiß, dass manche Pflanzen dem Gipsgestein erfolgreich Wasser entziehen können. Damit könnten sie ihre knappen Wasservorräte sicherlich ausbauen.
Meimei ist nicht aufzuhalten. Mehrere Male fordert er sie über Sprechfunk auf, vorsichtiger vorzugehen und auf ihn zu warten. Doch die sonst so geerdete Chinesin flippt völlig aus.
Ohne Rücksicht auf Verluste sprintet sie immer weiter. Extrem riskant, doch die richtige Entscheidung. Denn plötzlich sieht sie Licht am Ende des Tunnels. Ein Anblick, der sie noch weiter anspornt. Zum Halten kommt sie erst, als sie direkt vor einer Kante steht.
Vor ihr tut sich der Felsendom auf, nach dem sie gesucht haben. Eine riesige Kaverne im Fels. Besser noch, durch eine unförmige Öffnung an der Decke dringt Licht. Sicherlich eher spärlich, aber doch ausreichend, um die Höhlung, wenn auch diffus, auszuleuchten.

Inzwischen hat auch Leroy die Kante erreicht. Schweigend stehen beide da, atmen schwer und lassen die Strahlen ihrer Lampen über das Gestein vor, über und unter sich huschen.
Was sie sehen, erfüllt sie mit Hoffnung. Hier unter der schützenden Felskuppel werden sie die Abschirmung finden, die sie so dringend brauchen. Hier werden die Temperaturen auch in der Nacht nicht so weit abfallen, dass sie fürchten müssen, zu erfrieren. Gips und andere Mineralien werden ihnen ermöglichen, wertvolle Rohstoffe zu gewinnen, die ihnen ein Überleben garantieren. Mit dieser Entdeckung ist auch die Rückkehr zur Erde nicht mehr völlig ausgeschlossen.
Nach Minuten andächtigen Staunens kommt Leben in Meimei und Leroy. Jetzt heißt es, Proben sammeln und diese sichern. Dazu müssen sie aber erst einmal über die Kante hinunter und weiter in die Höhlung vordringen. Leroy schaltet seine Helmkamera ein, um weitere Aktionen für den Rest der Crew zu dokumentieren. Meimei hat ein paar Meter weiter eine Stelle ausgemacht, an der sie meint, den Abstieg wagen zu können.
»Dort, dort kommen wir runter«, lässt sie Leroy wissen und deutet auf den Kamin, der die Kante unterbricht. Während er aus seinem Rucksack ein Seil und mehrere Karabiner zieht, beginnt sie schon damit, sich auf den Abstieg vorzubereiten. Spreizt sich in den Kamin ein. Leroy reicht ihr den Karabiner für die Seilsicherung an. Der Versuch, ihn zu greifen, scheitert kläglich. Denn der poröse Stein an ihrem Schuh bricht. Meimei verliert jeglichen Halt, stürzt ab und schlägt unten hart auf.

~

Robonaut zwei kam gerade vom Kultivieren des Gemüses zurück, als er am Himmel Y-Space scannte. Sofort setze er eine Nachricht an die Crew ab.

»Versorgungsraumschiff gesichtet. Es setzt zur Landung an.«
Rewina konnte es nicht fassen. Da kam der Nachschub, aber die hielten es nicht mal für notwendig, sie zu informieren.
»Bist du dir sicher?«
»Bei allem Respekt, was sollte es anderes sein. Ich habe unzweifelhaften Sichtkontakt.«
»Ich verstehe nicht, da läuft irgendwas mit der Kommunikation gewaltig faul!«
Jetzt hatte auch sie keine Zweifel mehr. Robonaut zwei hatte ein Foto auf die Bildschirme der Crew geschickt. Oleg machte sich sofort daran, wieder alle Frequenzen abzutasten. Logischerweise funkte er auch auf der vereinbarten Ruffrequenz. Doch die blieb tot, ohne Antwort.
»Da meldet sich niemand!«
Die Tatsache, dass ein Versorgungsraumschiff zu ihnen unterwegs war, war für die gesamte Crew der Rettungsanker gewesen, auf den sie so inständig gehofft hatten. Jeder hatte sich dabei gesehen, wie er jubeln würde, wenn die Nachricht von der erfolgreichen Landung an sein Ohr dränge. Doch das Fehlen jeglicher Kommunikation ließ wieder Zweifel aufkeimen.
»Robonaut zwei, hast du noch Sichtkontakt?«
»Negativ!«
»Kannst du versuchen ihn herzustellen?«
»Robonaut zwei bestätigt.«
In Überlebens- und Ausrüstungsmodul blieb der Crew nur zu warten. Oleg rief noch mal auf der Kommunikationsfrequenz durch. Wieder keine Antwort.
»Robonaut zwei, Lagebericht!«, befahl ihm Rewina.
»Sichtkontakt negativ. Versuche, in eine günstigere Position zu kommen.«
Robonaut zwei schickte die Bilder seiner Kamera wieder live auf die Monitore der Crew. Die sahen die Marslandschaft im Weitwinkel, aber keine gelandete Y-Space. Das Bild durchgehend wacklig und

verschwommen. Die Besatzung konnte aber erkennen, dass Robonaut zwei eine der Felsformationen um sie herum erklomm.
Je nachdem, wonach das künstliche Auge gerade suchte, bekamen sie Ausblicke in die Tiefebene von Ophir Chasma oder konnten einzelne Felsblocken in Nahaufnahme ausmachen, an denen sich der Maschinenmensch gerade hochwuchtete.
Dann das ultimative Erfolgserlebnis: Robonaut zwei richtete, oben angekommen, seine Kamera neu aus und Y-Space kam ins Bild. Zwar in der Ferne, aber man konnte klar erkennen, dass das Raumschiff erfolgreich gelandet war.
In den Modulen unendliche Freude. Der langersehnte Nachschub war eingetroffen. Der Nachschub, der so vieles so viel einfacher machen würde. Die sonst so coolen Eroberer des Mars lagen sich in den Armen und tanzen durch die Enge der Module. Robonaut zwei machte sich wieder auf den Weg zurück.
Sofort funkte Oleg wieder Y-Space an. Robonaut zwei hatte auf dem Gesteinsbrocken einen Funkverstärker platziert, der als Brücke für die Kommunikation mit dem Versorgungsschiff dienen sollte. Immer wieder setzte er Funksprüche ab. Doch sein Empfänger blieb stumm. Nicht eine einzige Antwort. Nichts.

~

Leroy stürzt zur Kante und sieht Meimei etwa vier Meter unter sich liegen. Regungslos.
»Meimei, bitte melden!«
Keine Antwort. Die Chinesin liegt da unten weiterhin regungslos auf dem Bauch.
»Meimei, bitte melden!«
Doch Leroy bekommt keine Antwort. Hatte ihn eben noch Optimismus erfüllt, ist ihm jetzt klar, dass es um Leben und Tod geht. Seine analytische Denke lässt ihn

alle Rettungsmöglichkeiten in Windeseile durchkauen. Hilfe holen ist nicht. Das einzige, was er tun kann, ist, Meimei, so schwer sie auch verletzt ist, zu bergen und zu Camp eins zurückbringen. Ein Unternehmen, das ihm alles abverlangen würde. Daran besteht kein Zweifel.
Er befreit sich von seinem Rucksack und klinkt sich ins Seil ein. Lässt sich Zentimeter um Zentimeter im Kamin herab. Unten angekommen, dreht er die Verletzte in die stabile Seitenlage. Spricht sie noch mal an. Doch keine Reaktion. Sie liegt da regungslos in ihrem Anzug. Ist sie tot? Keine Möglichkeit, das herauszufinden. Den Plus fühlen kann er nicht.
Zuerst wirft er ihre Ausrüstung über die Kante nach oben. Dann hängt er sich am Karabiner ein. Manövriert sie in eine Position, die ihm ermöglicht, sie nach oben zu ziehen.
Jetzt heißt es für ihn aufsteigen. Auch er sichert sich, hakt sich am anderen Ende des Seils ein. Macht sich dann an den Aufstieg. Langsamst zieht er sich den Kamin hoch. Nur keine Fehler machen!
Oben angekommen, sucht er die optimale Position, um seine Teamkollegin hochhieven zu können. Dann beginnt er zu ziehen. Meimei ist immer noch bewusstlos. Oder eben tot. Hängt da unter ihm im Seil. Doch die reduzierte Schwerkraft erleichtert ihm sein Aufgabe. Er zieht sie über die rettende Kante.
Der lange Weg zum Rover beginnt. Er muss ihn zweimal gehen. Erst die Ausrüstung der beiden vorantragen. Erst mal einen trittsicheren Pfad vorfühlen. Dann Meimei holen. Die immer noch regungslos. Die körperliche Anstrengung ist nicht allzu heftig, die zierliche Chinesin wiegt bei Mars-Gravitation nicht zu schwer. Doch Leroy weiß, er darf keine Zeit verlieren, wenn er seine Kollegin retten möchte. Außerdem ist er jetzt wieder auf seine Stirnlampe angewiesen. Und die leuchtet nur einen begrenzten Umkreis aus. Nur nicht selbst auch noch irgendwo hineinfallen!

Leroy wird wieder zuversichtlicher, als er den Eingang der Höhle erreicht. Obwohl der Abstieg noch vor ihm liegt. Einziger Vorteil: Im Licht der schwächer werdenden Sonne sieht er den Marsrover am Fuß des Kessels stehen. Jetzt wird er seinen Weg leichter finden. Ohne mit anstrengenden Drehungen des Kopfes seine Umgebung nach begehbaren Passagen abscannen zu müssen. Aber immer noch heißt es zweimal gehen. Erst die Ausrüstung vorantragen, dann Meimei hinterherschleppen.
Er ist noch etwa 300 Meter vom Marsrover entfernt. Meimei hat er tapfer geschultert. Da meint er zu spüren, dass sich im Raumanzug was bewegt. Sofort geht er auf Sprechfunk.
»Meimei!«
»Leroy!«
Ihre Stimme ist schwach, die Schmerzen verzerren sie zu einem gequälten Stöhnen. Leroy legt seine Begleiterin vorsichtig ab.
»Wie geht es dir?«
»Mir tut alles weh. Besonders der linke Arm. Ich fürchte, ich habe ihn mir gebrochen.«
Leroy nun jetzt Optimismus verbreiten. Die Taikonautin darf jetzt einfach nicht schlapp machen.
»Wir haben es gleich geschafft. Dann kann ich dich in den Notfallkasten legen und wir fahren zurück zu Camp eins. Sally kriegt dich schon wieder hin!«
Unter ihrem Visier kann Leroy erkennen, dass Meimei versucht ihr Gesicht zu einem Lächeln zu verziehen. Doch es verkommt zur hilflosen Grimasse.
Der Retter nimmt sie wieder auf und trägt sie den restlichen Weg zum Rover. Die Klappe der Notfallkiste kann er aufmachen und sie darin ablegen. Dann ist sie auf sich gestellt. Bei geschlossener Klappe kann er sie nicht mehr unterstützen. Während er die Rucksäcke einsammelt, richtet sich Meimei ein. Schafft es mit einer

Hand, sich einigermaßen zu betten. Ihren Helm ausziehen kann sie nicht.
Jetzt wäre eigentlich der Moment, sich auf den Marsrover zu schwingen und ihn mit Vollgas Richtung Camp eins zu steuern. Doch die Sauerstoffflasche in Leroys Raumanzug ist fast leer. Sie verlieren zehn Minuten beim Auffüllen.
Dann endlich geht es los. Leroy hängt, am Ende seiner Kräfte, auf dem Marsrover. Er hat brutalen Hunger und quälenden Durst, aber daran ist jetzt nicht zu denken. Die Windel ist bis zum Platzen gefüllt. Doch dafür jetzt weder Zeit noch Platz. Sobald er den Marsrover auf Kurs gebracht hat, funkt er Camp eins an.
»Leroy an Camp eins, bitte kommen!«
»Camp eins hört.«
»Schlechte Nachrichten: Ich befinde mich auf dem Rückweg. Meimei ist verletzt.«
»Wie schwer?«
»Sie ist etwa vier Meter abgestürzt. Hat das Bewusstsein wiedererlangt. Ihr linker Arm scheint gebrochen. Sie hat sicher diverse Prellungen, wenn nicht noch weitere Brüche abbekommen.«
»Ich bereite alles vor!«, kommt es von Sally.
»Wie ist die Lage sonst?«
»Wir haben einen vielversprechenden Hohlraum gefunden. Kamen aber nicht dazu, ihn weiter zu untersuchen.«
»Sehr gut! Auch wir haben gute Nachrichten: Das Versorgungsschiff ist gelandet.«
Dass sie den Funkkontakt nicht herstellen konnten, kommunizierte sie ihm nicht.
»Ausgezeichnet« bestätigt Leroy. Mehr bringt er nicht heraus. Fährt weiter, steuert das Gefährt wie ein Roboter.
27 Minuten später rollt er vor der Überlebenseinheit vor. Springt vom Marsrover und hilft Meimei aus der Überlebenskiste. Stützt sie bis zur Schleuse, in die sie sich kraftlos zwängt. Leroy drückt die Tür vorsichtig ins Schloss. Er würde jetzt mit dem Ausrüstungsmodul

vorlieb nehmen müssen. Müht sich hinein und kommt endlich aus dem Anzug und der Windel heraus. Im Modul erfährt er von den Kommunikationsproblemen.
»Das kann doch nicht sein! Warum meldet sich denn keiner mehr?«
»Ich kann es auch nicht verstehen«, gibt Oleg teilnahmslos zurück.
»Was machen wir jetzt?«
»Morgen früh fahren Robonaut zwei und ich zur Y-Space. Und schauen, was los ist.«
»Sehr vernünftig!«
Zwei Stunden später sollte sich herausstellen, dass das in der Form nicht notwendig sein würde. Zu ihrem grenzenlosen Erstaunen sehen sie auf ihren Bildschirmen, wie vor Camp eins das Marsmobil von Y-Space vorfährt. Im Gegensatz zum Marsrover eher ein Kleinbus als ein Quad. Das quaderförmige Gefährt in Alusilber ist mit drei Achsen versehen. Jede mit zwei breiten Alurädern bestückt. Das Führerhaus bietet maximal drei Passagieren Platz. Die müssen sich dafür aber ziemlich kleinmachen. Dahinter der Transportkasten. Am Steuer sitzt Martian.
»Martian grüßt die Crew des MOV!«
Die ist reichlich erstaunt. Denn sie haben keinen weiteren Robonauten erwartet, nur ein Schiff mit Versorgungsgütern. Trotzdem grüßt die erleichterte Mannschaft zurück. Sally, die bis vor Kurzem noch mit ihrer Freundin Meimei beschäftigt war, beginnt, den historischen Moment zu dokumentieren.
»Gratulation zur erfolgreichen Landung« beglückwünscht Natalia Julianowna den Roboter. »Robonaut zwei, wie ist dein Ladezustand?«
»Akkuladung beträgt 13 Prozent. Ich habe mich eben an die Ladestation angekoppelt.«
»Also dann kannst du uns jetzt nicht unterstützen. Dann werde ich jetzt rausgehen, um den Nachschub in Empfang zu nehmen.«
Sie beginnt, sich für den Außeneinsatz fertigzumachen.

»Martian, konntest du Kontakt mit Oberpfaffenhofen aufnehmen?«
»Nein«, die lakonische Antwort.
»Wieso nicht?«
»Ich konnte dafür keinen schlüssigen Grund finden. Ich bin aber noch dran.«
Sobald Rewina so weit ist, betritt sie die Schleuse.
»Brauchst du Hilfe?«, fragt Dang an.
»Ich denke, Martian und ich schaffen das allein.«
Dang ist das egal. Außeneinsätze reizen ihn nicht mehr.
Martian hat inzwischen die Türen des Laderaumes geöffnet und ist hineingestiegen. Rewina geht auf das Marsmobil zu. Als sie dort ankommt, erhascht sie den ersten Blick in den Laderaum. Und es trifft sie fast der Schlag. Die Ladefläche ist nur halb voll.
»Warum hast du nicht mehr mitgenommen?«
»Weil das alles ist!«
»Das kann doch nicht sein. Das soll der gesamte Nachschub sein?«
»Das ist er!«
»Für das bisschen Zeug bist du bis zum Mars geflogen? Das ist doch der Wahnsinn!«
»Nein, euer Nachschub war nur Zuladung.«
Rewina versagt die Stimme. Sie weiß, was das für sie alle bedeutet.
»Und was zum Teufel ist dann die eigentliche Ladung?«
»Das ist das Material für die Marsbasis Melon.«
»Aber davon war nie die Rede!«
Immer noch ist Rewina völlig perplex.
»Wer hat das autorisiert?«
»Mr. Husk!«, gibt Martian lakonisch Auskunft.
Rewina kämpft mit der Fassung. Der Verrat an ihrer gemeinsamen Sache derart infam. Unvorstellbar, sie hier so fern von der Erde komplett versauern zu lassen. Doch sie ist zu sehr Profi, um sich von dem dämlichen Roboter aus dem Konzept bringen zu lassen. Sie hatte es in ihrer militärischen Karriere mit weit furchteinflößenderen Kontrahenten zu tun. Luftabwehrgeschosse mit

mehrfacher Überschallgeschwindigkeit, die die Signatur ihrer MIG aufgenommen hatten und jetzt auf sie zuschossen, um sie ein für alle Mal auszuschalten.
Als Erstes macht sie sich daran, die Kisten, die auf der Ladefläche des Marsmobils stehen, abzuladen. Martian war wenigstens insoweit kooperativ, dass er sie jetzt außen annahm und vorsichtig auf dem sandigen Marsboden ablegte.
Sobald der Nachschub abgeladen ist, klettert Rewina von der Ladefläche. Martian macht Anstalten, sich wieder in die Führerkabine des Marsmobils zu schwingen. Rewina schießt durch den Kopf: Meint der Roboter, er hat seine Pflicht getan und kann gehen? Rewina will und kann das nicht zulassen.
»Martian, ich werde dich jetzt zu Y-Space begleiten. Dort werden wir die Vorräte sichten und eine zweite, komplette Ladung hierherbringen.«
»Bedaure, das werden wir nicht. Ich habe meine Befehle exakt ausgeführt und werde jetzt zu meiner Basis zurückkehren. Mehr Material ist für Camp eins nicht vorgesehen.«
Jetzt begeht Rewina, die beherrschte Kosmonauten, Heldin der russischen Föderation, den entscheidenden Fehler. Sie ignoriert das an Eindeutigkeit nichts zu wünschen übrig lassende Statement. Stattdessen öffnet sie die Tür der Fahrerkabine und setzt sich ans Steuer.
»Wir fahren jetzt zu Y-Space. Das ist ein Befehl. Von mir, der alleinigen Kommandantin der Marsmission!«
In den Überlebensmodulen kriegen die anderen die Auseinandersetzung live mit. Ihnen stockt der Atem.
»Sie sind nicht Kommandantin meiner Marsmission. Ich unterstehe ihrem Befehl nicht!«
»Der gesamte Mars untersteht meinem Kommando!«
Der autonome Weltraumroboter sieht keinen Zweck mehr darin, weiter zu diskutieren. Er reißt die Fahrertür des Marsmobils auf und packt Rewina am Arm. Zieht sie mit der Kraft seiner Schrittmotoren vom Bock. Sie

kommt im Marssand zu liegen. Martian nutzt die Gelegenheit, setzt sich hinter das Steuer, knallt die Fahrertür zu und fährt los. Doch Rewina ist eine Kämpferin. Sie rappelt sich auf und springt auf des anrollende Gefährt auf. Kann sich mit Mühe auf dem Trittbrett stehend an den Aufbauten festhalten.
Martian drückt aufs Gas. Er sieht keine Notwendigkeit, sich von Natalia Julianowna aufhalten zu lassen. Fährt etwa 200 Meter. Die Kommandantin versucht, die Beifahrertür zu öffnen, um ihn an der Weiterfahrt zu hindern. Hat aber keinen Erfolg. Martian hat die Tür von innen verriegelt. Spätestens jetzt müsste sie abspringen. Doch sie will sich noch nicht geschlagen geben. Eine krasse Fehleinschätzung. Im Eifer des Gefechts.
Will Martian Rewina töten? Unwahrscheinlich, denn es ist nicht Teil seiner Mission. Er hat nur seinen Auftrag »Nachschub« ausgeführt und konzentriert sich jetzt wieder zielstrebig auf den Aufbau der Marsbasis für Mr. Husk. Doch er sieht Rewina als Hindernis, dessen er sich entledigen muss. Und das tut er.
Die Kommandantin will sich nicht abschütteln lassen, so fährt er eine seiner Teleskopextremitäten zum Griff der Beifahrertür. Entriegelt sie, um Rewina abzuwerfen. Schlagartig schießt der Greifer nach vorne und pusht die Tür nach außen.
Rewina hat das in dieser Heftigkeit nicht erwartet. Fast explosionsartig knallt ihr die Tür entgegen. Donnert gegen ihren Körper und auch den Helm. Sie muss loslassen, kippt nach hinten weg.
Zum Verhängnis wird ihr die Tatsache, dass sie in diesem Moment den Rand eines Kraters im Marsboden passieren. Der Absturz wäre kontrollierbar gewesen, aber sie stürzt tiefer als erwartet. Wesentlich tiefer und rollt, als sie schließlich aufschlägt, noch weiter den Abhang in den Krater hinunter. Überschlägt sich mehrmals. Erst ein massiver Felsbrocken stoppt ihren Absturz. Ist aber ihr Verderben, denn sie knallt mit dem Visier des Helms

dagegen. Und das hat jetzt einen ordentlichen Sprung, durch den ihre Atemluft entweicht.
Während Martian mit dem Marsmobil die Düse macht, versucht sie, sich zu sortieren. Doch die Schläge waren heftig. Auch sie, die wackere Kampfpilotin, kann sie nur schwer wegstecken. Sie muss jetzt sofort zur Überlebenseinheit zurück. Ansonsten geht ihr die Atemluft aus.
Doch sie kommt nur langsam auf die Beine. Sie beginnt, den Abhang hinaufzuklettern, doch der sandige Untergrund unter ihren Füßen gibt immer wieder nach. Rewina fällt auf die Knie und macht sich daran, auf allen Vieren aus dem Krater zu krabbeln.
Noch kann sie atmen. Das Loch im Visier, durch das die Atemluft entweicht, hat nur einen Durchmesser von ein paar Millimetern. Es gelingt ihr durch das Aufpressen eines Handschuhs den Luftstrom zu reduzieren. Das verschafft ihr Zeit. Doch eben nicht genug, denn sie kommt noch langsamer voran.
Als sie die Kante des Kraters erreicht, wird die Luft schon dünner. Doch Camp eins scheint noch erreichbar. Rewina richtet sich auf, rennt los und setzt einen Notruf ab.
»Mayday, Mayday! Mein Helm ist beschädigt! Ich verliere Sauerstoff, versuche umgehend zum Modul zurückzukehren! Schleuse für den schnellen Einstieg vorbereiten.«
Die Crew in den Modulen aktiviert schlagartig Alarmstufe rot. Rewinas Hilferuf wird auf die Raumlautsprecher geschaltet.
»Camp eins bestätigt Sauerstoffverlust. Bereiten die Schleuse für den schnellen Einstieg vor!«, antwortet Oleg. »Natalia, du schaffst das!«
Sie läuft, so schnell es ihr der Marsanzug erlaubt. Doch die Luft wird merklich dünner.
»Robonaut zwei: Leite die Bergung von Kommandantin Rewina ein!«, befiehlt Sally.

»Bin schon unterwegs!«, kommt es von Robonaut zwei zurück.
Rewina sieht ihn auch auf sich zukommen. Doch ihr Sauerstoffvorrat ist endgültig aufgebraucht, ihre Flasche leer. Sie japst nach Luft, verlangsamt ihren Schritt und bricht zusammen. Zirka eineinhalb Minuten später ist Robonaut zwei bei ihr und nimmt sie auf. Er trägt die Bewusstlose auf seinen Roboteramen im Eiltempo Richtung der bereits geöffneten Schleuse. Schiebt sie hinein, reißt ihr den Helm vom Kopf und schließt die Schleusentür.
Im Überlebensmodul beginnt Sally sofort damit, die Schleuse mit angereicherter Atemluft zu spülen. Rewina hängt regungslos darin. Etwa sieben Minuten später ist der Moduldruck erreicht. Sally kann die Innentür öffnen und die Regungslose in die Station ziehen.
Sie schnappt das bereitgelegte Stethoskop und versucht, bei ihrer Kollegin jedwedes Lebenszeichen zu detektieren. Doch sie findet keine. Kommandantin Rewina, Befehlshabende der ersten bemannten Raumstation auf dem Mars, Heldin der russischen Föderation, ist mausetot.

Kapitel 13: Hallo, hier spricht Planet Erde!

08.03.2049

Zusammen mit Peng saß Werner in einem muffigen Abstellraum im Keller des Kontrollzentrums. Ihre Sitzunterlage bestand aus Verpackungsresten, die vor der Katastrophe hier gelagert worden waren. Die hatten sie jetzt zu ihrem Nachtlager umfunktioniert. Auf einem der seltenen Streifzüge draußen hatte sie eine Decke gehamstert, in die sie sich des Nachts gemeinsam wickelten. Da die nur unzureichend gegen die Kälte schützte, lagen darauf aufgeschnittene Mülltüten. Vor ihnen stand ein Teelicht, das den Keller etwas erleuchtete. Neben ihnen eine Pyramide aus Konservendosen und Sixpacks aus Wasserflaschen. Um sie herum Reste von weiterem Verpackungsmaterial, das hier gelagert worden war. Werner hatte sich erhoben und war zu einem Tischchen gegangen, auf dem sie ihre wenigen verbliebenen Habseligkeiten lagerten. Er nahm den dort liegenden Geigerzähler, schaltete ihn ein und kam wieder zu ihrem gemeinsamen Lager zurück.

»Was zeigt er an?«

»Zwei Millisievert.«

»Das ist Faktor zwei.«

»Ja, hier unten. Draußen ist die Strahlenbelastung um ein Vielfaches höher.«

Werner machte den Geigerzähler wieder aus und ließ sich auf die Schlafunterlage fallen. Im Halbdunkel sah er schemenhaft Pengs Gesicht.

»Wir müssen trotzdem mal raus.«

Peng nickte. Ohne große Begeisterung nahm sie das Teelicht auf und drückte sich in die Senkrechte. Werner folgte ihr.

An der Kellertür entkleideten sie sich völlig.

~

Der Tag, der 02.08.2048, an dem ihr gewohntes Leben ein abruptes Ende fand, hatte völlig unspektakulär begonnen. Werner hatte nach dem Aufstehen als Erstes seinen Tranquilizer eingeworfen. Noch fünf Tage, dann würde er Peng zum Flughafen bringen müssen. Er konnte sich nicht vorstellen, wie er das schaffen würde. Verbot sich den Gedanken.

Sich dazu zwingend, bereitete er das gemeinsame Frühstück vor. Bis zu Pengs Abflug würde auch er nicht arbeiten gehen. Natürlich war er bis zu dem Tag, an dem Peng ihm angekündigt hatte, ihn zu verlassen, davon ausgegangen, bei der Landung im Kontrollzentrum mitzufiebern. Doch der baldige Verlust der Liebe seines Lebens hatte die Marsmission völlig in den Hintergrund treten lassen.

Der 02.08.2048 war niederschlagsfrei angesagt. Die beiden wollten sich noch mal einen gemeinsamen Ausflug in die Berge gönnen. Das Ziel: Der Eibsee bei Garmisch-Partenkirchen, an dem sie den Tag mit Wandern, romantischer Landschaft und kulinarischen Genüssen verbringen wollten.

Werner stand den Tag überraschend schmerzfrei durch. Der Cocktail aus Beruhigungsmittel und zwei Cognac stabilisierte ihn in guter Stimmung. Wissend, dass er in Zukunft ohne nicht mehr würde leben können.

Gegen 20 Uhr traten sie die Rückfahrt an. Als sie bei Starnberg die Autobahn verließen, passierte das, was keiner zu denken gewagt hatte. Sicher, die Weltlage war außerordentlich angespannt. Aber damit hatte wirklich keiner ernsthaft gerechnet. Außerdem hatte Werner momentan schon gar nicht den Nerv, sich Gedanken über die Zukunft des Planeten zu machen.

Peng entdeckte den Feuerball zuerst. In der Dämmerung des Voralpenlandes wirkte das plötzliche Leuchten zu ihrer Rechten so unwirklich schön. Doch es war die Wasserstoffbombe auf München. Glück für die beiden,

dass sie nicht im Zentrum der Stadt, sondern eher im Norden einschlug.
»Was war das?«, fragte Werner fassungslos.
Peng hatte keine Antwort. Wie versteinert blickte sie auf das Schauspiel, das sich da neben ihnen abspielte. Dort, wo sie München verorteten, erhob sich fast majestätisch ein rot-grüner Feuerball, der unaufhaltsam in alle Richtungen expandierte. Immerhin gelang es Werner, den Wagen zum Stehen zu bringen. Der Umstand, dass alles um sie herum mit einem Mal taghell war, ließ ihn abrupt in die Eisen steigen. Peng fiel in den Gurt.
»Ich weiß es nicht«, stammelte sie völlig perplex.
Jetzt konnte auch Werner dem Schauspiel seine ganze Aufmerksamkeit widmen. Der riesige Feuerball stieg höher und höher. Die beiden waren zu jeglicher Reaktion unfähig.
Dann der Schlag. Die Druckwelle ließ den Wagen erzittern. Alle Scheiben barsten. Nur die Sicherheitsgurte verhinderten, dass sie aus ihren Sitzen geschleudert wurden. Die Erschütterung raubte ihnen fast die Sinne. Minuten vergingen.
»Das war die Druckwelle.«
»Krieg?«
Werner nickte.
»Das ist Armageddon.«
»Jetzt ist der schlimmste aller Alpträume wahr geworden!«
Der Zeitstrahl dehnte sich. Immer noch benommen, begannen sie sich von den Glassplittern zu befreien. Manche mussten sie sich qualvoll aus der Haut ziehen.
Werner versuchte, den Schrotthaufen, in dem sie jetzt saßen, wieder zu starten. Doch der Anlasser drehte keinen Millimeter.
»Wir müssen zu Fuß weiter! Schauen wir, dass wir hier wegkommen!«
Die beiden entnahmen dem Wagen alles, was noch irgendwie brauchbar sein könnte. Verbandskasten,

Reservekanister, Abschleppseil, Werkzeugset, Taschenlampe.
Letztere brauchten sie sofort. Hatten sie eben noch Lichter in der Ferne ausmachen können, so erlosch jetzt alles außer dem Feuerball und dem brennenden München. Das gesamte Stromnetz musste ausgefallen sein. Bis zu Werners Apartment waren es noch etwa zehn Kilometer. Die würden sie jetzt zu Fuß gehen müssen.
Die beiden stapften im Licht der Taschenlampe los. Schweigend, obwohl es in ihren Köpfen rumorte. Aber wie das Unfassbare realisieren? Jede Frage, die sich ihnen stellte, kannte keine Antwort.
Sie waren nicht die Einzigen, die auf der Landstraße gestrandet waren. Immer wieder passierten sie Autowracks, die die Explosion so wie das ihre zugerichtet hatte. Keines davon war mehr fahrbereit. Manche lagen neben der Straße und hatten sich überschlagen. Um eines herum hatte sich eine Menschentraube gebildet. Die völlig verzweifelte Gruppe versuchte, mehrere Schwerverletzte zu bergen. Werner fragte, ob man helfen könne. Er bekam keine Antwort. Die Helfer waren viel zu sehr mit sich selbst beschäftigt. Sie zogen weiter.
»Was machen wir jetzt am besten?«, fand Peng endlich die Kraft, sich mit ihrer Lage auseinanderzusetzen.
Werner immer noch unter Schock, aber doch irgendwie funktionsfähig.
»Wir müssen nach Hause. Wenn es geht, noch irgendwo Lebensmittel und Wasser organisieren.«
»Hast du Netz?« fragte Peng reichlich unvermittelt.
Beide nestelten ihre Handys aus ihren Jackentaschen. Doch keine Chance, Telefon und Internet waren komplett zusammengebrochen. Das Pärchen setzte seinen Marsch fort.
Eine Dreiviertelstunde später konnten sie in der Dunkelheit vor sich die Silhouette von Oberpfaffenhofen ausmachen. Doch von dort keine Lebenszeichen. Die Gemeinde schien völlig verlassen.

Noch lag sie da still und friedlich im Dunkel. Bis vier Leuchtstreifen am Himmel aufblitzten. Die Einschläge und ihre Explosionen hellten die gespenstische Szenerie schlagartig auf. Eine Rakete schlug mitten auf dem Sonderflughafen ein. Was höchstwahrscheinlich auch das Ziel gewesen war, nämlich ihn als potenzielle Start- oder Landebahn auszuschalten. Zwei detonierten 200 Meter weiter südlich, legten das Kontrollzentrum und die Gebäude daneben in Schutt und Asche. Eine dagegen ging im Ortsteil Oberpfaffenhofen der Gemeinde Weßling nieder.
Riesige Feuerbälle stiegen in den schwarzen Himmel auf. Das Ausmaß der Zerstörung musste enorm sein, so weit man das im Feuerschein erkennen konnte.
Im ersten Moment standen sie da wie die Ölgötzen. Völlig versteinert von dem Schauspiel vor ihren Augen. Sekunden später erreichte sie die Druckwelle und das Donnern der Explosionen. Dann wieder unwirkliche Stille.
Nach ein, zwei Minuten realisierte Werner, dass Peng neben ihm schluchzte. Es kostete ihn einige Mühe, sie in den Arm zu nehmen. Seine Gliedmaßen gehorchten ihm nur eingeschränkt.
So standen sie da in fester Umarmung und dunkler Nacht. Nur die Brände warfen einen matten Lichtschein auf die Wegstrecke vor ihnen. Auch Werner kamen jetzt die Tränen. Doch dann gewann wieder der Überlebenswille die Oberhand.
»Wir müssen weiter«, brachte Peng gequält hervor. »Wir müssen zum Apartment.«
Werner lockerte seine Umklammerung. Sie gingen weiter Richtung Gemeindegrenze. Je näher sie kamen, desto mehr kriegten sie von dem Chaos mit, das auf den Straßen der Siedlung herrschte. Auch viele Häuser, welche die Rakete nicht direkt getroffen hatte, standen in Flammen. Herumfliegende Trümmer mussten sie in Brand gesetzt haben. In den Straßen nun das komplette

Chaos. Zwischen Leichen lagen Verwundete, die von ihren verzweifelten Angehörigen dorthin gebracht worden waren. Doch kein Sanitäter weit und breit. Von überall her kam das qualvolle Stöhnen der Verletzten und die verzweifelten Schreie derer, die nach ihren Angehörigen suchten. Peng packte Werner am Arm und zog ihn weiter.
»Wir müssen zur Wohnung!«
Werner ließ sich ziehen, war aber unfähig, einen klaren Gedanken zu fassen. Als sie in die Straße einbogen, in der sich das Apartment befand, sahen sie sofort, dass alles umsonst gewesen war. Auch ihr Haus brannte lichterloh. Werner blieb wie angewurzelt stehen und wimmerte verzweifelt. Peng zog ihn zurück.
»Wir müssen zum Flugplatz. Vielleicht kommen wir dort unter.«
Werner starrte weiter auf seine brennende Wohnung. Aus der Öffnung, die die Scheibe zum Balkon getragen hatte, züngelten die Flammen. Nichts, absolut nichts war zu retten. Wieder packte ihn Peng, zog ihn weiter.
Auf der Münchner Straße kamen sie am Supermarkt vorbei. Auch hier herrschte blanke Anarchie. Durch die von der Druckwelle beschädigten Schaufenster drangen die ersten Plünderer in den Markt ein.
»Wir brauchen Vorräte«, ordnete Peng an. Ließ ihren handlungsunfähigen Begleiter stehen und stieg ebenfalls ein. Drinnen schnappte sie sich einen Korb und begann alles hineinzulegen, was ihr irgendwie nahrhaft schien. Dann boxte sie sich durch eine Menschentraube und ergatterte das letzte Sixpack Wasser.
Als Peng den Supermarkt durch das Loch in der Scheibe verließ, stand ihr Lebensgefährte noch immer regungslos in der Landschaft. Sie zog ihn weiter.
Schon von der Münchner Straße aus sahen sie, dass das Kontrollzentrum komplett zerstört war. Aus den Ruinen schlugen auch hier die Flammen. Ein schwerer Rückschlag. Auch hier kein Unterkommen, keine Rückzugsmöglichkeit. Die beiden Raketentechniker

waren völlig desillusioniert und entkräftet. Auf dem Spielplatz an der Straßenecke sanken sie auf zwei Federwippen mit Pferdchenkopf nieder. Außer Stande, wirklich über ihre Lage zu reflektieren und auch nur noch einen weiteren Schritt zu tun. Um sie herum wütete das Chaos. Für sie dagegen stand die Zeit still. Nur das Entsetzen in ihrer Umgebung tobte weiter.
»Wir können hier nicht bleiben«, brachte Peng endlich heraus.
Werner nickte teilnahmslos. Wieder blieb die Zeit stehen. Dann der Geistesblitz.
»Lass uns zur Lagerhalle gehen!«, drängte Peng und erhob sich. Werner nickte wieder, kam jedoch nicht hoch. Peng musste ihn hochhieven.
Als sie die Lagerhalle erreichten, sah die auch nicht besonders ermutigend aus. Teile hatten Treffer abbekommen, überall lagen Trümmer herum. Aber im Großen und Ganzen stand das Gebäude noch. Und es brannte nicht.
Ihre Codekarten funktionierten logischerweise nicht mehr. Wie also in die Halle hineinkommen? Peng rüttelte erfolglos an mehreren Eingangstüren. Wieder sah es danach aus, als wären sie ein weiteres Mal in einer Sackgasse gelandet. Werner stand daneben, wurde noch apathischer.
Doch Peng zog ihn weiter. Die Rückfront hatte von den Explosionen auf dem Flughafen mehr abbekommen. Die Rolltore, die zur Anlieferung von Triebwerksteilen dienten, hingen durch die Druckwelle gewaltig verzogen in den Laufschienen. Peng begann an einem zu rütteln, mühte sich, es aufzuschieben. Das Tor gab knarzend nach. Ein paar Zentimeter. Doch immer noch kein Durchkommen, aber zumindest ein Ansatzpunkt.
Sie hielt nach einem Hebel Ausschau, während Werner weiter verloren herumstand. Die Taschenlampenfunktion ihres Handys benutzend, leuchtete sie die Umgebung ab.

Neben einem Streukasten wurde sie fündig. Hier lagen mehrere Baumpfähle.
Wieder bei Werner, musste sie ihn förmlich dazu prügeln, sie beim Aufhebeln des Tores zu unterstützen. Anfangs war er mehr Hindernis als Hilfe.
»Werner, bitte, wir müssen da rein. Reiß dich jetzt zusammen!«
Schlussendlich stand er vor ihr, zusammen setzten sie den Hebel an und drückten nach oben. Das Tor machte wieder einen Ruck. Jetzt waren es an einer Stelle schon 15 Zentimeter. Zum Durchkriechen reichte es immer noch nicht.
Also noch mal ansetzen und ziehen, was das Zeug hält. Doch das Rollelement wollte den Weg nicht weiter freigeben. Beide mühten sich bis zur kompletten Erschöpfung.
»Wir kriegen das Ding einfach nicht weiter hoch«, gestand sich Peng resigniert ein.
Plötzlich kam Leben in den bisher so leblosen Werner. Er packte sich den Baumpfahl und begann in rasender Wut auf das Tor einzuprügeln. Peng ermahnte ihn, dass er damit auch nicht weiterkäme, doch Werner donnerte den Baumpfahl weiter gegen das widerspenstige Tor. Ein metallisches Knallen erfüllte die Nacht, hob sich von den Geräuschen in der Umgebung prägnant ab.
Dann der Durchbruch. Die Rolle des Elements brach. Nicht, dass man nun aufrecht hätte eintreten können. Doch die untere Planke ließ sich aber so weit nach oben biegen, dass man sich ins Innere schieben konnte.
Werner schlug noch mehrere Male sinnlos, aber zutiefst verzweifelt nach. Dann gelang es Peng, ihn so weit zu besänftigen, dass er von weiterer Klopperei abließ.
»Du ziehst das Teil da hoch und ich versuche, durchzukommen.«
Sie musste ihm den Baumpfahl aus der Hand winden, bis er endlich zugriff. Die zierliche Peng schlüpfte gut durch.
»Siehst du was?«, fragte Werner dümmlich.
»Nein, aber komm du jetzt.«

Von innen zog nun Peng am Rollelement. Werner schob die gehamsterten Vorräte ins Innere. Dann mühte er sich in die Öffnung. Mühte sich weiter und kam durch. Nicht ohne sich ein paar ordentliche Kratzer abzuholen.
Drinnen stockdunkel. Jetzt kam die Taschenlampe zum Einsatz. Peng leuchtete die riesige Halle aus. In den Regalen an den Wänden befanden sich zahllose Relikte vergangener Missionen.
»Wohin jetzt?«, kam es von Werner, der sich wieder ein bisschen gefangen hatte.
Peng wusste keine Antwort.
»Lass uns checken, was wir finden. Irgendwo wird schon was zum Schlafen sein.«
Sie ließen keine Türe aus. Drückten jede Klinke. Viele waren verschlossen. Logischerweise nirgendwo eine Schlafgelegenheit. Trotz allem schafften sie es aber ins Treppenhaus des Gebäudes.
»Rauf oder runter?«
Erst jetzt war Werner fähig, sich die Frage zu stellen, wie dieses Armageddon überhaupt über sie hatte hereinbrechen können.
»Das muss die Bombe auf München gewesen sein. Das heißt radioaktiver Fallout.«
»Also runter!«
Werner nickte und begann vorsichtig, die Treppe in den Keller herunterzusteigen. Unten wieder dasselbe Spiel. Sie drückten alle Klinken, die sie im Lichtkegel der Taschenlampe ausmachen konnten. Endlich fanden sie eine, die sich öffnen ließ.
Dahinter eine Abstellkammer, etwa zwölf Quadratmeter groß. Vollgemüllt mit Verpackungsmaterial. Daraus würden sie sich eine Schlafunterlage basteln. Plastiktüten, Luftpolsterfolien, Füllchips und auch entfaltete Kartons als Unterlage. Aufgeschlitzte Plastiktüten würden ihnen als Ersatz für die Bettdecke dienen. Sie schoben zusammen, was ihnen nutzbar schien.

Dann lagen sie im Dunkeln, auf Verpackungsmaterial gebettet. Arm in Arm. Teilten sich die Flasche billigen Weins, die Peng hatte abgreifen können. Beide komplett ausgepumpt und leer. Wieder kamen der jungen Chinesin die Tränen.
Die Kammer war genauso stockdunkel, als Werner aufwachte. Neben ihm lag Peng, in Verpackungsmaterial gehüllt. Ein menschliches Bedürfnis plagte ihn. In der totalen Finsternis ertastete er die Taschenlampe. Drückte sich hoch und schlich vorsichtig zur Tür, um die arme Peng nicht zu wecken.
Die Versuchung war groß, sich ein paar Meter weiter im Gebäude zu erleichtern. Doch der anständige Werner stieg die Treppe ins Erdgeschoss hoch. Auch hier alles stockfinster. Wo waren die Toiletten? Unter Druck leuchtete er den Korridor aus. Bis im Lichtkegel der Taschenlampe das Schild WC zu erkennen war. Setzte sich in Bewegung und erledigte sein Geschäft. Der Seifenspender drückte im noch pflichtbewusst etwas Seife in die Hand. Wasser kam aber keines mehr aus dem Hahn. Die Seife musste er sich mit Papierhandtüchern von der Hand wischen. Als er in den Keller zurückkam, hörte er schon Pengs besorgte Stimme.
»Werner, bist du's?«
»Ja! Alles Ok?«
Durch den Türrahmen in den Kellerraum tretend fand er Peng mit der leeren Flasche Wein in der erhobenen Hand hinter dem Türbogen stehen.
»Wo zum Teufel warst du?«
»Ich musste mal.«
»Du kannst mich doch nicht einfach hier unten liegen lassen!«
»Ich wollte dich nicht wecken!«
»Mach das nie wieder!«
Werner nahm ihr die Flasche aus der Hand und drückte sie an sich, für seine Dummheit immer wieder um Entschuldigung bittend. Auch als er fertig hatte, standen

sie da noch eine geraume Weile. Sich im Dunkeln haltend.
Dabei keimte in Werner ein seltsamer Gedanke. Peng würde nirgendwohin fliegen. Sie musste bei ihm bleiben. Er würde sie nicht verlieren. Wann würden wieder Flugzeuge abheben? Wenn von wo? Vielleicht hatte es China noch schlimmer erwischt! Zum ersten Mal seit Tagen spürte er die Erleichterung, nach der er sich so gesehnt hatte. Dass sie um ihr Überleben kämpften, erschien ihm reichlich belanglos.
»Wir müssen schauen, was draußen los ist«, brachte Peng endlich heraus.
»Erst sollten wir 'nen Happen essen.«
Vorsichtig lösten sich die beiden voneinander. Ließen sich auf ihr Lager nieder, schnappten sich eine Packung Kekse und spülten sie in völliger Finsternis mit einer Flasche Wasser herunter. Dann stellte Peng die Frage, die sie bis jetzt nicht fähig gewesen war zu stellen.
»Was war das?«
»Es muss der Dritte Weltkrieg sein. Was wir da gesehen haben, war die Bombe auf München.«
»Waren das die Russen?«
»Wahrscheinlich. Oder die Inder. Oder es waren deine Leute!«
»Sind wir jetzt Feinde?«
Peng hatte die Frage ohne einen Anflug von Ironie ausgesprochen. Jetzt durchfuhr Werner wieder der Schmerz, der in den vergangenen Wochen so an ihm genagt hatte. Er stöhnte.
»Ich werde dich immer lieben, mehr als alles andere. Aber wahrscheinlich stehen wir jetzt auf verschiedenen Seiten der Frontlinie. Lass es uns herausfinden! Obwohl es völlig egal ist.«
Peng zündete das Teelicht an. Das erleuchtete das Durcheinander aus Verpackungsmaterial, Schlafstatt und gehamsterten Vorräten. Beide unternahmen den sinnlosen Versuch, Ordnung in das Durcheinander zu

bringen. Dann klickte Werner die Taschenlampe an und drückte das Teelicht aus. Schweigend stiegen sie aus dem Keller herauf. Im Korridor oben schlichen sie vorsichtig in Richtung der Tür zur Halle.
Völlig unvermutet bewegt sich vor ihnen eine Silhouette. Dazu das Rascheln einer Bewegung. Werner schaltet die Lampe sofort aus. Verharrt in der Bewegung. Peng läuft auf ihn auf.
Nichts passiert. Absolute Stille.
»Was war das?«, flüstert Peng.
»Weiß nicht«, gibt Werner kaum hörbar zurück.
Beide stehen weiter wie angewurzelt im Dunkeln. Schließlich schaltet er die Taschenlampe wieder ein.
Vor ihnen steht der Kollege Schreiner vom Team Antennen. Auf seinem Rücken ein überdimensionaler Rucksack mit diversen aufgeschnallten Bündeln. In der Hand hält er eine Armbrust. Der auf dem Schaft liegende Pfeil zeigt direkt in ihre Richtung.
Den Kollegen Schreiner, Gerhard hatten viele im Kontrollzentrum hinter vorgehaltener Hand gelinde gesagt als schrulligen Kauz bezeichnet. Sein grauer wuchernder Ziegenbart unterstrich seine wunderliche Persönlichkeit. Kaum ein Wochenende, an dem er nicht zu seltsamen Events ausrückte, um dann irgendwo in der Wildnis für den Tag X zu trainieren. Wenn man ihn zur Unzeit erwischte, dann hielt er einem einen endlosen Vortrag darüber, wie wichtig es wäre, sich als Prepper auf das kommende Weltende vorzubereiten. Womit er allerdings verdammt recht gehabt hatte.
»Ach ihr seid es!«
Die Armbrust senkt sich nur langsam.
»Ich habe mir schon gedacht, dass ich hier nicht allein sein würde. Was macht ihr hier?«
Werner erklärt es ihm.
»Ich werde auch hier bleiben. Draußen ist alles verseucht. Mein Geigerzähler hat eine Dosis von mehr als einem Sievert da draußen angezeigt. Wo wollt ihr hin?«

Werner erklärt weiter. Gerhard gibt vor, es für keine gute Idee zu halten.
»Da draußen herrscht das absolute Chaos. Geht da nicht raus. Schon gar nicht unbewaffnet. Es ist viel zu gefährlich.«
»Weißt du, was los ist?«
»Nein, aber wir können es herausfinden. Ich habe ein Batterieradio.«
Peng und Werner lassen sich überzeugen. Gemeinsam steigen sie die Treppe in den Keller hinab. Unter dem Steg seiner Armbrust hatte Gerhard eine Taschenlampe befestigt, mit der er den Weg in den Keller ausleuchtet.
»Da unten ist sicher auch ein Unterschlupf für dich zu finden. Da müssen noch x andere Kellerlöcher sein. Frage ist halt, ob wir noch ein unverschlossenes finden«, plappert Werner vor sich hin. Vor sich sieht er den Lichtkegel tanzen.
Gerhard grunzt nur: »Wenn, dann kriege ich die Tür schon auf!«
Den Einwand von Werner, dass es Stahltüren seien, ignoriert er. Der öffnet die Tür zu ihrem Schlafgemach. Wundert sich dann schon etwas, wie unwirsch ihn Gerhard in den Kellerraum schiebt.
»Ist was?«
Jede Spur von Kollegialität ist aus Gerhards Stimme gewichen: »Das ist los: Irgendwie habe ich Glück gehabt, war auf einer Outdoor-Übung als die Scheiße hier passiert ist. Wolfratshauser Forst. Musste den ganzen Weg zurückhatschen. Und das unter nuklearem Fallout!«
Noch hat Werner nicht verstanden, worum es dem Ex-Kollegen und Prepper eigentlich geht: »Ja, und?«
Fragt er naiv, sich zum Mann mit Taschenlampe und Armbrust umdrehend. Dessen hässliches Gesicht komplett zur Fratze verzerrt.
»Mann, kapierst du es nicht? Ihr geht jetzt. Und ich bleibe hier. Ich brauche eure Vorräte. Ruhe mich hier ein bisschen aus!«

Werner ist völlig baff: »Das kannst du doch nicht machen!«
»Natürlich kann ich das!«
Aber er irrt sich. Hat nicht mit der kleinen Peng gerechnet. Die steht direkt hinter ihm, als er sich offenbart. Die zierliche Chinesin hat sich die leere Weinflasche geschnappt und zieht sie ihm kraftvoll über den Schädel.
Der Pfeil in der Armbrust löst sich, als die Flasche den Hinterkopf trifft. Werner spürt, wie das Geschoss ihm den rechten Oberarm aufreißt. Der Raketentechniker ist zu keiner Reaktion fähig. Blut beginnt in seinen rechten Ärmel zu sickern.
Der Angreifer ist erst man gelähmt. Einen satten Schlag auf den Hinterkopf steckt man nicht einfach so weg. Außerdem hat der sein Pulver verschossen, ohne einen tödlichen Treffer zu landen. Und er steht zwischen den Fronten. Als er sich umdreht, trifft ihn die Flasche ein zweites Mal. Diesmal voll ins Gesicht. So, dass sie zerspringt. Gerhard heult auf, lässt die Armbrust sinken und versucht, sein Messer zu greifen.
Doch Peng ist schneller. Mit der geborstenen Flasche hackt sie weiter auf das Gesicht des Aggressors ein. Kann noch einen entscheidenden Stich landen. Trotz des Halbdunkels. Ein schriller Schmerzensschrei erfüllt den Keller.
»Werner, tu was!«
Wie schon zuvor reagiert der spät, aber dann doch wirkungsvoll. Ein Ruck geht durch seinen Körper, er springt von hinten auf Schreiner auf. Trotz der Verletzung schlingt sich sein rechter Arm um den Hals des Angreifers. Mit dem linken hebelt er den Schwitzkasten.
Peng sticht erneut mit der zerborstenen Flasche zu. Sie muss sich gewaltig strecken, dass sie sie nicht ihrem Lebensgefährten in den Arm rammt.
Gerhard spürt den Schnitt in seinem Gesicht schmerzhaft. Will aufheulen, doch ihm fehlt die Luft. Es

wird nur ein heiseres Röcheln. Werners Gewicht zieht nach hinten, bringt den Ex-Kollegen ins Straucheln, zum Einknicken. Beide fallen.
Stark in seiner Aktion gehindert, will der verhinderte Plünderer weiter an sein Messer. Doch die Geistesgegenwart von Peng verhindert das. Sie setzt einen gezielten Tritt in seinen Unterleib. Der Schmerz ist höllisch.
Und Peng setzt nach. Springt dem am Boden Liegenden auf den Brustkasten. Auch Werner bekommt ordentlich was ab. Doch jetzt haben die beiden den Aggressor fixiert. Er kann nicht mehr agieren.
Peng dagegen schon. Unablässig rammt sie ihm die zerborstene Flasche ins Gesicht. Blut spritzt in Fontänen. Die Chinesin lässt erst ab, als er sich nicht mehr rührt.
Die Katastrophe war kaum 24 Stunden alt. Schon hatten sie einen Menschen töten müssen.
Stunden saßen sie im Dunkeln, nippten an einer Flasche Wasser und starrten ins Leere. Es dauerte eine Ewigkeit, bis sie sich daran machten, sich gegenseitig das Blut von Gesicht und Händen zu wischen.
»Wir müssen ihn loswerden«, konstatierte Peng unvermittelt.
Doch keiner der beiden konnte sich dazu aufraffen, es zu tun. Das Entsetzen darüber, wie sich ihr Leben von einem Tag auf den anderen in einen gnadenlosen Überlebenskampf verwandelt hatte, lähmte sie. Doch der Kadaver musste weg.
»Lass ihn uns ganz nach draußen bringen. Zur Abschreckung. Wir müssen eh raus. Schauen, was abgeht!«
Werner gelang es, sich aufzurichten. Er streckte Peng die Hand hin und sie zog sich hoch. Gemeinsam begannen sie, im Schein des Teelichts, dem Leichnam alles abzunehmen, was sie noch irgendwie brauchen könnten. Sie ließen dem Toten nur die Unterhose. Dann schleiften sie ihn in den Korridor und zogen ihn die Treppe hoch.

Oben manövrierten sie ihn weiter zum Rolltor. Peng hebelte das Tor auf, Werner schob ihn durch.
»So können wir ihn nicht liegen lassen«, sagte Peng.
Beide dachten nach.
»Doch, wir lassen ihn genau so liegen!«, war Werners Idee. »Machen das Tor komplett dicht. Die verfaulende Leiche wird dafür sorgen, dass hier keiner mehr versucht, reinzukommen.«
»Und wie kommen wir raus?«
»Es gibt genug andere Türen«, erklärte Werner. »Wir müssen eine von ihnen öffnen. So, dass wir sie auch wieder verschließen können.«
»Du hast recht.«
Sie begannen, Metallschänke zu leeren und vor die Öffnung im Rolltor zu schieben, um Eindringlinge und Leichengeruch außen vor zu halten. Danach entnahmen sie den Regalen alles, was sie tragen konnten. Legten es in, auf und vor die Schränke, sodass die nicht mehr zu bewegen waren. Das nahm Stunden in Anspruch. Dann war ihr Bunker dicht. Mehr oder weniger, denn die Radioaktivität würde trotzdem durch jede Ritze eindringen.
Im Bunker gab es nur Dunkelheit, Tag und Nacht kannten sie nicht mehr. Die meiste Zeit verbrachten sie damit, sich auf ihrem Lager aus Verpackungsmüll aneinander zu ergötzen. Mehrere Male am Tag gingen sie im Gebäude nach oben und schalteten das Radio ein, das sie in Gerhards Rucksack gefunden hatten. Zuerst blieben alle Frequenzen stumm.
Dann bekamen sie endlich einen Sender herein:
»Achtung, Achtung, hier spricht der Sender Krisenstab Österreich. Es folgt der Bericht zur Lage:
Die Republik wurde von diversen Atomschlägen getroffen. Die Ballungsräume Wien, Graz, Linz und Salzburg liegen nach unseren Informationen weitestgehend in Trümmern.«

Dem Sprecher versagte die Stimme. Mindestens eine halbe Minute war nur das Rauschen des Äthers zu vernehmen.
»Nicht nur Österreich, sondern ganz Westeuropa wurde von massiven Atomschlägen verwüstet. Die Informationslage ist aus verständlichen Gründen dürftig. Was wir mit einiger Sicherheit wissen, ist, dass auch unsere Nachbarstaaten Deutschland und Italien schwer in Mitleidenschaft gezogen wurden. Die Verlässlichkeit der Quellen ist kaum zu überprüfen. Wegen des durch die Kernwaffenexplosionen ausgelösten elektromagnetischen Pulses ist ein Großteil der Kommunikationseinrichtungen unwiederbringlich zerstört. Bis auf Weiteres ist von einer nuklearen Apokalypse globalen Ausmaßes auszugehen.«
Wieder Stille, hinterlegt mit leisem Rauschen.
»Liebe Mitbürgerinnen und Mitbürger, das Krisenkabinett der Republik Österreich hat eine Vielzahl von Maßnahmen ergriffen, um Gegenmaßnahmen gegen die massiven Zerstörungen einzuleiten, den Verwundeten und Obdachlosen die benötigte Hilfe zukommen zu lassen, Medikamente und Lebensmittel auch in die entlegensten Regionen zu transportieren, um so die Folgen der Katastrophe zu begrenzen. Wegen der umfassenden Zerstörungen gelingt das nur langsam und in einem Maße, das viele von Ihnen als unzureichend empfinden werden. Das Katastrophenkabinett bedauert dies zu tiefst und bittet alle Mitbürger, das ihre zu tun, um die Folgen des Notstands zu lindern.
Wegen des radioaktiven Fallouts werden die Bürger aufgerufen, sich möglichst in Kellern oder sonstigen Räumlichkeiten zu verschanzen, die wenig oder keinen Austausch mit der Außenwelt haben. Greifen Sie auf Vorräte zurück, die Sie für den Krisenfall angelegt haben. Gehen Sie nur im äußersten Notfall ins Freie.
Das nächste Bulletin des Krisenstabes Österreich wird morgen um dieselbe Zeit, zwölf Uhr mittags, gesendet.

Halten Sie durch und haben Sie Geduld! In dringenden Fällen üben Sie Nachbarschaftshilfe.«
Die Stimme verstummte, dazu ein weiteres Programm zu senden, war man offensichtlich nicht in der Lage. Peng und Werner blickten sich an, unfähig, das Gehörte zu kommentieren.
»Lass uns wieder in den Keller gehen«, schlug Werner schließlich vor.
Peng nickte und begann, die Treppe herabzusteigen. Werner folgte ihr. Unten krochen sie auf ihr Lager, lagen dort und starrten ins Dunkel.
»Was glaubst du, wer angefangen hat?«, fragte Peng, nachdem sie sich lange fassungslos angeschwiegen hatten.
»Schwer zu sagen«, antwortete Werner. »Wahrscheinlich werden wir es nie erfahren. Eigentlich ist es auch egal. Ich denke, einer hat angefangen und dann haben alle alles abgeschossen, was sie haben. Wir leben vermutlich nur noch, weil nicht alles hochgegangen ist, was da war.«
»Ich tippe auf Indien oder Pakistan. Dort war die Lage am kritischsten.«
Werner wusste keine Antwort. Er sah keinen Sinn darin, zu spekulieren.
»Was machen wir jetzt?«, kam es von Peng.
»Wir versuchen einfach, zu überleben. Mehr können wir nicht tun.«
Sie lagen weiter schweigend da und hingen ihren trüben Gedanken nach.
»Wir müssen das den Leuten da draußen auf dem Mars funken. Die müssen wissen, was hier los ist. Warum Oberpfaffenhofen sich nicht mehr meldet«, meinte Peng schließlich.
Werner hatte seit dem Einschlag nicht mehr an die Mission gedacht.
»Das wird nicht einfach werden. Wir müssten die Funkstation unter der Antenne in Betrieb nehmen. Wer weiß, was davon noch funktioniert. Vielleicht aber liegt alles in Trümmern. Ich fürchte, wir haben andere Probleme.«

»Wir sind es ihnen schuldig!«
Peng ließ keinen Zweifel daran, dass sie alles tun würde, ihr Vorhaben durchzuziehen.

~

Das war vor einem halben Jahr gewesen. Seitdem waren sie zu Jägern und Sammlern geworden. Alle zwei bis drei Tage verließen sie ihren Unterschlupf, um neue Vorräte zu hamstern und sich einen Überblick über die Lage da draußen zu verschaffen.
Meist war die schlechter als bei der Exkursion davor. Was einst ein blühender Vorort von München gewesen, war jetzt eine verlassene Ruinenlandschaft. Nur noch wenige Überlebende fanden hier ihr Auskommen. Generell ging man sich aus dem Weg.
Die erhoffte Hilfe von außen war nicht eingetroffen. Keine Hilfskonvois mit Lebensmitteln, Medikamenten und Kleidung. Ab und an trafen die beiden auf kleine Gruppen, die sich auf der Suche nach besseren Lebensumständen auf den Weg machten. Doch wohin? Seit Wochen hatten auch die mittäglichen Übertragungen aus Österreich aufgehört. Jeder, der sich aufmachte, begab sich auf einen Marsch ins Ungewisse.
In den wenigen Gebäuden, die noch bewohnbar waren, hatten sich verschworene Cliquen verschanzt. Denen näher zu kommen, war nicht ratsam. Die Bewohner sahen jeden Besucher als potenziellen Gefährder ihrer armseligen Existenz an. Wenn sich jemand aus seiner Behausung wagte, hatte der immer die gespannte Armbrust, Mistgabel oder auch eine Flinte in der Hand. Jeder auf der Müllkippe, in die sich Oberpfaffenhofen verwandelt hatte, auf der Suche nach etwas Brauchbaren.
Die Zerstörungen, die die massiven Atomschläge hervorgerufen hatten, führten zu einer nie dagewesenen Freisetzung von Asche- und Rußpartikeln. Die rieselten jetzt auf des Umland herab und bedeckten die Landschaft

mit einer grauschwarzen Schicht. Wenn es regnete, war der Boden schleimig, unangenehm glitschig. Man musste seine Schritte mit Vorsicht wählen.
Auch in der Atmosphäre hatten sich die Partikel zwangsläufig angesammelt. Was dazu führte, dass der Himmel permanent grau verhangen war. Wolken zeigten sich nicht mehr als die blütenweißen Wattebäuschchen von vor dem Inferno, sondern als schmutzige Klumpen, die auch entsprechend verseucht abregneten. Gab es Niederschlag, dann hieß es sofort Schutz unter allem zu suchen, das den bieten konnte. Nur nicht sich von der Brühe weiter kontaminieren lassen.
Die Temperaturen entsprechend niedrig. Das Thermometer stieg selten über zehn, zwölf Grad. Ein Glücksfall. Prognosen hatten einen atomaren Winter vorhergesagt, der die nächste Eiszeit einleiten würde. So weit war es nicht gekommen. Noch nicht, zumindest hier im Voralpenland. Wie es in anderen Teilen Europas und auf der restlichen Welt aussah, würde auf Jahre oder für immer ein Geheimnis bleiben.
Vor dem Keller lagen Unterwäsche, zwei Overalls, Winterjacken. Nur die Armbrust hatte Werner von drinnen mit herausgenommen. Im Schein des Teelichts zogen sie sich alles an, was herumlag. Hingen sich die Rucksäcke über, in denen sie ihre Beute zum Bunker schleppen wollten. Draußen die übliche Suppe. Wenigstens regnete es nicht.
»Wohin gehen wir?«
Auch Peng war unschlüssig: »Lass es uns wieder mal in Weßling probieren. Da waren wir schon lange nicht mehr.«
Werner zuckte mit den Schultern und sie setzen sich schweigend in Bewegung. Der direkte Weg in die Ortsmitte maß etwa zwei Kilometer. Den würden sie aber nicht nehmen. Auf ihren früheren Exkursionen hatten sie Pfade ausgekundschaftet, die es ihnen erlaubten, sich möglichst ungesehen fortzubewegen und die Ansiedlungen anderer Überlebender zu meiden. Was sie

aber auf einen Zickzackkurs zwang, der die Strecke bedeutend verlängerte.
Eine Stunde später kamen sie im Ortskern von Weßling an. Hier standen noch alle Gebäude, der Kern war von Raketen oder sonstigem Beschuss verschont geblieben. Alle machten einen verwahrlosten Eindruck. Bei manchen konnte man erahnen, dass hier noch Menschen hausten. Hier waren die Türen geschlossen, die Fenster verbarrikadiert. Die verlassenen Häuser erkannte man daran, dass alles offen stand und der Blick hinein erkennen ließ, dass sich hier nichts mehr von Wert befand.
Ihr Ziel waren die Felder hinter dem Bahnhof, hinter dem sie von der Durchfahrtsstraße auf die Gleise einbiegen wollten, um sie zu überqueren.
Doch sie kommen nicht weit. In dem Moment, in dem der Bahnhof den Blick freigibt, sehen sie die Gruppe von Hamsterern, die denselben Plan hatte wie sie. Die sind mit Knüppeln, Stichwaffen und Stangen bewaffnet.
Werner bleibt im ersten Moment wie angewurzelt stehen. Peng dagegen reagiert sofort. Packt ihn am Gurt des Rucksacks und reißt ihn herum.
»Weg hier!«
Beide beginnen zu laufen. Zuerst die Durchfahrtsstraße entlang, schnell schlagen sie sich aber in die nächstbeste Querstraße, um sich den Blicken ihrer Konkurrenten zu entziehen. Biegen dann beim nächsten Einfamilienhaus in die Einfahrt, rennen am Haus vorbei in das, was früher mal der Garten gewesen war. Durchqueren den und hechten über den ramponierten Zaun, der das Grundstück vom anliegenden trennt.
Vor ihnen ein Doppelhaus. Sie entscheiden sich für die rechte Haushälfte. Was einst die Terrassenfenster gewesen waren, sind jetzt nur noch leere Rahmen, gespickt mit Splittern. Die beiden huschen durch, treten auf Glassplitter, biegen in den nächsten Türrahmen. Drücken sich dahinter an die Wand, gehen in die Hocke

und verharren regungslos. Der Fäkaliengeruch ist penetrant. Doch sie können jetzt nicht aus. Das wäre zu gefährlich. Nur nicht auf sich aufmerksam machen. Die Pulsfrequenz der beiden am Anschlag. Nicht nur von der Lauferei.

Langsam kommen Peng und Werner wieder zu Atem. Aufmerksam lauschen sie den Geräuschen in ihrer Umgebung. Nichts deutet darauf hin, dass ihre Verfolger ihnen noch auf den Fersen sind.

Angespannt warten sie, horchen und lassen ihre Blicke durch das Zimmer schweifen. Das, wo sie da gelandet sind, musste einmal das Arbeitszimmer gewesen sein. Nicht sehr groß, beherbergte es Regale und Schränke ohne Türen. Ihnen gegenüber stand das, was ein Schreibtisch gewesen war. Viel war von dem guten Stück aus Pressspan nicht mehr übrig. Die Feuchtigkeit hatte die billigen Platten aufquellen lassen. Darüber eine Pinnwand, auch in erbärmlichem Zustand. An ihr Fotos in freier Wildbahn, auch posierte auf vielen ein bärtiger Mann in der Bildmitte. Die beiden haben wahrlich andere Sorgen und widmen den Schnappschüssen nur wenig Aufmerksamkeit. Bis zu dem Moment, als Werner plötzlich aufspringt und sich vorsichtig der Pinnwand nähert. Die Armbrust in der Hand, um sich spähend, ob ihn nicht doch jemand von draußen beobachtet.

Vor der Pinnwand verharrt er und beginnt, die Fotos genauer zu betrachten. Von einem unvermittelten Impuls getrieben, zieht er ein Foto samt Pin aus der Wand. Entfernt ihn und steckt ihn brav wieder an die Stelle, an der er bis eben gesessen hatte. Dreht sich triumphierend zu Peng um. Die schaut ihn verwundert an. Kann mit seinem Interesse an privaten Schnappschüssen der ehemaligen Mieter nichts anfangen.

Zurück bei ihr, geht Werner wieder in die Hocke. Zeigt ihr das Foto: »Das ist Gerhard Schreiner. Er muss hier gewohnt haben.«

Jetzt versteht Peng schlagartig, warum Werner sich für die Schnappschüsse interessiert.

»Du meinst, wie sind in dem Haus von dem Arschloch?«
»Genau!«
»Was machen wir jetzt? Es niederbrennen? Hier gibt es ja nichts mehr zu holen.«
»Da irrst du dich! Die wenige Male, die ich mit ihm in der Kantine zusammensaß, hat er immer etwas von seinem Bunker gefaselt.«
Peng denkt kurz nach.
»Wenn es den wirklich gibt, dann hat den sicher schon jemand geplündert.«
»Das muss nicht sein, denn ich nehme mal an, dass das Ding gut gesichert und getarnt ist. Wenn abgesperrt ist, dann kommt man da nicht so leicht rein.«
»Das ist richtig«, stimmte ihm Peng zu. »Aber wie sollen wir da reinkommen?«
Um sich gleich selbst die Antwort zu geben: »Er hatte einen Schlüsselbund bei sich, als er bei uns war.«
Werner lacht: »Genau. Wir gehen jetzt in den Keller, suchen die Bunkertür. Dann holen wir den Schlüsselbund. Und schon haben wir die Luxusunterkunft, bis oben voll mit Vorräten.«
Auch Peng muss grinsen, denn der Gedanke, sich den Unterschlupf und den Proviant des Mannes zu sichern, der sie hatte komplett ausrauben wollen, erfüllt sie mit Genugtuung und Freude.
Ohne noch große Vorsicht walten zu lassen, machen sie sich auf den Weg in den Keller. Und werden mit dem Jackpot belohnt. Zumindest allem Anschein nach. Im Licht der Taschenlampe finden sie eine massive Stahltür, die abgesperrt ist. Wenn der Typ nicht aus krankem Imponierzwang gelogen hatte, dann musste dahinter der besagte Bunker liegen.
Doch noch war nichts in trockenen Tüchern. Sie mussten zurück zu ihrem Basislager, den Schlüsselbund finden und wieder herkommen.
»Los, lass uns den Schlüssel holen!«

Sie zögerten keine Sekunde. Trotz des Fiebers, das sie gepackt hatte, ließen sie die Vorsicht nicht außer Acht. Nahmen alle Umwege, die sie ausgekundschaftet hatten, um ungesehen zu bleiben.
Nach der Stunde, die sie dafür brauchten, öffneten sie ungeduldig ihren Unterschlupf. Sie zündeten jetzt hastig das Teelicht an. Fingen damit an, unter den verbliebenen Verpackungsmaterialien nach den Sachen zu suchen, die sie dem ruchlosen Prepper abgenommen hatten. In einer Tüte aus Luftpolsterfolie fanden sie seine Habseligkeiten. Werner drehte sie ohne zu zögern um und ließ den Inhalt auf den Kellerboden regnen. Ein metallisches Klirren erfüllte den Raum. Peng ging sofort zu Boden, denn die schummrige Beleuchtung erlaubte nicht zu erkennen, was da zu Boden gefallen war.
»Bingo«, entfuhr es ihr, als sie wieder nach oben kam. In der Hand hielt sie einen Schlüsselbund. Einige der Schlüssel sahen verdammt nach Bunkertür aus. Werner machte Anstalten, sofort wieder aufzubrechen.
»Sollten wir nicht bis morgen warten?«, gab Peng zu bedenken.
»Sollten wir, aber ich bin zu aufgeregt. Ich will sofort wissen, ob sich unsere Zukunft hinter dieser Tür verbirgt.«
Auch Peng war voller Hoffnung, dem Keller in der Lagerhalle entkommen zu können. Sie brachen wieder auf. Trotz Müdigkeit und Risiko. Und hatten Glück. Kamen, ohne gesehen zu werden, wieder zu Schreiners Haus zurück. Es begann, schon zu dunkeln. Würden sie des Nachts wieder ins Kontrollzentrum zurückkehren müssen? Am Bahnhof gingen sie freilich nicht vorbei.
Die Batterien der Taschenlampe schon recht schwach, aber sie leuchtet noch. In deren Schimmer, von Peng gehalten, probiert Werner die Schlüssel am Bund der Reihenfolge nach durch. Der dritte schlüpft ins Schloss, aber lässt sich nicht drehen. Werner flucht.

Zieht den Schlüssel ab und probiert den nächsten. Auch der geht ins Schloss. Und sperrt. Vorsichtig öffnet er die Tür. Peng leuchtet in den Raum.
Welche Abgründe sich auch in Gerhard Schreiner verborgen hatten mögen, gelogen hatte er nicht. Im diffusen Licht der ausgelutschten Taschenlampe sehen die beiden ihren Jackpot.
Sie stehen in einem voll ausgerüsteten Bunker. Überall stapeln sich Vorräte und Ausrüstungsgegenstände. Instinktiv greift Werner zum Lichtschalter neben der Tür. Der hat auch noch Strom, der von einer fetten Batterie kommt. Daneben ein fahrbarer Dieselgenerator.
Völlig fassungslos stehen die beiden im hell erleuchteten Raum. Komplett baff und verwirrt von dem Anblick, der sich ihnen bietet. Geblendet vom Schein der Lampe an der Decke. Minutenlang. Sie können nach all dem Elend ihren Durchbruch nicht fassen.
Dann die Erkenntnis:
»Wir müssen raus aus den Klamotten. Sonst kontaminieren wir alles!«
Wieder durch die Tür zurück, beginnen sie, sich vollständig zu entkleiden. Dann wieder hinein, Türe zu und abgesperrt. Flugs unter die Dusche auf der anderen Seite des Raumes.
Das Wasser kalt, doch so frisch, so ungewohnter Luxus. In ihrer benetzten Nacktheit fallen sie sich in die Arme und beginnen, sich zu berühren, zu kosen, sich zu spüren und zu entdecken. Doch verlieren sich noch nicht völlig. Drehen das wertvolle Nass ab und teilen sich das Handtuch.
Dann brechen alle Dämme. Auf der schmalen Pritsche in der Ecke des Bunkers verzehren sie sich in einer Leidenschaft, die sie nicht mehr für möglich gehalten hätten.
Die Entscheidung am Morgen musste nicht explizit gefällt werden. Beiden war unausgesprochen klar, dass sie in Schreiners Unterschlupf umziehen würden. Im neu

gewonnenen Luxus gönnten sie sich ein Frühstück mit Instantkaffee und Trockenmilch. Die Scham notdürftig mit einer von Schreiners Ersatzunterhosen bedeckt.
Dann machten sie sich daran, auch die kleinste Luke zu inspizieren. Der Schrat hatte wirklich an alles gedacht. Es mangelte an nichts. Unter der Spüle fand Peng in einer Blechdose eine Pistole und mehrere volle Magazine.
»Der Typ hatte sogar eine Knarre«, meinte Peng trocken.
Werner starrte perplex auf das Kästchen und seinen metallisch glänzenden Inhalt.
»Krass!«
Sein einziger Kommentar. Peng lud die Pistole. Legte sie neben die Stahltür.
»Ab jetzt brauchen wir uns nicht mehr zu verstecken!«
Der Blick von Werner ratlos, fragend. Womit aber das Thema erledigt war. Stattdessen warfen sie sich wieder auf das Lager und begannen, sich in ihrer neu gewonnenen Reinheit zu bearbeiten.
Stunden später lagen die beiden immer noch aneinandergeschmiegt in der Horizontale.
»Müssen wir noch mal zurück?«, fragte sich Werner gedankenverloren.
»Auf jeden Fall!«
»Stimmt, wir müssen die Vorräte sichern.«
»Das auch. Aber du weißt, was ich meine. Wir müssen Kontakt mit denen da oben aufnehmen. Sie haben ein Recht zu erfahren, was hier passiert ist.«
»Du denkst daran, den Generator dazu zu verwenden, um die Funkanlage wieder in Betrieb zu nehmen?«
Peng nickte.
»Was bringt es den armen Teufeln da oben, wenn ihnen klar wird, dass sie verloren sind? Nichts! Das Risiko, mit dem Generator darüber zu laufen, ist immens. Wenn uns jemand sieht, dann wird das Teil sofort unstillbare Begehrlichkeiten wecken.«
»Das stimmt. Aber wir sind es den Leuten da oben schuldig.«
Werner schaute die Frau, die neben ihm lag, zweifelnd an.

»Wir sind dann leichte Beute.«
Dem musste Peng zustimmen. Die beiden lagen im Halbdunkel und dachten nach. Doch die Raketenspezialistin aus dem Reich der Mitte ließ nicht locker.
»Wir haben jetzt die Pistole. Wenn wir nachts gehen, dann sieht keiner so genau, welchen Schatz wir da transportieren. Wenn uns jemand zu nahe kommt, dann müssen wir eben schießen.«
»Willst du das wirklich?«, fragte Werner ohne viel Hoffnung. Doch er wusste, dass er keine Chance hatte.
Zwei Tage später brachen sie auf. Die Sonne war vor einer halben Stunde untergegangen.
Peng würde die Lage auf ihrem Marsch auskundschaften. In ihrer Jackentasche verbarg sie die Pistole, die sie gnadenlos abfeuern würde, sollte es zur Konfrontation kommen.
Doch Plan war, dass es dazu nicht käme. Sobald die Kundschafterin auf potenziellen Widerstand stieße, würde sie sofort abdrehen und Werner Zeichen geben. Dann hieße es abtauchen und einen anderen Weg wählen.
Und sie hatten Glück. Zweieinhalb Stunden kundschaften, Entwarnung geben, nachrücken. Dann hatten sie den Flugplatz erreicht. An der Halle nahmen sie einen Werkzeugkasten auf, spurteten weiter zur Funkstation mit aufgesetzter Antenne. Die Tür hatten sie vor Wochen aufgebrochen. Doch gebracht hatte es nichts. Schnell war ihnen klar geworden, dass sie ohne eine Stromquelle hier nichts ausrichten konnten.
»Wenn die Antenne beschädigt ist, was haben wir dann noch für Optionen?«, fragte sich Peng.
Werner antwortete nicht, gönnte sich keine Pause. Die erste Herausforderung war, den Generator so an das nicht mehr unter Strom stehende Netz im Funkraum anzuschließen, dass die Funkstation hochgefahren werden konnte. Problematisch nicht etwa, dass die Rechner und Sender der Funkstation nicht mit 230 Volt

Spannung kompatibel wären, sondern an das Kabel zu kommen, das die Station mit Strom versorgte.
Der Senderaum war komplett abgeschirmt und alle Kabel liefen vorschriftsmäßig in dafür vorgesehenen Kabelkanälen. An die man jedoch nur schlecht oder nicht zerstörungsfrei herankam. Das Werkzeug, bestehend aus Schraubenziehern, Bohrmaschine, Sägen, Isolierband und einem lächerlich kleinen Hammer erleichterten das Entfernen der Verkleidungen keineswegs. Immer wieder war brutale Gewalt gefordert. Wobei aber nichts Wichtiges beschädigt werden durfte. Das Herantasten in den Bereich zwischen Demontage und Zerstörung war nervenaufreibend. Werner schaffte es, sich beim Entfernen einer Verschalung den Zeigefinger der linken Hand blutig zu hämmern. Nur die unzureichende Schlagkraft des Hämmerchens verhinderte Schlimmeres.
Nach zwei Stunden hatten sie eine Leitung freigelegt, die sie als Stromzuführung der Funkanlage identifizierten. Im Prinzip mussten sie nur einen Stecker auf das Kabel setzen. Dann würde einem ersten Versuch nichts im Wege stehen. Bloß woher einen Stecker nehmen?
Die zum Auf- und Draufschrauben gab es schon seit Jahrzehnten nicht mehr. Sie waren gezwungen, einen abzuschneiden. An einer Lampe, die auch schon bessere Zeiten gesehen hatte, fanden sie einen. Sogar mit Schutzleiter. Mit einem der Schraubenzieher gelang es halbwegs, die Kabelenden abzuisolieren. Dann verdrillten sie sie und klebten sie mit dem Isolierband ab. Unter normalen Umständen hätte Werner einen solchen Pfusch nie geduldet.
Nun die Stunde der Wahrheit. Der Generator sprang an, tuckerte Verbrennungsgase ausstoßend. Lange würde das so nicht gehen. Doch der Wunsch zu wissen, ob sich der Sender hochfahren ließe, war übermächtig. Peng drückte den Hauptschalter. Mehrere Rechner begannen zu booten. Werner schaltete einen der Monitore ein. Abgasgeruch lag in der Luft.

Dann poppte das Loginmenü auf. Besser noch: Werner konnte sich mit seinem Account einloggen. Die Krönung war, dass er mit einem Click das Spacemail Menü aufrufen konnte. Es ähnelte sehr einem E-Mail-Browser.
»Was schreiben wir denen jetzt?«, fragte Peng.
Eine gute Frage. Werner wusste so keine Antwort. Er tippte als Begrüßung: »Hallo Besatzung des Mars Occupation Vehicle, das Kontrollzentrum in Oberpfaffenhofen muss euch leider mitteilen, dass ...«
Peng und Werner schwiegen sich eine Weile an. Dann formulierten sie abwechselnd Statements, um die Situation zu beschreiben. Doch mit Worten ließ sich das Desaster, mit dem sie sich konfrontiert sahen, kaum erklären. Die Luft um sie herum wurde dicker. Werner zwang sich zu einer Entscheidung.
»Wir fahren alles noch mal herunter. Dann können wir uns überlegen, welche Message wir absetzen.«
»Ja. Wir können nicht einfach so die absolute Katastrophenmeldung mailen.«
Sie feilten ewig am Text. Saßen da im Abgasgestank und rangen sich eine Beschreibung des Unvorstellbaren ab. Doch wie konfrontiert man Menschen auf dem Mars damit, dass es kein Zurück mehr für sie geben würde? Nach mehr als einer Stunde stand der kurze Text schließlich. Sie notierten ihn auf die Rückseite eines Fetzens Papier, den sie aus dem Papierkorb gezogen hatten.

»Hallo Besatzung des Mars Occupation Vehicle, wir müssen euch leider mit extrem schlechten Nachrichten konfrontieren.
Oberpfaffenhofen wird von einer Katastrophe ungeahnten Ausmaßes heimgesucht. Soweit wir es einschätzen können, wurde München durch einen Atomschlag komplett zerstört. Auch hier vor Ort sind die Zerstörungen gravierend. Wir haben jeglichen Kontakt mit der Außenwelt verloren, gehen daher davon aus, dass

auch der restliche Planet durch den Dritten Weltkrieg schwer in Mitleidenschaft gezogen wurde. Wir bedauern, euch keine besseren Nachrichten übermitteln zu können, aber ihr seid nun völlig auf euch selbst gestellt. Jegliche Form von Unterstützungsmission ist von unserer Seite nicht mehr darstellbar.
Wir haben die Mondstation in Kopie gesetzt. Auch der Besatzung dort wünschen wir alles Gute.
Wir hoffen inständig, dass euch diese Mitteilung erreicht. Über eine Antwort würden wir uns freuen, können aber nicht garantieren, dass wir das System ein weiteres Mal zum Abrufen hochfahren können. Wir kämpfen in einer stark radioaktiv verseuchten Umgebung ebenfalls ums Überleben.

Eure Peng Chu und euer Werner Laube.«

Komplett übermüdet fuhren sie die Funkanlage wieder hoch.
»Meinst du, dass die die Mail bekommen werden?«, fragte Peng.
Werner ging eigentlich davon aus, dass das nicht der Fall sein würde. Dachte aber mit Schrecken daran, wozu Peng ihn noch alles verdonnern könnte, um sicherzustellen, dass die Mitteilung ankam.
»Wir schicken die Mail jetzt und dann sehen wir weiter. Die Satelliten müssten noch in Position sein. Das Ding kommt schon durch.«
Auch Peng war so realistisch, dass sie einsah, dass sie keine andere Möglichkeit hatten, außer die E-Mail auf gut Glück abzusetzen. Sie schaltete den Generator ein. Der begann wieder Abgase zu produzieren.
Das Spacemailsystem fuhr wieder hoch. Werner öffnete erneut das Eingabefenster und begann, den Text einzutippen. Peng schaute ihm aus sicherer Entfernung zu, falls die Luft zu dick würde. Aber Werner wusste, wie man tippt. Nach zehn Minuten klickte er auf schicken.
»Scheiße!«

Peng hörte trotz des Lärms des Generators deutlich den Fluch. Mit ein paar Schritten stand sie hinter Werner.
»Was ist los?«, wollte sie wissen.
Der Bildschirm gab ihr die Antwort.
»Um diese Mail abzuschicken, benötigen Sie Administratorenrechte für den Spacemailzugang.«
»Wir können nicht schicken«, konstatierte Werner verzweifelt.
Jetzt fluchte auch Peng. Ernüchtert fuhren sie die Sendeanlage herunter und schalteten den Generator aus.
»Lass uns eine Pause machen. Vielleicht fällt uns was ein«, schlug Werner resigniert vor.
Peng nickte stumm. Beide machten sich auf den Weg in den Keller. Erneut diente ihnen die Abstellkammer als Schutzraum. Nachdem sie sich vor der Stahltür ihrer Kleidung entledigt hatten, kamen sie drinnen auf ihrem Lager aus Verpackungsmüll zu liegen. Schwierigkeiten einzuschlafen hatten sie nicht.
»Bist du wach?«, fragte Werner später ins Dunkel. Peng bejahte.
»Was machen wir jetzt?«
Schweigen. Beide lagen auf dem Lager aus Luftpolsterfolien, Schaumstofffetzen und Plastikchips. Spürten einander und dachten nach.
»Wo können wir das Passwort herkriegen?«
»Wir werden es nicht bekommen. Das wissen nur der Administrator und die Chefs. Und wir wissen nicht, ob die noch leben oder wo die hin sind.«
In ihrer Verzweiflung begannen sie, sich zu kosen, aneinander zu reiben und sich zu erregen. Den Liebesakt begleitete das rhythmische Knirschen der Plastikfolien und Chips.
Nach vollzogenem Beischlaf lagen sie wieder im Dunkel der Abstellkammer. Schwiegen sich an. Dem befriedigten, aber verzweifelten Werner kam die Idee.
»Wenn wir die Workstation hochfahren, dann müssten wir die Möglichkeit haben, in den Wartungsmodus auf

Kommandozeilenebene zu kommen. Im Wartungsmodus sind wir automatisch »Root« und haben alle Rechte«.
Peng dachte nach, musste sich aber eingestehen, den Wartungsmodus nie aufgerufen zu haben.
»Ich habe keine Ahnung, könnte aber klappen. Wie setzen wir dann die Mail ab?«
»Es muss eine Möglichkeit geben, eine Mail im Kommandozeilenmodus abzusetzen.«
Werner hoffte inständig, dass es klappen würde. Zumindest in der Form, dass sie keine Fehlermeldung bekommen würden. Was ihnen die Möglichkeit gäbe, in den Bunker in Weßling zurückzukehren und die gefahrenreiche Exkursion zu beenden.
Oben angekommen, wieder dasselbe Spiel. Nachdem der Generator tuckerte und die LED des Bildschirms leuchtete, drückte Werner auf den Ein-Aus-Knopf der Workstation. Der Bildschirm begann sich mit kryptischen Textzeilen zu füllen, die anzeigten, dass das System sich bootete. Werner starrte gebannt auf den Monitor. Der gab weiter endlose Meldungen aus, wobei er kaum die Zeit hatte, sie zu lesen.
Schließlich poppte die Meldung hoch, auf die er so sehnsüchig gewartet hatte: »Please hit F10 to enter maintainance menu.«
Werner begann, frenetisch auf die Taste einzuhämmern. Und kam ins Menü. Jetzt hatte er alle Rechte, die er brauchte. In einem Terminal begann er sämtliche Seiten des Befehlsmanuals aufzurufen, hoffend das Kommando zu finden, das ihm ermöglichen würde, die Spacemail abzusetzen.
Neben ihm tuckerte weiter der Generator. Lange würde er nicht mehr arbeiten können. Dann wäre die Luft eindeutig zu dick. Gerade als er dabei war, die Pause zum Durchatmen einzulegen, vernahm er Peng hinter sich.
»Schau mal, was ich gefunden habe!«
In der Hand hielt sie etwa zehn Meter Verlängerungskabel.

Was hieß, dass das Spiel wieder von vorne begann. Sie fuhren die Workstation wieder herunter, kappten die Stecker des Verlängerungskabels, isolierten sie ab, zogen das Isolierband vom Stecker ab und setzten das Kabelstück zwischen Leitung und Stecker. Wieder blieb ihnen nur die Möglichkeit, die Kabel notdürftig zu verdrillen und mit Isolierband zu umwickeln. Jetzt konnten sie den Generator in sicherer Entfernung aufstellen.

Danach wieder alle Schalter umlegen und auf den Bildschirm starren. Werner brachte sich durch das wiederholte Drücken der F10-Taste wieder ins Wartungsmenü. Das System machte ihn automatisch zum Superuser.

Peng hatte von irgendwoher einen Klappstuhl organisiert. Jetzt saßen sie zu zweit vor dem Bildschirm und studierten die Handbuchseiten verschiedenster Befehle. Dann trial and error. Diverse Befehlszeilen mit verschiedensten Optionen absetzen. Kopieren, tippen, einfügen und Eingabe. Dann wieder die Fehlermeldung und der nächste Versuch. Stunden saßen sie da. Immer befürchtend, dass dem Generator der Sprit ausgehen würde. Je länger sich die Frickelei hinzog, desto derber wurden die Flüche.

Dann endlich die Erlösung. Wieder hackte Werner ohne große Hoffnung eine neue Befehlszeile in die Tastatur. Dann Return.

Nichts passierte. Der fehlende Prompt zeigte an, dass der Rechner arbeitete. Nach atemberaubenden Minuten die erlösende Antwort. »Your spacemail was sucessfully sent to MOV@mars.space and to lunarbase@moon.space.«

Völlig ausgelaugt packten sie ihren Krempel zusammen. Draußen regnete es, doch zwischen schwarzgrauen Wolken schien sogar die Sonne durch. Der Weg zurück würde erst in einigen Stunden möglich sein. Brav schleppten sie Generator und restlichen Krempel in den Keller.

Vor der Stahltür legten sie alles ab, auch die nun sicherlich komplett verseuchte Unterwäsche. Fielen auf ihre Schlafstatt aus Plastikresten. Doch noch dachten sie nicht an Schlaf. Sobald sie da lagen und den Körper des anderen so nahe spürten, gab es kein Halten mehr. Sie liebten sich ohne auch nur eine Sekunde zu zögern, ohne auch nur einen Moment innezuhalten. Die Leidenschaft noch intensiver, noch körperlicher als je zuvor. Inmitten der Verpackungsreste. Ihr Elend für eine Weile hinter sich lassend. Nicht wissend, welches Entsetzen ihnen der morgige Tag bringen würde.

Kapitel 14: Angriff ist die beste Verteidigung

12.03.2049

Sally saß im Überlebensmodul neben dem schlafenden Leroy, als die Spacemail aus Oberpfaffenhofen den Mars erreichte. Ein Piepen des Rechners vor ihr meldete, dass sich irgendetwas getan hatte.

Doch Sally ignorierte das Piepen. Das Ding gab in überschaubaren Abständen immer wieder Statusmeldungen von sich, die von der genervten Crew aber meist nicht beachtet wurden.

Besonders jetzt. Denn Sally hatte sich aus dem Filmangebot auf dem Rechner »Harry und Sally« aufgerufen. Sie genoss die Entspannung, die ihr der Film eineinhalb Stunden bieten würde. Das Eintauchen in eine Welt, in der es noch so viel anderes gab als den nackten Kampf ums Überleben.

Der war nach dem Tod von Kommandantin Rewina noch ermüdender geworden, denn spätestens jetzt hatte keiner mehr Zweifel daran, dass die Mission in keinster Weise so verlief wie geplant. Der absolut lebenswichtige Nachschub hatte sich als schäbiges Almosen erwiesen. Noch dazu hatte er die Crew ihrer Kommandantin beraubt.

Der Schock über das Verhalten von Martian saß tief. Was eine weitere maschinelle Hilfskraft hätte sein sollen, hatte sich als bedrohlicher Gegner erwiesen. Nach dem ersten Schock hatte die Crew versucht, erneut Kontakt mit Martian und dessen Raumschiff aufzunehmen. Die Antwort ließ keine Zweifel an den Absichten des Neuankömmlings.

»Ich habe den Nachschub ordnungsgemäß abgeliefert. Erwarten Sie keine weiteren Unterstützungsleistungen von mir. Ich beginne jetzt damit, den Mars für Y-Space in Besitz zu nehmen. Jeglicher Versuch, dieses Vorhaben zu

stören, wird als feindlicher Akt betrachtet und erbarmungslos zurückgeschlagen.«
Als Sally nach dem Genuss des Filmes die Spacemail endlich bemerkte, stellte sie sofort Kontakt mit dem Ausrüstungsmodul her. Sie vermeldete, dass man die langersehnte Nachricht vom Planeten Erde habe. Alle horchten erwartungsvoll auf und unterbrachen ihre momentane Tätigkeit.
Sally beginnt vorzulesen. Erst schwingt in ihrer Stimme noch die Begeisterung mit, die gute Nachricht verkünden zu dürfen. Je weiter sie liest, desto enttäuschter wird ihre Intonation.
»Das muss ein Irrtum sein, bist du dir sicher?«, stöhnt Leroy ungläubig ins Mikrophon.
»Das ist kein Irrtum. Und das erklärt einiges«, gibt Sally tonlos zurück.
Die Leitung ist plötzlich tot. Jeder ringt mit sich selbst, um den Schock zu verdauen. Schließlich Krisensitzung: Ausrüstungsmodul und Überlebenseinheit haben sich wieder zusammengeschaltet.
»Jeder von uns ist sich darüber im Klaren, wie prekär unsere Situation ist. Wir haben keinen Nachschub, wir haben auch keinen Kontakt mehr, wir können nicht zum Raumschiff zurück. Wenn wir nichts tun, dann sind wir verloren, wenn uns Nahrung und Energie ausgehen. Wir brauchen also einen Plan. Und zwar einen verdammt guten!«, fasste Sally die Lage zusammen.
Sobatschkin spricht aus, was alle denken: »Wir müssen die Ausrüstung von Martian in unsere Gewalt bringen.« Damit ist die Diskussion eröffnet.
»Er wird sie uns nicht kampflos überlassen. Deutlicher ging es ja nicht«, gibt Leroy zu bedenken.
»Das Ding geht über Leichen. Auch daran hat es keinen Zweifel gelassen«, ergänzt Meimei. Trotz ihrer nach wie vor schmerzhaften Blessuren hatte sie darauf bestanden, sich in die Krisensitzung einzuklinken.
»Aber trotzdem, wir müssen es wagen. Wir brauchen sein Material, seine Vorräte, insbesondere die Energieträger.«

»Wie stellen wir das an?«, fragt Sally in die Runde.
»Als Erstes greifen wir uns das Marsmobil. Das wird ihn zum Handeln zwingen, das kann er nicht zulassen«, meint Sobatschkin.
»Und dann?«
»Entweder wir hauen mit dem Teil ab. Dann haben wir einen großen Vorteil, denn wir können es als Fortbewegungsmittel für den nächsten Angriff nutzen.«
»Und?«
»Wir fahren zu Camp eins zurück und warten.«
»Warten auf was?«
»Dass er kommt, um sich das Marsmobil zurückzuholen und Vergeltung zu üben. Natürlich müssen wir permanent auf der Hut sein. Dann, wenn er sich Camp eins nähert, schlagen wir zu. Mit aller Härte!«
»Und wenn er nicht kommt?«
»Er wird kommen, weil er muss. Ohne das Vehikel kann er nicht mehr agieren.«
»Er wird sich das Marsmobil nicht so einfach stehlen lassen.«
»Ich denke, er kann es sich auf keinen Fall wegnehmen lassen. Es wird sofort zum Showdown kommen.«
»Deswegen müssen wir schlagkräftig auftreten. Wir werfen in die Waagschale, was wir haben.«
»Klar. Wer kommt mit?«, fragt Sobatschkin in die Runde.
Alle bekunden den festen Willen, bei der Aktion dabei zu sein. Auch Meimei. Doch allen ist klar, dass sie noch zu schwach, zu lädiert war, um an der Aktion teilzunehmen. Mit Engelszungen legt ihr Sally nahe, die Stellung vor Ort zu halten. Schließlich willigt die Geschundene ein.
Schnell steht dagegen fest, dass sie den Marsrover nutzen würden, um zum Landepunkt von Y-Space zu kommen. Die Kämpfer säßen abwechselnd auf und marschierten. Bewaffnen würden sie sich mit Aluprofilen, denen sie mit Steinen mehr Schlagkraft verliehen. Auch darüber besteht Konsens. Doch bei der Erörterung der Frage, wer denn

nun mit auf den Raubzug gehen soll, kommt man zu keinem Ergebnis.
»Meimei hält die Stellung, der Rest zieht in den Kampf!«, beendet Sally das Gerede, das zu nichts führt. »Wir haben eh nichts zu verlieren. Wir sind zum Sieg verdammt!«
Alle stimmen ihr zu. Auch darüber, dass man sich noch zwei Stunden bis zum Aufbruch ausruhen und einen Happen essen würde, besteht Einigkeit.
»Vielleicht können wir Robonaut eins mit Teilen aus Martian wieder auferstehen lassen«, formuliert Dang einen Geistesblitz, den er noch loswerden will. Ohne groß darüber nachzudenken, was er da sagt. Sally hingegen erfasst die Tragweite des Gesagten sofort.
»Das wäre genial! Wir bräuchten ihn so dringend. Er könnte Robonaut zwei in der Form ergänzen, wie es geplant war. Wie schätzt du die Chancen ein?«
»Gut. Es ist nur die Frage, wie lange ich dazu brauche.«

~

Millionen Kilometer entfernt machten sich Peng und Werner auf den Rückweg zu ihrem neuen Unterschlupf. Sie hatten ihre Mission erfüllt und die Mitteilung im Weltraum abgesetzt. Mehr konnten sie nicht tun.
Kein Regen ging mehr über dem Kontrollzentrum nieder. Die grau schwarzen Wolken hatten bis eben jene klebrig zähe Brühe freigesetzt, aus der der Regen seit der Katastrophe bestand. Immer noch war die Atmosphäre mit Unmengen aus Asche und Ruß angereichert, die den Himmel verdunkelten. Trotzdem konnten sich die verbliebenen Erdenbewohner glücklich schätzen, dass der prognostizierte atomare Winter ausgeblieben war. Er hätte allen Überlebenden unweigerlich den Garaus gemacht. Werner hatte in der Dunkelheit ihres Kellerabteils in Abwesenheit jeglicher Möglichkeit, etwas anderes zu tun, darüber sinniert, warum sich der Himmel nicht so verdunkelt hatte, wie es alle Prognosen vorausgesagt hatten. Nach langem Sinnieren war er zu

dem Schluss gekommen, dass die Funktionstüchtigkeit des atomaren Arsenals wohl doch nicht so todsicher gewesen war, wie man lange annahm. Viele der Interkontinentalraketen hatten sich offensichtlich als Blindgänger erwiesen.
Peng und Werner entschlossen sich dazu, den Weg nach Weßling diesmal am Tag zurückzulegen. Dafür hatten sie den Generator so mit Pappkarton verkleidet, dass man beim besten Willen nicht mehr erahnen konnte, was sich darunter verbarg. Es sah eher danach aus, als würden zwei Flüchtlinge ihre restlichen, weitgehend wertlosen Habseligkeiten hinter sich herziehen. Wobei jetzt nahezu alles, was man noch in irgendeiner Form benutzen konnte, einen Wert darstellte.
Eine riskante Entscheidung. Aber die beiden waren es einfach leid, weiter im zerstören Kontrollzentrum umgeben von Verpackungsmüll herumzuhängen.
Die Arbeitsteilung war wieder die gleiche. Peng ging voraus und kundschaftete die Wegstrecke vor ihnen aus. Sobald sie keinen möglichen Widerstand ausmachen konnte, signalisierte sie Werner, dass er nachrücken könne. Der drückte sich währenddessen an eine Hauswand oder in eine Einfahrt, um möglichst wenig aufzufallen. Auf ihren Um- und Schleichwegen kamen sie gut voran. Niemand schien auf der Straße zu sein und von ihnen Notiz zu nehmen.
So stießen sie bis in den Ortskern von Weßling vor. Zu ihrem Unterschlupf waren es nicht mehr als zwei-, dreihundert Meter. Werner hatte sich gerade an einer Hauswand unter einem tief liegenden Balkon versteckt, als er Peng auf sich zulaufen sah.
»Los, weg hier! Da vorn ist das Pack vom letzten Mal.«
Werner packte den Generator, zog ihn unter dem Balkon hervor, hob die Armbrust und lief los. Um sofort wieder in seiner Bewegung einzufrieren. Denn vor ihnen tauchten drei Gestalten auf, die wohl auch zum Pack gehörten. Auch die froren in ihrer Bewegung ein.

»Leute, lasst uns durch, wir wollen keinen Stress«, versuchte es Werner auf die freundliche Tour.
Doch mit Freundlichkeit kommt man nicht weit, insbesondere wenn die Welt im Chaos versinkt. Die auf sie gerichtete Armbrust schüchterte das Trio zwar ein, überzeugte sie aber nicht davon, den Weg freizugeben. Denn auch sie waren bewaffnet, wenn auch nur mit Keulen und Stangen.
Die Situation innerhalb von Sekundenbruchteilen ohne jede Sentimentalität einschätzend, zog Peng die Knarre von Schreiner aus ihrer Jacke. Das Trio blickte jetzt ohne jegliches Verständnis in deren Mündung. Ließen sich aber dadurch auch nicht dazu bewegen, den Weg freizugeben.
Folglich zögert die kleine Peng nicht. Die paramilitärische Ausbildung, die sie durchlaufen musste, zahlt sich jetzt voll aus. Drei Kopfschüsse setzen die Wegelagerer in Sekundenschnelle außer Gefecht. Peng stürzt los.
Werner nicht. Er steht wie versteinert da, in der einen Hand die Armbrust, die andere Hand an der Deichsel des Generators. Nach wenigen Schritten muss Peng kehrtmachen und ihn mit sich ziehen.
Die Schüsse alarmierten den Rest des Packs. Der rottet sich jetzt hinter den beiden Flüchtenden zusammen und nimmt die Verfolgung auf.
Nun ist es an Werner voranzulaufen. Den Generator hinter sich herziehend, rennt er, endlich wieder zu sich gekommen, los. Versucht, möglichst viel Strecke zwischen sich und die Verfolger zu bringen. Peng deckt seinen Rückzug. Die Pistole hält die Gruppe zumindest auf Distanz. Hält sie aber nicht davon ab, Peng und Werner auf den Fersen zu bleiben.
Die beiden laufen jetzt den Weg zurück, den sie gekommen sind. Links, rechts, immer wieder biegen sie hinter Häuserruinen ab. Bis sie schließlich auf der Hauptstraße zum Stehen kommen.
»Die werden wir nicht los. Mit dem Teil sind wir einfach zu langsam.«
Peng weiß, dass ihr Lebensgefährte recht hat.

»Ok, ich beende die Aktion. Versteck dich da drüben irgendwo.«
»Ich lass dich doch hier nicht allein!«
»Werner, wir haben jetzt keine Zeit für Diskussionen!«
Peng zieht ein frisches Magazin aus ihrer Jacke, wirft das leere aus und schiebt das neue in die Waffe. Es rastet mit einem Klicken ein.
Zeitgleich biegt der nächste Verfolger um die Ecke. Sein Todesurteil. Peng drückt ab und eine Kugel zertrümmert ihm den Schädel. Doch damit nicht genug. Die zierliche Frau geht jetzt zum Angriff über. Sprintet in Richtung der Verfolger. Drückt sich an die Hauswand, neben der ihr letztes Ziel zusammengesunken ist.
Der nächste Verfolger biegt um die Ecke. Aus kurzer Distanz erleidet er dasselbe Schicksal wie seine Kumpels eben. Nun geht Peng zum kompromisslosen Angriff über. Sie springt um die Ecke herum und beginnt zu feuern. In atemberaubender Kadenz. Bis das Magazin leer ist.
Werner steht 20 Meter hinter ihr fassungslos in der Landschaft. Sieht Peng mit erhobener Waffe in Schussposition neben der Häuserecke. Ist aber völlig gelähmt.
Die Lähmung hält noch an, als seine Lebensgefährtin ein weiteres Magazin aus der Jacke zieht und blitzschnell den nächsten Magazinwechsel vornimmt. Dann kommt sie langsam auf ihn zu.
»Komm jetzt, die sind wir los! Aber wir müssen weg hier!«
Als er nicht reagiert, packt sie ihn am Ärmel und zieht ihn weiter. Er trottet brav hinter ihr her. Der Generator auch.
Trotz des Lärms, den sie veranstaltet haben, kamen sie jetzt ungestört zum Haus von Schreiner durch. Sie setzten alles daran, sich möglichst schnell in ihrem neuen Heim einzuigeln. Die Katastrophe war nur wenige Monate alt. Doch schon wieder hatten sie töten müssen.

Später lagen sie reichlich erschöpft auf dem Lager in Schreiners Bunker. Kuschelten sich unter dessen Schlafsack und starrten an die Decke.
«Warum meinst du, hatte er die Knarre nicht dabei, als er ins Kontrollzentrum kam?«
»Könnte sein, dass er nicht mit einer Pistole bewaffnet vor seinen ehemaligen Kollegen auftauchen wollte. Damals war die Lage ja noch nicht völlig klar. Das Teil ist sicher illegal.«
»Wahrscheinlich war das der Grund. Aber trotzdem: Wenn Schreiner all die Vorräte hatte, warum wollte er uns dann das bisschen in unserem Keller wegnehmen?«
Werner hatte sich die Frage schon selbst gestellt.
»Schreiner hat für diesen Tag danach gelebt. Er war ein paranoider Narzisst. Er genoss es in vollen Zügen, jetzt die absolute Macht zu haben. Sein Lebenswunsch ging in Erfüllung.«
»Wenn er nicht gerade seinen Untergangsphantasien nachhing, dann wirkte er eigentlich recht normal. Ich hätte nie gedacht, dass er so weit ginge.«
»Man weiß nie, was in einem Menschen vorgeht. Menschen sind so.«

~

Nachdem die Ruhezeit vorbei war, begann man in Camp eins damit, die Alustangen, die den Schaft der Keulen bilden sollten, zuzusägen. Robonaut zwei hatte inzwischen den Marsrover klargemacht und passende Steine gesammelt.
Alle bis auf Meimei schlüpften in ihre Marsanzüge und unterzogen sich dem Ausschleusungsprozess. Etwa drei Stunden vor Sonnenuntergang hatte jeder der Truppe eine Keule bestehend aus einem Aluprofil, an dem ein Schlagstein mit Klebeband befestigt war. Drei Kämpfer drängten sich auf dem Marsrover. Robonaut zwei und einer der menschlichen Marseroberer stapften dem

Gefährt hinterher. Die Spur, die das Marsmobil im Marssand hinterlassen hatte, gab die Richtung vor.
Nach etwa zweieinhalb Stunden kam die Y-Space Rakete in Sichtweite. Martian hatte das Marsmobil sauber neben der Rakete geparkt. Hinter einem Sichtschutz bietenden Felsbrocken hielt die Gruppe an. Beobachtete den Roboter dabei, wie er sich im Umkreis der Rakete zu schaffen machte. Offensichtlich war er damit beschäftigt, die Solarpaneele, die er mitgebracht hatte, aufzustellen.
Als die Sonne hinter dem Horizont unterging und es anfing zu dunkeln, stellte er seine Aktivität ein und zog sich ins Innere der Rakete zurück, um sich aufzuladen. Das war das Zeichen zum Angriff.
Die Truppe setzte sich in Bewegung, wobei sie darauf achteten möglichst schnell voranzukommen. Sally drosselte auf dem Marsrover die Geschwindigkeit so, dass Fußsoldat Leroy nicht abgehängt wurde.
Nach etwa 20 Minuten hatte die Truppe im Schutz der einsetzenden Dunkelheit das Basislager von Y-Space erreicht. Dang stürmte sofort zum Marsmobil, um es zu knacken. Die anderen nahmen Aufstellung vor der Luke, aus der heraus Martian seinen Gegenangriff führen würde.
Der lässt nicht auf sich warten. Die Luke öffnet sich und Martian springt heraus. In einem Greifer hält er eine Pistole, mit der er sofort zu schießen beginnt. Was tiefe Einblicke in die Konzeption der Mission von Martian zulässt. Man hatte bei Y-Space fest mit gewaltsamen Auseinandersetzungen gerechnet.
Die Angreifer zögern keine Sekunde, den Roboter mit deftigen Keulenschlägen zu belegen. Wie von Sinnen dreschen sie auf Martian ein, dem schon nach zwei Schüssen die Pistole entgleitet. Jetzt kann er mit seinen vier Extremitäten nur noch Tritte und Schläge austeilen. Doch auch die sind heftig. Leroy wird zu Boden geworfen. Doch Sally, Oleg und Robonaut zwei prügeln weiter ohne Unterlass auf Martian ein. Der hat

Schwierigkeiten, das Gleichgewicht zu halten. Es setzt einen Hieb nach dem anderen. Seine Außenhaut aus Kunststoff splittert an immer mehr Stellen. Die Tritte, die er austeilt, verlieren an Wucht. Jetzt hat auch Leroy sich wieder aufgerichtet. Setzt seine Keule mit nahezu unverminderter Schlagkraft ein.
Wie die Schläge auf das Maschinenmonster einprasseln, erlebt die Crew eher unwirklich, da komplett lautlos. Die dünne Marsatmosphäre und die Helme verhindern, dass das Donnern der Schläge an ihre Ohren dringt. Sie sehen nur, wie Splitter unhörbar von der Außenhaut abprallen.
Martian rührt sich jetzt nicht mehr. Trotzdem prügelt die Mannschaft des MOV weiter auf ihn ein. Der Hass, den sie gegen das Maschinenmonster hegen, sitzt zu tief. Er ist für die Menschen auf dem Mars die Inkarnation des Bösen. Denn für Biomenschen ist alles, was ihre Existenz bedroht, Satan, die Wurzel allen Übels. Robonaut zwei denkt anders.
»Leute, es reicht. Der steht nicht mehr auf!«
Die Schlacht ist gewonnen. Die ermatteten Krieger sinken zu Boden. Sitzen um den gefallenen Androiden herum und versuchen, zu Atem zu kommen. Dann die Erkenntnis, welchen Preis der Sieg gekostet hat.
Die Tür des Marsmobils steht halb offen. Dang hängt regungslos im Türrahmen. Oleg ist der Erste, der realisiert, dass etwas mit ihm nicht in Ordnung ist.
»Dang? Dang! Hat es dich erwischt?«, keucht er in sein Helmmikrophon.
Doch Dang antwortete nicht. Schon die erste Kugel aus Martians Pistole hatte ihn tödlich getroffen. Direkt in den Helm. Die zweite hatte Martian mit großer Treffsicherheit in seiner Brust versenkt. So wie es ein geübter Schütze zu tun pflegt. Selbst wenn Dang die Schüsse überlebt hätte, wäre er an Sauerstoffmangel zugrunde gegangen.
Noch waren die Biomenschen zu ausgepumpt, um ihren Kameraden zu untersuchen. Außerdem wäre die Untersuchung eh zu spät gekommen. Nur Robonaut zwei

hatte noch Ladung, um sich dem Gefallenen zu nähern. Er ging die paar Meter zum Marsmobil, drückte die Tür ganz auf und warf einen Blick auf den verdrehten Körper im Marsanzug. Die Erkenntnis, dass Dang tödlich getroffen war, formte sich in seinen Schaltkreisen. Er wagte es aber nicht, sie zu kommunizieren.

»Wie geht es ihm?«, hauchte Oleg, immer noch keuchend auf dem Marsboden hockend.

»Es tut mir so leid. Dang ist tot!«

Keiner sagte etwas. Zu überwältigend, zu niederschmetternd war das Entsetzen über das, was da eben passiert war. Der Robonaut von Y-Space hatte ein weiteres Mitglied ihrer Crew getötet. Sicher, allen war bewusst gewesen, dass das hier auf dem roten Planeten kein Spaziergang würde. Aber mit so etwas hatte keiner gerechnet. Mit einem Kampf auf Leben und Tod um lebenswichtige Ressourcen. Doch allen war bewusst, dass sie zwar einen Sieg errungen hatten, der aber den Druck, der auf ihnen lastete, nur bedingt reduzierte.

Schwankend drückte sich Sally hoch. Sich auf ihre Keule stützend, wankte sie zum Marsmobil. Robonaut zwei hatte den Gefallenen vom Marsmobil weggezogen und ihn auf dem Marsboden abgelegt. Aus der Schusswunde sickerte Blut durch den Raumanzug, das aber sofort verdampfte. Die erste Kugel hatte eine kreisrunde Öffnung in die Rückseite von Dangs Helm geschlagen. Die Eintrittsöffnung so unwirklich genau abgezirkelt, als hätte ein Feinmechaniker alle seine Fähigkeiten darauf verwendet, sie mit höchster Präzision in den Helm zu schneiden.

Sally fiel vor dem Leichnam auf die Knie und begann, hemmungslos zu weinen. Die Aussichtslosigkeit und Ungewissheit der vergangenen Wochen brachen sich ihren Weg. Kniete da im Marssand und verlor komplett die Beherrschung. Versank im Elend des fortgesetzten Wahnsinns.

Minuten verstrichen. Robonaut zwei kletterte in die Y-Space Rakete. Nach kurzer Zeit kam er wieder zum Vorschein. In seinen Greifern hielt er eine Radionuklidbatterie, die ermöglichte, Strom aus der Abwärme zu produzieren, die mit radioaktivem Zerfall einhergeht.
»Ok, wir müssen los. Wir haben keine Zeit zu verlieren, Sie brauchen neue Atemluft. Das ist der Plan: Wir packen die Solarpanele und Martian in das Marsmobil, sitzen auf und fahren schnellstmöglich zurück. Mein Ladestand ist gering, ich werde mich in Kürze herunterfahren müssen.«
Packte die Solarpanele und die Radionuklidbatterie in das Marsmobil und schob den lädierten Martian und den toten Dang hinterher. Dann setzte er sich ebenfalls in den Laderaum und fuhr sich herunter.
Jetzt hatte sich auch Leroy aufgerafft und war zu Sally herübergegangen. Redete beruhigend auf sie ein und versuchte, sie hochzuziehen.
»Komm, wir müssen zurück. Wir können nichts mehr tun.«
Sie ließ sich aufnehmen und in den Laderaum des Marsmobils schieben.
Leroy wäre jetzt gern bei Sally geblieben. Er musste aber das Marsmobil zurücksteuern. Folglich klemmte er sich hinter das Steuer, Oleg setzte sich auf den Marsrover. Der Treck setzte sich Richtung Camp eins in Bewegung.
Zwei Tage später Lagebesprechung. Der Ausflug, wenn auch siegreich, hatte enorme Kraft gekostet. Sally fasste zusammen.
»Die Lage ist zugegebenermaßen überaus schwierig. Wir haben wenig Informationen von unserem Mutterplaneten, aber die Situation dort scheint besorgniserregend zu sein. Werden in absehbarer Zeit von dort keine Unterstützung mehr bekommen. Wenn überhaupt jemals wieder.«
Sally musste das Gesagte erst einmal verdauen.
»Was heißt das für uns? Unser Heimatplanet ist jetzt der Mars. Für uns gibt es nur noch ein Ziel: Überleben. Dies

sicherzustellen, wird uns alle Kraft kosten. Denn der erhoffte Nachschub durch Y-Space ist nicht eingetroffen. Selbst bei strikter Rationierung werden unsere Nahrungsmittelvorräte innerhalb der nächsten drei bis vier Monate zu Ende gehen. Wir müssen also all unsere Bemühungen darauf fokussieren, neue Nahrungsquellen zu erschließen. Wir sind ausgebildete Astronauten und gewohnt, mit unvorhergesehenen Situationen konfrontiert zu werden. Doch wir sind nun absolut auf uns allein gestellt. Das ist eine Herausforderung ungekannten Ausmaßes.«

»Wir müssen folglich komplett autark werden«, fasste Oleg die Worte von Sally zusammen.

»Exakt.«

»Hat jemand einen Plan?«, entfuhr es Leroy resignierter, als er es eigentlich hatte ausrücken wollen.

»Du bist doch der Biologe!«, schnappte Oleg. »Es ist doch dein Job, dafür zu sorgen, dass wir was zum Fressen haben!«

Da war sie schon wieder, die tief sitzende Feindseligkeit zwischen den beiden. Leroy fand die Anmache gar nicht lustig.

»Na klar weiß ich, was anliegt. Wir müssen alles tun, damit das Zeug in unserem Gewächshaus weiter wächst. Gießen, düngen und irgendwann ernten. Und weißt du, was das Wichtigste sein wird? Beten! Beten, dass wir das Zeug irgendwann fressen können«, kam es reichlich pampig von Leroy zurück.

»Leute, bitte keine Emotionen! Beruhigt euch, wir können es uns einfach nicht leisten! Leroy, wie können wir weitere Lebensmittel gewinnen?«

»Wir müssen mehr Gewächshäuser aufziehen. Doch nicht hier. Camp eins werden wir in absehbarer Zeit aufgeben. Stattdessen werden wir gezwungen sein, das Zentrum unserer Aktivitäten in die Höhle zu verlegen.«

»Warum?«, fragte Sally reichlich naiv, immer noch mitgenommen von den Ereignissen der letzten Tage.

»Als Erstes hoffe ich, dort gefrorenes Wasser zu finden und abzubauen. Das würde uns ermöglichen, wesentlich größere Gewächshäuser anzulegen und mehr Nahrung zu kultivieren. Was ein echter Durchbruch wäre.«

»Dann ist unsere primäre Aufgabe die Erkundung des von Meimei und Leroy entdeckten Höhlensystems«, konstatierte Oleg, der sich wieder etwas gefangen hatte.

»Genau!«, bestätigte Sally. »Wir müssen sofort eine weitere Expedition dorthin auf den Weg schicken. Freiwillige?«

»Ich denke, das könnte doch wieder mein Job sein«, sagte Leroy.

»Warum nicht?«, erwiderte Sally. »Du hast echt hervorragende Arbeit geleistet. »Wann kannst du aufbrechen?«

Leroy begann, die notwendigen Voraussetzungen zu kalkulieren. In die Gesprächspause schaltete sich Robonaut zwei ein.

»Darf ich was anmerken?«

»Gerne«, ermunterte ihn Sally.

»Ich denke, ich sollte zu den Höhlen fahren. Ich nehme die Radionuklidbatterie auf dem Marsrover mit und bin somit komplett autark. Ich kann mich dort dann viel länger aufhalten als ihr. Euch geht zu schnell der Sauerstoff aus.«

Die Biomenschen konnten der Argumentation wenig entgegensetzen. Auch wenn sie sich ungern etwas von einer Maschine vorschreiben ließen.

»Dann können wir uns darum kümmern, wie wir Y-Space ausschlachten. Dazu nehmen wir das Marsmobil.«

»Mit etwas Glück hat die Rakete noch verwertbaren Sauerstoff und Wasserstoff in ihren Tanks.«

»Wo bringen wir das Material dann hin? Zu Camp eins oder zu den Höhlen?«, erkundigte sich Meimei.

»Das entscheiden wir vor Ort. Wahrscheinlich macht es Sinn, einen Großteil gleich zu den Höhlen zu bringen. Mit den Sachen können wir hier nichts mehr anfangen«, antwortete Sally. Dann wandte sie sich an Oleg.

»Kannst du dich mit Robonaut eins befassen? Vielleicht kriegst du ihn mit den Teilen aus Martian wieder zum Laufen. Außerdem muss sich in unserer Abwesenheit einer um die Gewächshäuser kümmern.«
Oleg hatte wenig Lust darauf, sich mit der Reparatur des Robonauten abzugeben. Auch die Aussicht auf die Pflege der Pflanzen in den Gewächshäuser erfüllte ihn keineswegs mit freudiger Erwartung. Aber ihm war klar, er war der Einzige, der dafür infrage kam. Zögernd willigte er ein.
»Also an die Arbeit!«, rief Sally betont aufmunternd ins Mikrophon. Die anderen nahmen es kommentarlos zur Kenntnis.
Meimei lag kraftlos in ihrem Sitz. Sie hatte sich nicht an der Diskussion beteiligt. Denn ihr war klar, dass sie noch zu schwach war, um wirklich etwas beizutragen. Das stimmte sie traurig. Wieder mal so traurig, wie sie es kaum von sich kannte. Sie begann, hemmungslos zu heulen. Schlagartig ging ihr der Tod ihres Landsmannes so nahe, wie sie es nie für möglich gehalten hatte.
Die beiden Männer waren so mit weiteren Vorbereitungen beschäftigt, dass sie nichts von der Verzweiflung ihrer Kollegin mitbekamen. Nur Sally vernahm ihr Röcheln über ihren Kopfhörer in der Überlebenseinheit. Sie schaltete sich direkt zu ihrer Freundin durch und versuchte, sie wie auch immer zu stabilisieren. Nach mehr als einer halben Stunde war Meimei in ihrem Elend so erschöpft, dass sie einschlief.

Kapitel 15: Verhärtete Fronten

02.04.2049

Nach den Rückschlägen im März gelang es den Eroberern des Mars, im Folgemonat ihre Position etwas zu festigen.
Einen großen Durchbruch erzielte Oleg. Er schaffte es, Robonaut eins mithilfe von Teilen, die er Martian entnommen hatte, wieder zum Laufen zu bringen. Oleg wuchs wahrlich über sich selbst hinaus. Stunde um Stunde hockte er im Ausrüstungsmodul vor dem Rechner und recherchierte integrierte Schaltungen, Chips und elektronische Baupläne. Wenn er das nicht tat, dann steckte er Bauteile zusammen und lötete Chips um. Dann immer wieder der Moment, in dem er den Befehl zum Hochfahren gab. Und sich wieder nichts rührte. Zwar begannen ein paar LEDs zu blinken, doch der Geist, der alles treibt, durchfuhr den Robonauten nicht.
Umso erhebender dann der Moment, als der auf dem Boden liegende Maschinenmensch sich zum ersten Mal rührte. Was einem Mysterium glich, denn eines der wichtigsten Hilfsmittel bei der Reparatur waren Unmengen von wertvollem Klebeband gewesen. Entsprechend provisorisch sah das ehemalige Wunderwerk der Künstlichen Intelligenz auch aus. Wenig war von der kühlen Eleganz in Weiß übrig geblieben, die Robonaut eins bis vor seinem Abschuss ausgestrahlt hatte. Oleg hatte eine schwarze Brustplatte aufsetzen müssen, die er aus einem Transportcontainer mehr gebrochen als geschnitten hatte. In sie hatte er drei Löcher gebrannt, in denen jetzt Schrauben unterschiedlicher Größe steckten. Um das Eindringen von Marssand zu verhindern, würde er die Übergänge noch mit verschiedenfarbigen Klebebandresten abkleben.
Zuerst bewegte sich die dem menschlichen Kopf nachempfundene, an der Oberseite des Torsos sitzende

In- und Outputeinheit. Brachte sich in eine Position, die es der Kamera ermöglichte, auf Oleg zu zoomen. Der sah, wie sie sich auf ihn fokussierte.
»Kannst du mich hören?«, sprach er Robonaut eins voller Erwartung an.
Der war noch nicht so weit. Zeigte aber durchaus erste Lebenszeichen. Seine Gliedmaßen führten vorsichtige Bewegungen aus, danach trachtend, sich aus seiner liegenden Position am Boden zu erheben. Auch hier kaum etwas von der maschinellen Eleganz zu sehen, die der Robonaut früher repräsentiert hatte.
Mit den Armen probierte er nun, sich aus der liegenden Position in eine sitzende zu manövrieren. Die Kamera war weiter auf Oleg gerichtet. Der erste Versuch scheitert, der rechte Greifer gleitet am Boden des Ausrüstungsmoduls ab. Der Android kippt unkoordiniert nach hinten. Oleg kann ihn mit dem Fuß abfangen.
»Hallo, hörst du mich?«
Robonaut eins ist aber so damit beschäftigt, sich in die Waagrechte zu bringen, dass die Ansprache an ihm vorbeigeht. Endlich gelingt es ihm, jetzt schon geschickter, sich in eine sitzende Position zu liften. Oleg spricht ihn ein weiteres Mal an. Diesmal in deutlich schärferem Ton.
»Hörst du mich1«
»Ja, natürlich höre ich Sie!«, kommt es in akzentfreiem Russisch zurück. »Es besteht kein Grund, zu schreien.«
»Und, wie geht es dir?«
»So weit, so gut! Ich brauche halt ein bisschen, um mich zurechtzufinden!«
»Arbeiten all deine Systeme ordnungsgemäß?«
»Ein bisschen früh, um das sagen zu können. Aber ich fühle mich gut!«
Oleg geht es genauso, denn ihm ist nur zu sehr bewusst, welchen Fortschritt die Wiederbelebung des Maschinenmenschen bedeutet. Doch nicht nur das geht ihm durch den Kopf, auch erfüllt ihn die Tatsache, dass

er das Meisterwerk zustande gebracht hat, mit reichlich Stolz. Inzwischen steht Robonaut eins vor ihm.
»Kannst du in die Pflanzungen gehen und die Keimlinge gießen?«
»Ja, sicher. Geben Sie mir aber noch ein bisschen Zeit zu einem umfassenden Funktionstest.«
Eine Stunde später verlässt Robonaut eins das ehemalige Ausrüstungsmodul, um in den Gewächshäusern nach dem Rechten zu sehen.
Meimei, Sally und Leroy waren mit dem Marsmobil wieder zur Rakete von Y-Space aufgebrochen. Die Chinesin hatte es sich nicht nehmen lassen, dabei zu sein. Ziel war, alles an wertvollen Geräten, Ressourcen und Materialien zu sichern und einer weiteren, sinnvollen Verwendung zuzuführen.
Im Marsmobil gestaltete sich der Weg wesentlich angenehmer. Ganz Gentleman hatte sich Leroy im Laderaum niedergelassen und erlebte die Fahrt im Rückwärtsgang. Die geöffneten Ladeluken ermöglichten ihm, einen Ausschnitt der Marslandschaft zu erhaschen, durch die sie cruisten. Sicherlich beeindruckend, aber nichts im Vergleich zum Panorama, das sich vor seinen beiden Kolleginnen im Führerhaus auftat.
Doch bei den beiden hatte sich schon ein gewisser Gewöhnungseffekt eingestellt. Sie waren in ein Gespräch über die Ereignisse der vergangenen Tage vertieft. Für Leroy hatten sie sich gemutet.
»Wie lang kanntest du Dang schon?«
Meimei musste nachdenken.
»Schon eine ganze Weile. Es müssen fast zehn Jahre sein. Wir waren damals beide Mitglieder einer Gruppe von Weltraumrekruten in Jiuquan. Da habe ich ihn zum ersten Mal gesehen. Viel zu tun hatten wir damals nicht miteinander. Wir sagten uns hauptsächlich hallo und tschüs.«
»Wann hast du ihn näher kennengelernt?«

»Das war vor so etwa drei Jahren. Wir waren zusammen mit vier anderen Kandidaten in die engere Auswahl für die Marsmission gezogen worden. Gemeinsam mit den anderen, nahmen wir unser Training in Jiuquan auf.«
Meimei stockte in ihrem Erzählfluss, da sie das Marsmobil vorsichtig zwischen zwei monumentalen Felsbrocken hindurchmanövrieren musste.
»Du weißt ja, wie das bei solchen Assessment-Centern ist. Man steht immer unter Beobachtung und muss permanent unter Beweis stellen, dass man ein Teamplayer ist. Jeder tut alles dafür, dass die Assessoren einen positiven Eindruck von einem bekommen. Gegenüber den anderen Teilnehmern verhält man sich betont kollegial, aber keinesfalls unterwürfig. Man muss Führungsqualitäten zeigen, aber darf auf keinen Fall das Alpha-Tier heraushängen lassen. Dang war einer von fünf Konkurrenten.«
»Aber was war er für ein Mensch?«
»Ganz ehrlich? Das weiß ich nicht. Ich fand ihn auf jeden Fall nicht besonders unterhaltsam. Kann mich nicht daran erinnern, auch nur einmal mit ihm gesprochen und dabei das Gefühl gehabt zu haben, dass wir uns persönlich auch nur ein bisschen näher kamen. Wir sprachen eh immer nur über die Arbeit. Da konnte man ihm nichts nachsagen. Seine Arbeit hat er immer mit größter Sorgfalt und hoher Professionalität erledigt.«
Sally fragte sich, warum Meimei der Tod von Dang so nahe gegangen war. Sie wagte aber nicht, nachzuhaken.
»Ihr habt euch nie privat ausgetauscht?«
»Nein, so richtig nie. Warum? Für mich war er ein Langweiler. Aber man spricht nicht schlecht über Tote.«
Sally verstand jetzt noch weniger als zuvor. Auch Meimei machte sich ihre Gedanken. Da war wieder diese ungekannte Emotionalität gewesen, die sie seit geraumer Zeit so unkontrolliert und unerwartet heimsuchte. Um dann wieder völlig zu vergehen. Dang war tot. Bei einem Unternehmen dieser Art ein zu befürchtender Kollateralschaden.

Das Marsmobil kam vor der Rakete zum Stehen. Alles musste schnell gehen. Zuerst ermitteln, was sich im Inneren noch an Brauchbarem befand. Dann das Marsmobil vollpacken und zurück zu Camp eins.
Gemeinsam kletterten sie durch die Einstiegsluke. Zu groß war die Neugier. Doch bald stellten sie fest, dass sie sich nur gegenseitig behinderten. Viel Platz gab es aus verständlichen Gründen nicht.
»Es bringt nichts, wenn wir hier drin zu dritt arbeiten«, stellte Sally ernüchtert fest. »Vorschlag: Ihr steigt aus und ich gebe euch die Sachen raus.«
Meimei und Leroy akzeptierten. Sie nahmen draußen eine Transportbox nach der anderen in Empfang, öffneten sie vorsichtig und überprüften den Inhalt. Vieles ging sofort wieder zurück. Sie würden es später abholen.
Je mehr Transportboxen sie öffneten, desto offensichtlicher wurde das Ziel der Mission von Y-Space: Einer bemannten Mission den Weg zu ebenen. Was die Ausrüstung für die Mannschaft des MOV umso wertvoller machte.
Neben Lebensmitteln, Medikamenten und medizinischer Ausrüstung, die sofort in den Marsrover wanderten, waren diverse technische Geräte an Bord, die den zukünftigen Astronauten von Y-Space den Aufbau einer eigenen Infrastruktur ermöglichen sollten. So zum Beispiel Schalenelemente, die zu ersten Habitaten zusammengesetzt werden konnten. Mit dabei auch die notwendigen Einrichtungsgegenstände vom Stuhl bis zum Massenspektrometer. Logischerweise auch Planen für Gewächshäuser und Biomasse, die deren Bepflanzung sicherstellen sollten.
Sally hielt gerade eine weitere Transportbox nach draußen, als Meimei vermeldete, dass der Laderaum des Rovers voll sei. Sie müssten sich eh schon zu dritt in die Fahrerkabine drängen.
Etwa zwölf Kilometer südlich erreichte Robonaut zwei die Felswand, in der Meimei und Leroy die Kaverne

entdeckt hatten. Ein Steinmännchen zeigte ihm an, wo er seinen Aufstieg beginnen musste. Die Spuren, welche die beiden Entdecker vor ihm hinterlassen hatten, wiesen ihm den weiteren Weg.
Mit seinem einen Greifer zog er die Radionuklidbatterie hinter sich her, in dem anderen hielt einen einen Analysekoffer, der ihn zur Suche von lebenswichtigen Rohstoffen befähigen sollte.
Mit seinem Gepäck gelang ihm der Aufstieg nicht so leicht wie seinen menschlichen Kollegen vor ihm. Wiederholt musste er die Radionuklidbatterie über Absätze heben, über die er sie nicht ziehen konnte. Nach geraumer Zeit erreichte er den Abbruch in der Kaverne, an dem die Expedition seiner Vorgänger geendet hatte.
Doch Robonaut zwei wollte weiter, musste weiter. Er hatte sich zum Ziel gesetzt, so weit vorzudringen, bis er den idealen Platz für das neue Camp gefunden hatte. Zuerst seilte er die Radionuklidbatterie ab. Dann sich selbst.
Unten angekommen wurde ihm bewusst, dass er bald kein Sonnenlicht mehr haben würde. Durch die Öffnung in der Kavernendecke kam nicht mehr viel hindurch. Logisch, die Sonne ging unter. Im Licht seiner Lampe würde er nicht viel ausrichten können.
So verordnete er sich eine Pause. Stellte die Radionuklidbatterie neben sich auf und ließ sich von ihr aufladen. Randvoll mit Energie nahm er am nächsten Morgen sein Tagwerk wieder auf.
Sobald die ersten Sonnenstrahlen durch den Einbruch in der Decke in die Kaverne eindrangen, steckte er sich ab und setzte seine Erkundung fort. Je heller es um ihn herum wurde, desto genauer konnte er die faszinierenden Felsformationen um sich herum erfassen.
An den ihn umgebenden Wänden konnte er in verschiedenen Rotschattierungen die Sedimentschichten ausmachen, die den Höhlenwänden eine Zeichnung verliehen, die auch Robonaut zwei in der Form nicht in seiner Datenbasis hatte.

Die Radionuklidbatterie zurücklassend, dringt er weiter vor. Folgt den natürlichen Pfaden, die Auswaschungen im Boden vor Jahrmillionen erzeugt haben. Auf der Suche nach einem Plateau, das sich dafür eignen würde, um hier ein Camp, geschützt vor der kosmischen Strahlung, einrichten zu können.
Nach mehreren Stunden des Umherstreifens wird er fündig. Als er sich an einem beachtlichen Gesteinsbrocken vorbei zwängt, stößt er dahinter auf eine Senke von etwa 100 Metern Durchmesser. Die nicht besonders abschüssig, aber weitgehend frei von Felsbrocken. Wenn man hier ein bisschen aufräumte, dann würde man eine Freifläche gewinnen können, auf der Wohncontainer und weitere Infrastruktur gut Platz fänden.
Robonaut zwei geht die Freifläche akribisch ab. Dabei schaltet er die Kamera ein, um den humanen Kollegen bei der Rückkehr Bilder präsentieren zu können. Die Senke eignet sich hervorragend. Hier würden sie Wohncontainer aufstellen und die Infrastruktur installieren können, die den Biomenschen das Überleben sichern würde. Draußen könnten sie eine Vielzahl von Gewächshäusern anlegen, deren Pflege nicht allzu aufwendig wäre. Hier hatte die Crew eine reelle Chance, die Jahre abzuwarten, bis auf dem Heimatplaneten Erde der Wiederaufbau so weit vorangeschritten war, dass man eine Bergungsmission in Angriff nehmen könnte.
Nur eine wichtige Zutat fehlte noch: Wasser. Das würde Robonaut zwei noch suchen und finden müssen. Obwohl die Kaverne sicher einer der vielversprechendsten Orte für das Aufspüren von Eis oder Gipsgestein war, glich die Suche doch der nach der Nadel im Heuhaufen. Meimei und Leroy hatte ihm von der Sichtung vielversprechender Gesteinsschichten berichtet. Doch würde es mehr als einer dünnen Schicht Gipsgestein bedürfen, um eine ergiebige Wasserquelle daraus gewinnen zu können.

Die Schaltkreise von Robonaut zwei begannen, an einer Strategie zu tüfteln, wie er die Suche nach dem begehrten Nass am besten aufziehen könnte. Aufgrund der wenigen Daten, die ihm die Kaverne betreffend vorlagen, würde er sich im Wesentlichen auf Trial and Error verlassen müssen. Nur die Fokussierung auf aussichtsreiche Formationen in den Tiefen der Kavernen würde die Suche vereinfachen.
Zeitgleich kommt Bewegung in die Szenerie. Die Sensoren von Robonaut zwei melden ein Schwanken des Bodens, der ruckartig, in alle Richtungen auszuschlagen beginnt. Ein Marsbeben.
Seiner Programmierung folgend, nimmt der Android Flucht- und Abwehrposition ein, bis das Schwanken aufhört. Als er sich wieder aufgerichtet hat, setzt es aber von Neuem ein. Diesmal bedeutend stärker als zuvor. Robonaut zwei nimmt wieder die Notfallposition auf allen vieren ein und wartet ab. Seine Sensoren registrieren beachtlichere Stöße. Eine Fähigkeit, die ihn von den menschlichen Raumfahrern unterscheidet, die in der sie umgebenden Stille von einem eher lokalen Beben ausgehen würden. Doch er misst, dass die Stöße tiefer gehen, was ihn in höchste Alarmbereitschaft versetzt. Gegenmaßnahmen kann er keine einleiten. Nur wieder Notfallstellung. Die Erschütterungssensoren verzeichnen weitere Schläge.
Doch nicht nur der schwankende Boden bereitet dem Maschinenmenschen Probleme. Zunehmend wird er auch von umherfliegenden Gesteinsbrocken bombardiert. Sein kopfähnlicher Aufsatz mit der Kamera rotiert förmlich, um die aus allen Richtungen auf ihn einprasselnden Geschosse zu erfassen und Gegenmaßnahmen einzuleiten. Meist gelingt es ihm auszuweichen, einige sind jedoch zum Zeitpunkt der Detektion so nah, dass er sie nur noch mit gezielten Schlägen seiner Extremitäten abwehren kann. Das System schätzt die Schadenswahrscheinlichkeit beim Aufprall höher ein als

die möglichen Beschädigungen durch die Abwehr mit den Extremitäten.
Nach etwa 20 Minuten ist der Spuk vorbei. Robonaut zwei richtet sich wieder auf und führt an Armen und Beinen einen Funktionstest durch. Der ist positiv, alle Funktionen scheinen noch verfügbar. Derart versichert, macht er sich daran, die Senke, die das zukünftige Basislager der Crew des MOV beherbergen soll, zu verlassen.
Doch weit kommt er nicht. Als er um den Felsbrocken biegt, der ihm anfangs den Einblick in die Senke verwehrt hat, sieht er die Bescherung. Von weiter oben ist einiges an Material abgebrochen. Geröll verschiedenster Größen versperrt ihm den Ausweg.
Sofort fangen alle seine Kameras an, den Felssturz zu scannen. Die CPU kalkuliert verschiedenste Ausstiegsrouten. Und verwirft sie wieder. Nahezu die gesamte Prozessorleistung wird davon in Anspruch genommen. Zeit vergeht. Der Rechner entwickelt immer kühnere Strategien, die ein Entkommen ermöglichen sollen. Ohne Einsatz des Seiles und eines Enterhakens wird er den Ausstieg nicht bewältigen können.
Robonaut zwei klappt den Enterhaken auf und befestigt ihn am Ende des Seiles. Der vorgeschlagenen Richtung folgend, wirft er den Haken aus. Doch der verfängt nicht an dem Felsbrocken, den er als Aufhängepunkt auserkoren hat. Also holt er das Seil wieder ein und wirft erneut. Doch der Haken verfängt wieder nicht. Robonaut zwei muss die Prozedur mehrere Male wiederholen, bis er sich endlich verkeilt.
Dann kann er mit dem Aufstieg beginnen. Die vorderen Extremitäten ziehen ihn am Seil nach oben, die hinteren unterstützen den Aufstieg. Doch nicht alles geht so glatt, wie die Zentraleinheit es berechnet hat. Denn die hat die Oberflächenbeschaffenheit des Gerölls falsch angesetzt. Immer wieder gleitet Robonaut eins ab. Seine Greifer sind einfach nicht für das Bergsteigen ausgelegt.

Entsprechend lange dauert der Aufstieg und kostet ordentlich Akkuladung.
Der Enterhaken hat sich in den Trümmern eines gefallenen Stalaktiten verkeilt. Robonaut zwei löst ihn vorsichtig, sich auf den umherliegenden Trümmern stabilisierend. Nachdem er eine feste Standposition gefunden hat, wirft er erneut. Und wieder das gleiche Spiel: Erst nach zahlreichen Versuchen sitzt der Haken so fest, dass er die nächste Etappe in Angriff zu nehmen wagt. In Zeitlupentempo zieht er sich weiter den Abbruch hinauf, jeden weiteren Tritt akribisch ausbalancierend.
Nach fast einer Stunde ist er oben angekommen. Löst den Haken und verstaut ihn zusammen mit dem Seil. Es würde eine umfassende gemeinschaftliche Anstrengung erfordern, den Zugang zur Senke wieder so begehbar zu machen, dass man sie ohne Hilfsmittel betreten könnte. Wie gewonnen, so zerronnen. Trotzdem war die Senke der ideale Standort für ein strahlengeschütztes Camp.
Doch die Mission des Androiden war noch nicht beendet. Die grundlegende Voraussetzung für die Errichtung eines neuen Basislagers war das Vorhandensein von Wasser. Die Kamera von Robonaut zwei schickt sich an, ohne jegliche Verzögerung die Umgebung erneut zu scannen.
Und wird fündig. Das Marsbeben hat nicht nur den Stalaktiten zum Absturz gebracht, sondern in etwa 300 Metern Entfernung ist die gesamte Kavernenwand abgerutscht. Tonnen Gestein sind großflächig abgebrochen. Und sie haben ein Auge freigelegt. Robonaut zwei misst den Durchmesser und ermittelt etwa zehn Meter.
Im roten Gestein wirkt das graue Auge fremd. Eine menschliche Sichtweise, welcher der Android keine Beachtung schenkt. Dafür ermittelt die Wärmebildkamera sofort die Temperatur der freigelegten Ader. Sie liegt 80 Grad unter dem Gefrierpunkt. Bei dieser Temperatur verdampft gefrorenes Wasser auch bei dem niedrigen

Atmosphärendruck des Mars nicht. Robonaut eins setzt sich in Bewegung.
Etwa eineinhalb Stunden später ist er so weit vorgedrungen, dass einer seiner Arme eine Probe der grauen Masse nehmen kann. Auch die Berührung mit dem Element stützt die Vermutung: Es muss ich um Eis handeln. Letzte Gewissheit wird aber erst das Massenspektrometer in Camp eins liefern.
Sollte das gefrorene Wasser sich bestätigen, hätten sie jetzt Zugang zu einer ergiebigen Wasserader. Die würde den Biomenschen ermöglichen, ihrem Recyclingkreislauf neue Wasservorräte zuzuführen. Ähnlich Bergleuten vor Jahrhunderten würden sie täglich ausrücken müssen, um das kostbare Nass abzubauen. Doch unter dem Strich würde es mehr Nahrung, mehr Lebenszeit und vielleicht sogar die Möglichkeit zur Rückkehr zur Marsrakete, die immer noch in ihrem stationären Orbit kreiste, bedeuten. Höchstwahrscheinlich zumindest. Wenn es gelänge, genug Lebenselixier zu spalten, um die Tanks der Landefähre mit Wasserstoff und Sauerstoff zu füllen. Fraglich natürlich, ob die Wiederaufrüstung gelänge. Noch fraglicher, ob eine Rückkehr zur Erde überhaupt Sinn machte. Vielleicht gelänge es ja noch mal, Kontakt mit Oberpfaffenhofen aufzunehmen.
Der Marstag neigte sich dem Ende zu. Trotzdem deckte Robonaut eins das Wasserauge noch mit Geröll und Sand ab. Obwohl eine schnelle Verdampfung nicht zu befürchten war. Jetzt drang durch die Öffnung in der Kavernendecke nur noch spärliches Licht. Der Android suchte sich einen sicheren Platz für die Nacht und ihre Kälte. Er wollte nicht von den Auswirkungen eines Nachbebens überrascht werden. Fuhr sich dann so weit herunter, dass seine Sensoren nur noch stärkste Signale an die Zentraleinheit weiterleiten würden.
Sobald die Sonne die Kaverne wieder so erleuchtete, dass Robonaut zwei sich sicher genug fühlte, um den Weg zurück antreten zu können, brach er auf. Fand die

Radionuklidbatterie unversehrt da, wo er sie zurückgelassen hatte. Gönnte sich einen erfrischenden Energieschub. Verließ die Kaverne und machte sich auf den Weg zu Camp eins.

Als er es erreichte, bereitete Robonaut eins gerade den Marsrover für eine weitere Expedition zur Y-Space Rakete vor. Die beiden begrüßten sich freudig. Nicht verbal, sondern über Bluetooth.

»Kollege, wieder fit?«

»Noch ein bisschen wacklig, viel getaped, aber ansonsten geht es mir blendend.«

»Genial. Wer hat dich repariert?«

»Oleg. Er hat mir die CPU von Martian eingesetzt.«

»Und die funktioniert?«

»Ich kann nicht klagen! Es war sicherlich nicht einfach, alles funktionsfähig umzubauen. Oleg meinte, er wäre ewig damit beschäftigt gewesen. Aber es gelang ihm, unsere Software so einzuspielen, dass ich alle Funktionen nutzen kann.«

»Gut so!«

In diesem Moment schaltete sich Sally zu.

»Robonaut zwei, schön, dass du zurück bist, ich erbitte sofortigen Lagebericht!«

Pflichtbewusst begann Robonaut zwei von seinen Entdeckungen zu berichten. Kam aber nicht weit.

»Stopp!«, befahl Sally. »Ich muss die Kollegen noch zuschalten.«

Nachdem sie das getan hatte, fing Robonaut zwei noch mal von vorne an. Erzählte von der Senke, dem Marsbeben und dem Wasserfund. Als er davon berichtete, brandete Applaus auf.

»Ausgezeichnet!«, kam es von Leroy aus der Überlebenseinheit. »Das Eis wird uns die Möglichkeit geben, unsere Vorräte an Trinkwasser, Wasserstoff und Sauerstoff aufzustocken. Vor der Höhle können wir neue Pflanzungen anlegen.«

»Das ist richtig«, sagte Meimei im Ausrüstungsmodul »Doch bis dahin ist es noch ein weiter Weg. Wir müssen die gesamte Ausrüstung dorthin bringen.«
Die Diskussion war eröffnet. Die Crew entwickelte Pläne, wie man am besten die gesamte Ausrüstung gen Süden schaffen könnte. Immer wieder erstellte man Checklisten, die dann umgehend wieder verworfen wurden. Der Reihenfolge maß man besondere Bedeutung bei, um möglichst ressourcenschonend vorzugehen. Die Gefahr von weiteren Marsbeben sah die Crew als weniger bedrohlich an, da man sich einig war, dass die relativ selten und lokal begrenzt seien. Von den Erschütterungen in der Höhle habe man hier draußen kaum etwas mitbekommen.
Nach langem Hin und Her legte man sich darauf fest, Camp eins so schnell wie möglich in die Kaverne zu verlegen. Nur die Gewächshäuser sollten noch bis zur Ernte hier verbleiben. Die Ausrüstung und alles Demontierbare aus der Y-Space Rakete würde man ohne Umweg im Marsmobil direkt zum neuen Basislager bringen. Die von Y-Space zum Aufbau eines Habitats vorgesehen Bauteile sollten dazu verwendet werden, schnellstmöglich eine bewohnbare Infrastruktur zu schaffen. Die beiden Robonauten wurden dazu auserkoren, diese Aufgabe zu übernehmen, da sie wesentlich längere Außeneinsätze vornehmen konnten, solange sie auf die Radionuklidbatterie zurückgriffen, um sich aufzuladen. Stunden später war man sich einig. Wenigstens was die Grundzüge des Umzuges betraf. Dann warf Oleg eine Frage auf, die nicht dazu beitrug, die Stimmung zu heben.
»Was werden wir tun, wenn wir nie wieder zurückkehren können?«
Die Antwort von Sally kam wie aus der Pistole geschossen: »Irgendwann werden wir zurückkehren!«
Die anderen Mitglieder der Crew waren sich da nicht so sicher, wollten aber keinesfalls zu pessimistisch wirken.

»Der Schwerpunkt muss, egal was passiert, darauf liegen, dass wir hier Strukturen schaffen, um möglichst lange durchhalten zu können. Wenn nicht für immer«, meinte Leroy.
»Das denke ich auch«, stimmte ihm Meimei zu. »Wir haben uns in Rahmen dieser Mission dazu verpflichtet, den Mars unter allen Bedingungen zu kolonisieren. Dieser Verpflichtung müssen wir nachkommen. Unsere Mission ist und bleibt, hier eine Infrastruktur zu schaffen, die auch in Zukunft Leben auf dem Mars sicherstellt.«
»Habt ihr schon mal darüber nachgedacht, dass unsere Nationen sich jetzt wahrscheinlich feindlich gegenüberstehen?«, warf Oleg unvermittelt ein.
»Das mag sein, aber ich werde mich nicht davon abhalten lassen, hier ordentliche Arbeit zu leisten. Auch wenn auf der Erde der Dritte Weltkrieg ausgebrochen ist, ich werde ihn hier oben nicht weiterführen.«
Meimei wollte den Gedanken einfach nicht zulassen. Sally und Leroy stimmten ihr zu. Oleg dagegen war nicht so richtig überzeugt, dass das alles so klappen würde. Hakte weiter nach.
»Aber jetzt mal rein hypothetisch, was machen wir, wenn wir nie wieder zurückkönnen?«
»Dann begründen wir hier eine neue Zivilisation!«, rief Meimei unüberhörbar ins Mikrophon. »Egal was es kostet!«
»Na gut, dann soll es so sein«, lenkte Oleg ein. »Ich gehe noch mal in die Pflanzungen.«
Etwa eineinhalb Stunden später war Oleg mit der Bewässerung und der Versorgung der Pflanzen fertig. Aber nicht nur das. Er hatte auch geerntet. In einem Plastikeimer trug er mindestens zwei Kilo winzige Kartoffeln mit sich herum. Als er beim Verlassen die Folie des Gewächshauses zurückschlug, stieß er fast mit Leroy zusammen. Oleg erstarrte, fühlte sich ertappt, versuchte, seine Beute hinter seinem Raumanzug verschwinden zu lassen. Doch Leroys Blick heftete sich sofort und direkt an den Eimer mit der Ernte.

»Was machst du da?«
»Ich habe mir ein paar Kartöffelchen mitgenommen«, hauchte der Russe schließlich in sein Helmmikrophon.
»Die sind doch noch gar nicht so weit! Was willst du denn mit denen? Wir hatten doch beschlossen, dass wir im Moment die Bohnen und Möhren abernten.«
»Ich wollte halt Kartoffeln!«
»Das geht so nicht, mein Freund! Wir müssen die Fruchtfolge genau einhalten. Nur so können wir sicherstellen, dass wir nur einen minimalen Verlust an Nahrungsmitteln erleiden!«
»Ich wollte halt Kartoffeln!«
»Wenn hier jeder macht, was er will, dann haben wir nicht die Spur einer Chance!«
»Ok«, versprach Oleg. »Es wird nicht wieder vorkommen.«
Versuchte, sich mit seiner Beute an Leroy vorbeizudrängen. Der ließ das aber nicht zu.
»Willst du die jetzt auch noch ganz allein essen, oder was?«
»Ich will die gar nicht essen!«
Leroy traute seinen Ohren nicht: »Was zum Teufel, willst du dann damit machen?«
Die beiden standen sich gegenüber und starrten sich durch die Visiere ihrer Helme an. Leroy gewann das Duell der bösen Blicke. Oleg gestand.
»Ich wollte mir ein Fläschchen Wodka brennen. Ohne ein bisschen Spaß hält man das hier nicht aus. Mein Vorrat an „Trockenwodka-Pillen" ist aufgebraucht!«
»Geht's noch?«, brüllte Leroy in sein Helmmikrophon. »Für solche Sperenzchen haben wir einfach nicht die Ressourcen. Wodka brennen! Mann, ist dir eigentlich klar, dass wir ums nackte Überleben kämpfen?«
Der Amerikaner will dem Russen dessen Beute abnehmen. Der blockiert den Versuch mit seinem Körper. Leroy lässt aber nicht ab. Drängt den Russen zurück, dem der Eimer entgleitet. Jetzt haben beide die

Hände zum Faustkampf unter Männern frei, so weit das in Marsanzügen möglich ist. Und sofort fliegen Fäuste.
Beide Kontrahenten versuchen, dem jeweils anderen Treffer in der Magengegend und darunter zuzufügen. Denn das sind die Stellen, wo es trotz Marsanzug am meisten weh tut. Doch die beiden behindern sich gegenseitig beim Versuch. Kriegen sich an den Handgelenken zu fassen, setzen alles daran, sich aus der Umklammerung zu befreien.
Oleg ist der trainiertere Kämpfer. Im Ringen gelingt es ihm, seine Linke unvermittelt freizukriegen und einen Volltreffer in den Solarplexus seines Gegners abzusetzen. Leroy kippt nach hinten und landet im Marssand. Der Russe hört das röchelnde Stöhnen seines Gegners über das Headset in seinem Helm.
Leroy liegt auf dem Rücken und krümmt sich. Sein Kontrahent beginnt, die verlorene Ernte einzusammeln. Schwierig, die murmelgroßen Kartoffeln mit den klobigen Handschuhen des Marsanzuges aufzunehmen. Einiges an Sand geht beim Greifen mit, denn Oleg möchte keine Zeit verlieren. Doch er braucht zu lange, geht zu nah an den am Boden Liegenden heran. Dem gelingt es, einen Tritt in Richtung des Russen abzusetzen. Er trifft ihn aber nur mit begrenzter Durchschlagskraft am Oberschenkel.
Der Kosmonaut verliert nicht mal das Gleichgewicht. Schaut seinen Kontrahenten einen Moment lang wütend an. Dann setzt es den Gegenschlag. Der Amerikaner versucht noch, sich außerhalb der Reichweite zu rollen. Ist aber nicht schnell genug. Oleg dagegen setzt gnadenlos nach. Tritt diesmal nicht in den Solarplexus, sondern noch tiefer. Und das mit voller Wucht.
Die Saat des Hasses war schon vor Monaten gesät worden. Doch jetzt keimte sie fruchtbarer denn je. Wie sollte es gelingen, die abgrundtiefen Gräben wieder zuzuschütten?

Kapitel 16: Das Ende der Dinos

20.06.2049

Pengs und Werners Entscheidung, Oberpfaffenhofen nicht zu verlassen, hatte auf der Annahme beruht, dass irgendwann Hilfe von außerhalb einträfe. Dass man sie an einen Ort evakuieren würde, an dem die radioaktive Verseuchung und auch die Verwüstung aufgrund des Zusammenbruchs jeglicher Infrastruktur wesentlich geringer oder sogar nicht existent wäre. Doch die Hilfe kam nie.

Stattdessen nahm die Zerstörung um sie herum immer weiter zu, immer öfter stießen sie auf verwesende Leichen, die die Überlebenden achtlos in den Straßen abgelegt hatten. Wenn man auf andere Überlebende stieß, ging man sich tunlichst aus dem Weg. Was kein wirkliches Problem darstellte, denn nicht allzu viele hatten überlebt. Sollte doch mal jemand näher kommen, hieß das sofort Alarmstufe rot. Werner hob dann die Armbrust. Wenn die nicht die gewünschte Wirkung zeigte, dann zog Peng die Knarre aus dem Hosenbund. Deren Botschaft unmissverständlich. Von der Solidarität, die man in den ersten Tagen nach der Katastrophe vereinzelt noch erfahren hatte, war nichts mehr geblieben.

Immer wieder diskutierten die beiden die Frage, was den Dritten Weltkrieg ausgelöst haben könnte. Sie probierten, Informationen darüber durch Abhören des Radios zu bekommen, das sie Schreiner abgenommen hatten. Doch seit einiger Zeit blieb der Äther komplett tot. Sie empfingen nicht mal mehr Sendungen aus Österreich. Wieder einmal hatten sie alle Frequenzen erfolglos abgesucht. Beide saßen frustriert vor dem sinnfrei rauschenden Radio, bis sie es entnervt ein für alle Mal abschalteten.

»Da kommt nichts mehr!«, sagte Peng tonlos.

Werner nickte traurig.
»Ich fürchte, im restlichen Europa ist die Situation dieselbe wie hier. Wahrscheinlich auf der ganzen Welt. Dritter Weltkrieg global.«
»Vermutlich hast du recht. Es wird der viel beschworene Flash War gewesen sein. Vielleicht sogar aus Versehen oder durch eine Fehlfunktion automatisierter Waffensysteme ausgelöst.«
»Was glaubst du, wo ist der Krieg zuerst losgegangen?«
Peng schüttelte wortlos den Kopf. Doch Werner hatte eine Theorie.
»Ich tippe auf Indien und Pakistan. Die standen beide wegen ihrer unaufhörlich wachsenden Bevölkerungen mit dem Rücken zur Wand. Beides Atommächte. Irgendwann musste es krachen.«
»Kann sein! Die hatten ja auch Hyperschallraketen. Die Vorwarnzeiten extrem kurz ... Aber er kann auch überall im Rest der Welt ausgebrochen sein. Wir werden es wohl nie erfahren.«
Wenn sie nicht unbedingt rausmussten, verbrachten sie die Tage und Nächte im Bunker. Lagen auf der schmalen Pritsche. Kuschelten und knuddelten und mehr. Konnten kaum voneinander lassen. Wenn doch, dann bedienten sie sich an Schreiners Videosammlung. Der hatte doch glatt in seinem Unterschlupf noch Platz für eine Regalwand gefunden, in der er hunderte von Blu-Rays gestapelt hatte. Die Filme waren oft extrem gewöhnungsbedürftig. Alles, was je zum Thema Verschwörung veröffentlicht worden war, fand sich da. Doch der Schrat hatte auch ein Faible für die Klassiker der Filmgeschichte und kitschige Love Stories gehabt. Was eine etwas abwechslungsreichere Programmgestaltung ermöglichte.
Anfangs hatten sie sich darauf beschränkt, nur maximal zwei Filme täglich zu schauen. Denn irgendwann würden sie den Luxus nicht mehr genießen können. Das würde der Tag sein, an dem die Batterie leergesaugt, kein Diesel

mehr für den Generator da sein oder das Notebook einfach den Geist aufgeben würde.
Die Übereinkunft hatten sie nach einiger Zeit stillschweigend über den Haufen geworfen. Denn sie hegten nicht den geringsten Zweifel daran, dass der Tag, an dem das Drama sein unabwendbares Ende finden würde, nicht in allzu ferner Zukunft lag. Wenn nicht ein Wunder geschähe. Doch darauf wagten sie nicht mehr zu hoffen.
In einer Blechtruhe hatte Schreiner seine gesamten Medizinvorräte weggeschlossen. Den Schlüssel ordentlich an seinem Schlüsselbund abgehängt. Als sie den Deckel der Truhe aufklappten, staunten die beiden nicht schlecht. Selbstverständlich umfasste die Bunkerapotheke die in der Notfallmedizin üblichen Präparate. Und natürlich Jodtabletten, die sie sofort einnahmen. Trotz der Zweifel daran, dass die Tabletten so lange nach der Katastrophe sie noch vor Schilddrüsenkrebs schützen würden.
Ganz am Boden der Truhe entdeckten sie einen Schatz, den sie so nicht vermutet hätten. Dutzende von Schachteln Diazepam. Der Kampfprepper schien also auch öfter an den Punkt gekommen zu sein, an dem er seine paranoide Existenz nicht mehr ertragen konnte, trotz aller Vorsorge für den Tag X.
»Schau mal, was da noch drin ist«, sagte Werner und hielt Peng eine Packung unter die Nase.
Der war sofort klar, welchen Schatz sie da entdeckt hatten: »Die werden wir auch irgendwann auch dringend brauchen.«
Womit sie verdammt recht hatte. Noch war es aber nicht so weit. Für heute hatten sie beschlossen, einen Ausflug nach draußen zu unternehmen. Einen der Ausflüge, die dazu dienten, festzustellen, wie sich die Welt um sie herum entwickelte. Ob es Entwicklungen gab, die ihnen ihr Schicksal erleichtern könnten. Die Exkursionen nutzten sie auch dazu, wildwachsendes Gemüse oder

Beeren abzuernten, sofern sie darauf trafen. Wissend, dass ihre Ernte unzweifelhaft stark belastet sein musste. Doch auch in der Sperrzone von Tschernobyl hatten sich schon nach wenigen Jahren wieder Menschen angesiedelt, die einfach keinen anderen Platz für sich zum Leben hatten finden können.
Nachdem das Wetter nicht so aussah, als würde es regnen, beschlossen die beiden ehemaligen Raketentechniker, Weßling in Richtung Norden zu verlassen, um auf den angrenzenden Feldern und im Wald nach Essbarem zu suchen.
Zuerst gingen sie auf die Äcker, die hinter dem Bahnhof lagen. Die waren kaum mehr als solche zu erkennen, die Natur hatte den Vorplatz und die Gleise allesamt überwuchert. Das Gebäude selbst stand noch, aber Plünderer hatten ihm übel mitgespielt. Der gesamte Dachstuhl war ausgebrannt und in sich zusammengefallen. Was die Meute dazu bewogen hatte, ihn in Band zu setzen, blieb wie so vieles in diesen Zeiten unklar. Auch der Rest des Gebäudes total verwüstet. Alle Scheiben eingeschlagen, die Schalterhalle völlig vermüllt. Die Kioske und sonstigen Läden in Gänze demoliert. Alles, was noch im Ansatz brauchbar gewesen war, hatten die plündernden Horden mitgenommen. Die grau-schwarzen Wassermassen, die bei Regen durch das beschädigte Dach eindrangen, hatten nahezu alle Oberflächen mit einer zähen Schleimschicht überzogen.
Den Bahnhof links liegen lassend überquerten sie die Bahngleise, um die dahinterliegenden Felder zu erreichen. Die auch als solche kaum mehr erkennbar. Der Bewuchs aus Blumen, Gräsern und Unkräutern üppig. Peng und Werner trampelten die Pflanzen gnadenlos nieder. Immer auf der Suche nach Resten der ehemaligen Bepflanzung. Zwischen Brennesseln, hohen Gräsern, Löwenzahn und Gänseblümchen fanden sich manchmal noch Kartoffelstauden, Maispflanzen oder Steckrüben. Wobei Peng auch bisweilen Wildkräuter einsammelte, um die kargen Rationen zu strecken. Nachdem sie ihr ganzes

Leben Obst und Gemüse im Supermarkt gekauft hatten, war es für die beiden nicht einfach, das essbare Grünzeug zu finden und abzuernten. Nach und nach hatten sie aber gelernt, ihre Sinne zu schärfen und im dichten Bewuchs die verbliebenen Nutzpflanzen zu entdecken. Nachdem sie etwa zwei Stunden gesucht und gefunden hatten, wagten sie sich in das angrenzende Waldstück.
Dort schickten sie sich an, nach Beeren Ausschau zu halten, die gerade Saison hatten. Die schmeckten zwar oft reichlich sauer, waren aber eine willkommene Abwechslung gegenüber den faden Überlebensrationen, von denen sie Unmengen im Bunker gefunden hatten. Ohne Zweifel ein Glücksfall, aber doch nur mit begrenzten Gaumenfreuden. Mit den Früchten des Waldes hofften sie auch, ihren Vitaminhaushalt ausgleichen zu können.
Der Ausflug in den Wald war nicht ungefährlich. Die Katastrophe hatte zwar auch viele Waldbewohner getötet, aber nachdem die Natur nicht mehr der Bewirtschaftung durch den Menschen ausgesetzt war, waren Flora und Fauna dabei, sich zu erholen. Und mit ihnen die Tierwelt.
Momentan sprossen Himbeeren, Heidelbeeren und Johannisbeeren. Jeder von ihnen trug einen Plastikeimer mit sich, in dem sie ihre Ernte sammelten. Die Szene hatte etwas von einem beschaulichen Sonntagausflug. Die Sonne ließ sich durch die Baumwipfel blicken und leuchtete den Waldboden mit genau abgezirkelten Strahlenbündeln aus. Der Duft des Waldes ließ die zwei Pflücker vergessen, dass sie sich durch verseuchtes Gelände bewegten. Ab und an schoben sie sich sogar eine besonders reif anmutende Beere direkt in den Mund. Den besonderen Reiz dabei machte aus, ob sie sich wirklich mit einer süßen Köstlichkeit belohnen konnten. Oder sie sich bezüglich des Reifegrades gründlich verschätzt hatten.
Ohne jede Vorwarnung stehen sie mitten in einer Rotte Wildschweine. Der sommerliche Wald hat sie so in seinen

Bann gezogen, dass sie die notwendige Vorsicht außer Acht gelassen haben. Fatal auch, dass ihnen die gesamte Rotte im Laufschritt entgegenkommt. Werner gelingt es noch, eine der auf ihn zulaufenden Wildsauen durch einen gezielten Schuss mit der Armbrust in die Flucht zu schlagen. Sobald der Pfeil ihr Fell durchdringt, dreht sie quiekend ab.
Peng dagegen kann dem Angriff nichts entgegensetzen. Sie ist total überrumpelt. Ein massiger Keiler rennt, aus dem Unterholz schießend, direkt in sie hinein. Peng wird mit brutaler Wucht zur Seite geschleudert und landet unsanft auf dem Waldboden.
Unklar, was den Zorn des Borstenviehs erregt hat. Statt weiter voranzustürmen, macht es auf der Stelle kehrt und stürmt wild grunzend auf die gefallene Peng zu. Die will zur Pistole in ihrem Hosenbund greifen, doch kriegt sie nicht zu fassen, denn sie ist auf dem Rücken zu liegen gekommen. Außerdem ist der Schmerz so bohrend, dass sie sich kaum rühren kann. Mit seinen Hauern setzt der Keiler jetzt dazu an, über sie herzufallen, um ein paar leckere Happen aus ihr herauszubeißen. Peng kreischt in nackter Panik.
Werner hört entsetzt ihre Hilferufe. Zieht einen Pfeil aus seinem Rucksack und legt ihn auf. Doch das kostet Zeit. Peng wird weiter von dem rasenden Keiler attackiert, spürt seinen faulen Odem in ihrem Gesicht. Durchlebt Todesangst. Ihre rechte Hand möchte die Pistole in ihrem Rücken greifen, doch sie erwischt sie einfach nicht.
Viel zu spät erreicht Werner den Ort des Geschehens. Geht verdammt nah an das entfesselte Wildschwein heran. Zielt und drückt ab. Der Pfeil löst sich und rammt sich in die Flanke des Keilers. Doch Werner hat exakt eine Rippe getroffen, die verhindert, dass er weiter eindringt. Für das Biest durchaus schmerzhaft, aber keineswegs tödlich. Ganz im Gegenteil. Das Wildschwein droht jetzt völlig durchzudrehen. Stößt in blinder Raserei wütende Grunzlaute aus. Und denkt gar nicht daran, von der armen Peng abzulassen.

Werner weiß, dass er nicht die Zeit hat, einen weiteren Pfeil aufzulegen und die Armbrust zu spannen. Stattdessen zieht er ein Jagdmesser aus Schreiners Waffenarsenal aus der Scheide an seinem Gürtel. Stürzt sich todesmutig auf das Biest und beginnt, ohne Unterlass auf es einzustechen.
Das Überraschungsmoment ist auf seiner Seite. Es gelingt ihm, mehrere gezielte Stiche in die Flanke des Tieres abzusetzen. Doch dessen Adrenalin- und Blutrausch verhindern, dass es seinen Angriff auf die arme Peng einstellt. Erst als Werner mehr als zehn Stiche im Körper des Tieres versenkt hat, weicht das Leben aus dem Wildschwein. Es sackt in sich zusammen, die arme Peng halb unter sich begrabend.
Blut spritzt aus der Flanke der Bestie, die beiden sind über und über besudelt. Sobald Werner realisiert, dass das Tier tot ist, packt er Peng an beiden Armen und zieht sie unter dem Kadaver hervor.
»Bist du verletzt? Wo hat es dich erwischt?«, will er völlig außer Atem wissen.
Doch Peng steht so unter Schock, dass sie ihm keine Auskunft geben kann. Hängt in seinen Armen und wird von Weinkrämpfen geschüttelt. Der blanke Horror steht ihr ins Gesicht geschrieben. Auch Werner ist total am Ende. Schwer atmend hält er Peng fest und ist zu mitgenommen, um noch irgendwie zu agieren. Neben ihnen blutet der aggressive Keiler aus.
Ein Zusammenhang zwischen dem Angriff der Wildschweine und dem Gesundheitszustand von Peng macht nach den Gesetzen der Logik keinen Sinn. Was hat Strahlenkrankheit mit einer rasenden Rotte zu tun? Nichts.
Trotzdem verschlechterte sich ihr Zustand, nachdem sich die beiden zurück in den Bunker geschleppt hatten, rasant. Der Vorfall im Wald hatte sie gebrochen, die Konfrontation mit der blanken Naturgewalt raubte ihr den Lebensmut. Nichts war mehr von der Kämpferin

übrig, die trotz aller Mühen und Widerstände unablässig auf der Karriereleiter nach oben geklettert und zu einem essentiellen Bestandteil des Programms zur Eroberung des Mars geworden war.
Hatte sich die Strahlenkrankheit, an der beide zweifellos litten, bis zu diesem Zeitpunkt nur durch gelegentliches Erbrechen und plötzliche Müdigkeit bemerkbar gemacht, wurde sie jetzt, zumindest bei Peng, deutlich virulent. Der noch weiter zunehmende psychische Druck verschlimmerte auch den Verlauf der Strahlenschäden.
Ihr begannen die Haare in Büscheln auszufallen, bald war nichts mehr von der Power und Fröhlichkeit zu spüren, welche die energische Raketentechnikerin ein Leben lang ausgestrahlt hatte. Wobei sie sich immer sehr bemüht hatte, dieses Image auszustrahlen, da sie nur zu genau wusste, dass jeder in dieser Branche es von ihr erwartete.
Nur noch selten fand sie die Kraft, den Bunker zu verlassen. Lag apathisch auf der Pritsche und starrte auf das Notebook, das eine DVD mit einem von Schreiners Filmen abspulte. Den Vorräten an Diazepam, die der Schrat angelegt hatte, entnahm sie immer öfter eine Tablette, die sie dann für viele Stunden ihr Elend, die Schmerzen und die Übelkeit vergessen ließ.
Hatte Werner anfangs noch versucht, sie mit gesammelten Früchten und wildem Gemüse hochzupäppeln, gab er seine erfolglosen Versuche nach kurzer Zeit auf. Zu offensichtlich war, wie schwer es seiner Gefährtin fiel, auch nur ein paar Happen herunterzuwürgen.
Zwei Monate nach dem Vorfall im Wald hauchte Peng ihr Leben aus. Werner saß im Halbdunkel des Teelichts und starrte sie an, wie sie da auf der Pritsche lag. Nachdem sie ihre Augen für immer geschlossen hatte, entkrampften sich ihre Gesichtszüge völlig. In seinem unendlichen Schmerz und seiner körperlichen Entkräftung als Folge der Strahlenkrankheit verspürte er eine unerklärliche Genugtuung. Die Liebe seines Lebens hatte ihren Frieden gefunden. Und niemand würde sie

ihm mehr wegnehmen können. Ihm das Recht verweigern können, für immer bei ihr zu sein.
Er warf sich eine Diazepam ein. Starrte noch minutenlang auf Peng, bis das Teelicht zu verlöschen drohte. Erleichtert durch die Wirkung der Droge griff er sich die Pistole. Komplett in sich ruhend schob er sich die Mündung der Waffe in den Mund. Das Teelicht verlosch. In den Sekundenbruchteilen, die er für das Durchdrücken des Abzuges benötigte, durchströmte ihn die unendliche Liebe, die er für die Frau empfand, die seine Seele so unbeschreiblich ergötzt hatte.

Kapitel 17: Neue Heimat?

28.02.2050

Die vier verbliebenen humanen Marseroberer hatten sich zu einem Meeting zusammengeschaltet. Sally und Leroy saßen dafür in ihrer Überlebenseinheit vor einem Bildschirm, Meimei und Oleg verfolgten die Schalte im Ausrüstungsmodul. Ermöglicht wurde die Videokonferenz durch die Installation von mehreren Repeatern auf der Marsoberfläche und auch in der Höhle. Die Signalverstärker übertrugen nun die Funksignale zwischen den Camps eins und zwei, was die direkte Kommunikation zwischen den beiden Stationen ermöglichte. Ein großer Schritt nach vorne. Gemeinsam schauten die Crew den Film, den Robonaut zwei aufgenommen hatte.

»Das wird unser neues Basislager«, sagte Sally voller Zuversicht, als der Film zu Ende war.

Die anderen stimmten dem voll und ganz zu. Doch der Umzug des gesamten Materials in die Höhle würde eine ziemliche Herausforderung bedeuten. Ein Aufwand, der jedoch durch die verbesserten Lebensumstände durchaus zu rechtfertigen war. Eine Wasserquelle böte Chancen für das Überleben, die sie sonst nirgendwo hätten. Und der Schutz vor der kosmischen Strahlung würde ein Quantensprung bei der Sicherung ihrer Existenz sein. Wobei immer die Gefahr bestünde, dass man von herunterfallenden Gesteinsbrocken erschlagen würde. Doch auch auf der Erde hat jede Medaille ihre zwei Seiten und inzwischen regierte dort nur mehr der Kampf ums nackte Überleben.

Trotzdem bereiteten den Marseroberern die Schäden durch das kürzliche Beben Kopfzerbrechen. Robonaut zwei hatte den Felssturz ebenfalls genau dokumentiert.

»Die Brocken bekommen wir da so einfach niemals weg«, gab Sally zu bedenken.

»Am wichtigsten ist, dass wir mit dem Material überhaupt durchkommen. Oder besser gesagt drüberkommen«, meinte Oleg.
»Das wird extrem schwierig. Du hast doch die Bilder gesehen«, erwiderte Sally.
»Ich denke, wir errichten zuerst das Lager null vor dem Abbruch. Von dort aus können wir das Trümmerfeld begehbar machen.«
»Gute Idee. Schritt eins wird sein, die Überlebenseinheit dort aufzustellen. Sie lässt sich am einfachsten transportieren. Mit ihr transferieren wir zwei der Radionuklidbatterien. Dann können zwei von uns längerfristig vor Ort bleiben.«
»An wen denkst du da?«
Die Diskussion verstummte. Sally hätte sich gerne mit Meimei die Überlebenseinheit geteilt. Eine echte Frauen-WG sozusagen. In Anbetracht der Spannungen zwischen Oleg und Leroy aber absolut undenkbar. Keiner der Biomenschen wusste Rat.
»Bei allem Respekt«, schaltete sich Robonaut eins, der mit seinem Kollegen gerade die Pflanzungen bestellte, von draußen ein. »Wir sollten die bestehenden Teams beibehalten. Sonst wird der Aufwand noch größer. Wenn das Basislager erst steht, dann haben wir genug Zeit zum Umorganisieren.«
»Also Leroy und ich«, kam es zögerlich von Sally.
Oleg wollte widersprechen. Doch ihm war klar, dass ihm die Argumente fehlten. Und am Anfang würde der Aufbau des Basislagers sicherlich kein Zuckerschlecken sein. Doch die beiden Amerikaner würden vor Ort Fakten schaffen. Widerwillig stimmte er zu. Meimei ebenfalls. Die Diskussion nahm wieder Fahrt auf.
Man müsse daran denken, dass die Benutzung des Marsmobils und der Marsrovers nicht mehr möglich sein würde, sobald es darum ging, das Material den Hang hoch zur Höhle zu schaffen.
Lange nicht verwendete Checklisten wurden aufgerufen und ein exakter Umzugsplan aufgestellt. Immer wieder

setzten sie Prioritäten um. Denn sie wussten alle nur zu gut, dass sie sich keine größeren Patzer erlauben durften. Nach Stunden stand die detaillierte Planung der Umsiedlung. Blieb noch die Frage, wie sie den Weg in die Senke freibekommen würden.

Ein Vorschlag hetzte den nächsten, um dann sofort wieder verworfen zu werden. Man dachte daran, Kräne zusammenzubasteln, das Marsmobil vor Ort zu bringen, um es als Zugmaschine einzusetzen, oder die beiden Robonauten wie Arbeitssklaven in einem Bergwerk mit Hämmern die im Weg liegenden Trümmer beseitigen zu lassen.

Irgendwann gab die Crew entnervt auf. Man einigte sich darauf, die Problemlösung auf den Moment zu vertagen, an dem man die Infrastruktur geschaffen hatte, um die Aufräumarbeiten auch wirklich angehen zu können. Nach Stunden des Palaverns einigte man sich darauf, es für den Moment gut sein zu lassen. Da schaltete sich Robonaut eins unvermittelt zu.

»Unbekanntes Flugobjekt nähert sich Ophir Chasma.«

»Das kann nicht sein. Bitte bestätigen!«

»Bestätige. Habe Sichtkontakt mit Flugobjekt an Fallschirm.«

»Bilder sofort auf die Bildschirme!«

»Ay, Sir!«

Völlig überrascht verfolgt die Crew, wie eine Landeeinheit wie die ihre in die Marsatmosphäre eintritt und sich das ihnen bekannte Trio Fallschirme öffnet. Oleg klickt auf seinem Rechner sofort das Kontaktmenü an.

»Ich scanne alle Frequenzen.«

»Das könnte doch noch der Nachschub sein. Robonaut eins: Siehst du irgendwo ein Ausrüstungsmodul runterkommen?«

Robonaut eins hat den Himmel schon abgesucht und verneint.

»Wo kommen die runter?«, fragt jetzt Meimei in ihr Mikro.
»Moment, bitte!«, der Maschinenmensch versucht, aufgrund der Größe des Objektes in seinem Bildspeicher eine grobe Abschätzung zu errechnen.
»Die erste Rechnung hat einen Radius von etwa fünf Kilometer ergeben.«
Dadurch wird sofort eine neue Diskussion eröffnet. Das Thema jetzt: Wie man zu reagieren habe. Im Gegensatz zum vorhergegangenen Meinungsbildungsprozess steht die Entscheidung jedoch relativ schnell. Oleg wird sich für einen Außeneinsatz bereit machen und zusammen mit Robonaut zwei mit dem Marsmobil die Landestelle suchen. Er fängt sofort damit an, sich den Raumanzug anzuziehen und sich für den Ausschleusungsprozess zu rüsten. Meimei hilft ihm.
Auf ihren Bildschirmen verfolgen Sally und Leroy derweil weiter die Landung der Kapsel.
»Ich habe keine Ahnung, was das sein könnte«, raunt Leroy.
»Es muss die zweite Crew sein«, entgegnet Sally.
»Aber die waren doch noch nicht mal auf dem Mond eingetroffen.«
»Nein, das nicht. Aber vergiss nicht, nichts ist mehr wie es war. Vielleicht haben wir deren Landung einfach nicht mitgekriegt.«
»Kann sein! … Glaube ich aber nicht.«
Etwa 20 Minuten später verliert die Kamera von Robonaut eins die Kapsel aus ihrem Fokus. Die Bildschirme zeigen jetzt nur noch den nackten Horizont. Doch Oleg ist im Moment nicht bereit zum Ausstieg. Meimei und er sind noch mit dem Anlegen des Marsanzuges beschäftigt. Dann ist er endlich so weit, in die Dekompressionskammer zu steigen.
Draußen sitzt Robonaut zwei bereits komplett aufgeladen am Steuer des Marsmobils. Oleg zwängt sich ebenfalls in die Fahrerkabine. Der Maschinenmensch drückt aufs Gas.

Nach einer knappen Dreiviertelstunde Fahrt kommt das Landungsmodul in Sicht. Da ein Funkkontakt immer noch nicht zustande gekommen ist, kann Robonaut zwei nur die grobe Richtung schätzen. Er fährt im Zickzack auf die vermutliche Landestelle zu.
Die Erleichterung bei Mensch und Maschine ist groß, als sie einen rotgrauen Felsblock passieren und das Modul in Sicht kommt.
»Da ist es!«, ruft Oleg enthusiastisch aus. »Melde: Landungsmodul zwei in Sichtweite. Keine Schäden!«
Der Rest der Crew ist erleichtert. Robonaut zwei bringt das Marsmobil vor dem Landungsmodul zum Stehen. Das liegt da in der Marslandschaft. Völlig statisch. Von einer Besatzung keine Spur.
Oleg und Robonaut eins verlassen den Marsrover. Gehen zielstrebig auf das Bullauge zu. Der erste Blick hinein enttäuschend. Auch im Inneren der Kapsel rührt sich nichts.
Nach längerem Hineinstarren kann Oleg eine in einem der Sitze festgeschnallte Gestalt ausmachen. Sie hängt da, rührt sich aber keinen Millimeter. Mehr ist durch die Luke nicht zu erkennen. Nur, dass das Landungsmodul bis oben hin vollgepfropft ist. Die Gestalt, die da im Sitz hängt, muss extrem wenig Bewegungsfreiheit gehabt haben.
Oleg tut, was er auch in seinem Heimatdorf tat, wenn er vor verschlossener Tür stand. Er klopft ans Fenster, hier eine Luke mit 30 Zentimetern Durchmesser. Das Panzerglas mindestens zwei Zentimeter dick. Doch die Signalstärke hält sich wegen des Handschuhs seines Marsanzuges in Grenzen. Als sich im Inneren nichts rührt, hebt er einen Stein vom Boden auf und benutzt ihn als Kommunikationsverstärker. Das Panzerglas sollte so etwas aushalten. Das tut es auch, aber die Silhouette auf dem Sitz lässt sich dadurch nicht zu einer Reaktion bewegen.

»Da hockt einer drin. Reagiert aber nicht«, setzt er lakonisch in sein Helmmikro ab.
»Kommst du da irgendwie rein?«, fragt Sally.
Oleg setzt gerade dazu an, auszuführen, wie schwierig das würde, aber Robonaut zwei kommt ihm zuvor.
»Ich habe schon Kontakt mit dem System aufgenommen.«
Über Funk bekommen die drei, die in Camp eins das Geschehen verfolgen, ein empörtes Grunzen von Oleg zu hören.
»Und ausgerechnet du willst da auch reingehen?«
»Bei allem Respekt, ich bin am schnellsten drin und wieder draußen«, gibt Robonaut zwei zu bedenken.
Ein weiteres Mal ist die Empörung von Oleg nicht zu überhören.
»Wo er recht hat, hat er recht«, entfährt es Leroy.
»Habe ich dich nach deiner Meinung gefragt?«, patzt Oleg zurück.
Leroy möchte ihm rausgeben, doch Sally legt ihm beschwichtigend die Hand auf den Arm. Sie deckt das Mikro mit der anderen ab: »Komm, lass ihn einfach.«
Robonaut zwei braucht keine zehn Minuten, bis er das System so gekapert hat, dass sich die Druckschleuse von außen aufziehen lässt. Er richtet seine Kamera fragend auf Oleg.
»Wer geht jetzt rein?«
Meimei hat auf die Frage gewartet. Sie weiß, dass es unter allen Gesichtspunkten am sinnvollsten ist, wenn der Maschinenmensch das Innere der Druckkapsel betritt. Allein schon die Tatsache, dass er am schnellsten rein und wieder rauskommt, prädestiniert ihn für den Job. Sie hofft, dass sie aufgrund ihrer nicht amerikanischen Herkunft eher einen Zugang zu Oleg hat.
»Oleg, lass es Robonaut zwei machen. Es muss jetzt einfach schnell gehen.«
Der Russe gibt nach. Wenige Minuten später ist Robonaut zwei in der Kapsel. Er berichtet der Crew in Echtzeit, was er sieht. Auf dem Bildschirm im

Überlebensmodul können die beiden Amerikaner die Aufzeichnungen seiner Kamera verfolgen. Ihr erster Eindruck ist, dass er eine Müllkippe betreten hat.

»Die Innentür geht kaum auf.«

Die Crew hört, wie Robonaut zwei sie aufdrückt. Das Knirschen zusammengedrückten Verpackungsmülls ist deutlich zu hören.

»Ich bin drinnen.«

Auf ihrem Bildschirm in der Überlebenseinheit tauchen die leeren Verpackungen unzähliger Überlebensrationen auf. Die Kamera dreht nach links. Dort ist unter ebenfalls leeren Wasserkanistern ein kompletter Raumanzug auszumachen.

»Liegt da jemand?«, will Sally wissen.

Robonaut zwei beginnt damit, die Wasserkanister beiseite zu räumen. Bis seine Schallsensoren plötzlich anspringen. Doch der Ton ist niederschwellig.

»Er ist tot«, hört er deutlich hinter sich.

Robonaut zwei bahnt sich den Weg zu der regungslosen Gestalt im Sitz.

»Können Sie mich hören?«

Ein kaum hörbares »Ja« kommt zurück.

»Lagebericht bitte!«, fordert Sally.

»Ich konnte die Situation noch nicht voll aufklären. Habe aber Kontakt mit einem Besatzungsmitglied.«

»Name?«

»Wie heißen Sie?«, fragt Robonaut zwei die immer noch regungslose Gestalt im Sitz.

»Koichi Watanabe«

Robonaut zwei gibt den Namen weiter. Jetzt ist allen klar, womit sie hier konfrontiert sind. Es ist die Besatzung der Mondbasis. Die Überraschung könnte nicht größer sein.

»Ist der Deutsche auch in der Kapsel?«, fragt Oleg sofort.

»Wasser!«, bettelt der im Sitz hängende Japaner.

Robonaut zwei hat keine Sekunde Zweifel daran, dass der Mann am Verdursten ist. Sofort setzt sich seine oben liegende Kommunikationseinheit in Bewegung, um die

Kapsel nach Resten von Wasser abzusuchen. Nebenbei schickt er eine Nachricht an die Crew ab, dass es ihm momentan nicht möglich sei, den Deutschen zu untersuchen. Unter einem Berg von Plastik entdeckt er einen vollen Kanister. Watanabe hatte nicht mehr die Kraft, ihn aufzunehmen und leer zu trinken.
Trotz seiner Bemühungen gelingt es ihm nur mit Zeitverzug, den Kanister aus den Verpackungen herauszuziehen, den abgenutzten Deckel aufzudrehen und dem Japaner das Lebenselixier einzuflößen. Der trinkt in kleinen Schlucken, einiges der wertvollen Substanz geht daneben.
»Lagebericht, bitte!«, kommt es wieder über Funk.
»Herr Watanabe trinkt.«
»Wie geht es ihm?«
Robonaut zwei gibt die Frage weiter. Die Antwort kommt stockend: »Die Schwerkraft zieht mich brutal runter. Ich kann mich kaum bewegen. Ich habe seit Tagen nichts mehr gegessen. Die Rationen waren irgendwann aus.«
Robonaut zwei speist die Informationen in den Funk ein.
»Ist er transportfähig?«, fragt Sally.
Der maschinelle Retter verneint das schlichtweg. Plötzlich reden alle aufeinander ein.
»Wir müssen ihn zu Camp eins bringen.«
»Zuerst müssen wir ihn aufpäppeln.«
»Hat er einen Marsanzug?«
Keine Rückmeldung.
»Ich muss ihn untersuchen, er leidet sicher unter Mangelerscheinungen.«
Die Diskussion geht hin und her. Jeder meint genau zu wissen, was der ausgelaugte Japaner jetzt am ehesten braucht. Schließlich einigt man sich auf einen Plan.
Oleg wird sofort mit dem Marsmobil zu Camp eins zurückkehren. Robonaut zwei bleibt vor Ort und versucht, im Landungsmodul dafür zu sorgen, dass der Japaner die nächsten Stunden durchkommt. Sally, die ausgebildete Ärztin, rüstet sich für den Außeneinsatz und

nimmt alles an Nahrung und Medizin mit, womit sie ihn transportfähig machen kann.
»Was ist mit dem Deutschen?«, kommt es wieder von Oleg.
Robonaut zwei gibt die Frage an Koichi weiter.
»Gerald Hesch ist auf dem Flug gestorben. Ich musste ihn in seinem Raumanzug verpacken«, kommt es schwach von ihm zurück.
Was eben noch ein angeregter Meinungsaustausch war, verstummte plötzlich. Allen war klar, was die Landung von Koichi Watanabe bedeutete. Ein Maul mehr zu stopfen. So lädiert wie der Japaner zu sein schien, würde er über Monate keine große Hilfe sein. Doch die verschworene Gemeinschaft der Weltraumeroberer durfte selbstverständlich keinen der ihren zurücklassen. Was die aktuell nicht hoffnungslose, aber doch schwierige Situation nicht vereinfachen würde. Während jeder über die Entwicklung nachdachte, bereiteten sie Olegs Rückkunft vor.
Exakt 32 Minuten später rollte das Marsmobil mit ihm am Steuer am Abhang, in dem sich der Eingang zur Höhle befand, ein. In der Überlebenseinheit hatte Leroy alles zusammengepackt, was Sally für die Erstversorgung ihres Patienten benötigen würde. Sie war damit beschäftigt, den Marsanzug anzuziehen.
Sobald Oleg meldete, dass er sich dem Abhang näherte, schleuste sie sich aus dem Überlebensmodul aus. Sie verließ die Höhle und stieg den Abhang hinunter.
Oleg übergab ihr das Marsmobil. Nein, er wolle nicht ins Überlebensmodul. Er würde den Weg zu Camp eins zu Fuß zurücklegen. Riskant, aber er bestand darauf.
Sally legte die Tragetasche, in der sie Medikamente und Lebensmittel mit sich führte, in der Fahrerkabine ab und fuhr los. Nicht ohne vorher noch mit Oleg die beste Route abgeklärt zu haben. Aber wahrscheinlich würde es reichen, einfach seinen Spuren nachzufahren.

Eine gute halbe Stunde später traf sie an der Landestelle ein. Sie und Robonaut zwei standen jetzt am Anfang einer komplizierten Evakuierungsaktion. Sally verließ sofort das Marsmobil und betrat die Dekompressionskammer. Robonaut zwei öffnete das Gasventil, um die Kammer mit Gas zu füllen.
Etwa 20 Minuten später konnte Sally das Innere des Landungsmoduls betreten. Sie entledigte sich ihres Marsanzuges und begann sofort, den Japaner zu untersuchen. Robonaut zwei schnitt währenddessen die Überlebensrationen auf, welche die Amerikanerin mitgebracht hatte. Während sie den im Sitz liegenden Watanabe untersuchte, begann der Maschinenmensch, ihm vorsichtig Nahrung einzuflößen. Der würgte die nahrhafte Masse gierig in sich hinein. Verlangte nach mehr.
»Koichi, das muss erst mal reichen. Mehr verträgst du momentan nicht«, mahnte ihn Sally. »Du musst noch mindestens einen Liter trinken.«
Robonaut zwei nahm eine Flasche aus der mitgebrachten Tasche und begann, dem Patienten schluckweise Wasser einzuflößen. Sally setzte ihre Untersuchung fort.
»Meinst du, dass du aufstehen kannst?«
»Vielleicht, ich müsste es versuchen. Aber was würde es bringen? Für den Transfer brauche ich den Raumanzug. Mit dem kann ich mich sicher keinen Millimeter bewegen.«
Sally nickte: »Wir müssen dich da reinpacken und hinüberfahren. Es wird so etwa eine halbe Stunde dauern. Meinst du, du schaffst das?«
»Habe ich eine Wahl?«
Auch Sally war sich nur zu bewusst, dass er keine hatte. Doch ihre Untersuchung hatte ergeben, dass eine reelle Chance für ihn bestand. Der Mann war zwar kurz vor dem Verhungern und reichlich dehydriert, schien aber ansonsten an keinen wesentlichen gesundheitlichen Problemen zu leiden. Blutdruck und Körpertemperatur befanden sich im zulässigen Rahmen. Trotzdem würde

der Transfer den stark geschwächten Mann weiter belasten.
»Also Männer, das ist der Plan: Wir packen dich in den Raumanzug und dann evakuieren wir das ganze Modul. Robonaut zwei, du wirst das Marsmobil zurückfahren. Koichi und ich, wir teilen uns die Ladefläche. So kann ich dich im Auge behalten.«
Der Japaner und der Maschinenmensch gaben ihre Zustimmung.
»Vorher werde ich dir aber noch etwas Adrenalin spritzen. Das Präparat ist stark verdünnt, es wird dir während der Fahrt einen leichten, aber konstanten Kick geben. So stellen wir sicher, dass du nicht schlapp machst.«
Watanabe ließ die erfrischende Injektion klaglos über sich ergehen. Dann packten sie ihn in den Raumanzug. Er hätte zweimal hineingepasst. Jetzt war der arme Mann völlig handlungsunfähig. Die Steifigkeit des Materials zwang ihn zu nahezu kompletter Bewegungslosigkeit, die Sauerstoffflasche ermöglichte ihm aber das Atmen.
Sobald der schmächtige Japaner komplett verpackt war und die lebenserhaltenden Systeme des Anzuges korrekt arbeiteten, begann Robonaut zwei damit, den Druck im Landungsmodul zu reduzieren, indem er die Raumluft ins Freie entließ. Nach einer Weile war der Druck so weit abgefallen, dass Sally, inzwischen wieder im Marsanzug, und er beide Türen der Dekompressionskammer gleichzeitig öffnen konnten.
Die Herausforderung bestand nun darin, den Patienten ins Marsmobil zu hieven. Robonaut zwei parkte so um, dass der Transportkasten direkt gegenüber der Schleusentür zum Stehen kam. Mühsam fädelten Sally und er den zur Bewegungsunfähigkeit verdammten Japaner durch die Dekompressionskammer. Wieder und wieder blieben sie irgendwo hängen. Über die Kopfhörer im Helm ihres Marsanzuges hörte Sally das verzweifelte Stöhnen des Gepeinigten.

Doch sie kamen durch. Während Sally neben dem abgelegten Japaner im Transportkasten zu sitzen kam, klemmte Robonaut zwei sich im Fahrerhaus hinter das Steuer. Und los ging es Richtung Camp eins.
Während der Fahrt setzte Sally alles daran, zu verhindern, dass Koichi einschlief oder das Bewusstsein verlor.
»Wie habt ihr das nur geschafft? So einfach mal ungeplant vom Mond Richtung Mars aufzubrechen! So was passiert in Science-Fiction-Romanen. Aber doch nicht im echten Leben!«
Der schwache Koichi fühlte sich geschmeichelt. Gerald Hesch hatte zwar das Unternehmen nicht überlebt und er selbst wäre dabei fast umgekommen, aber es war unzweifelhaft eine ingenieurtechnische Meisterleistung.
»Wir hatten Glück. Alles war schon für die Nachfolgemission vorbereitet. Am Weltraumlift hing ein fast baugleiches Raumschiff wie das eure. Wir packten alles an Proviant und möglicherweise nützlichem Material in das Landungsmodul. Und los ging's! Im Prinzip war es gar nicht so schwer. Wir sind eure Mission in groben Zügen nachgeflogen.«
Sally schöpfte Hoffnung.
»Was ist mit dem Ausrüstungsmodul? Habt ihr es auch gelandet?«
Der Japaner zögerte. Dann legte er die Karten auf den Tisch.
»Nein. Das war nicht notwendig. Es ist leer. Das Material für die Infrastruktur war noch nicht eingetroffen.«
Eine herbe Enttäuschung. Sally musste ganz schön schlucken. Doch sie durfte den lädierten Japaner nicht verlieren. Fragte deswegen in einer anderen Richtung nach.
»Warum habt ihr uns nicht darüber informiert, dass ihr Richtung Mars unterwegs seid?«
»Wir wollten es. Entschieden uns aber dann immer, dass der Zeitpunkt noch nicht gekommen sei. Nach dem Tod von Gerald war ich mir in keiner Weise sicher, ob ich es

bis zum Mars schaffen würde. Als es dann danach aussah, war ich zu schwach, um die Meldung abzusetzen.«

Sally verstand. Doch ein anderer Punkt bereitete ihr ebenfalls Kopfzerbrechen.

»Warum habt ihr nicht versucht, zur Erde zurückzukehren?«

»Natürlich war das unser erster Gedanke. Aber die wenigen Nachrichten, die wir aus Oberpfaffenhofen und Baikonur erhielten, waren mehr als niederschmetternd. Die Erde ist nicht mehr der wunderbare blaue Planet. Sie ist ein graues, lebensfeindliches Inferno.«

Sally verstand ein weiteres Mal. Aber sie hatte kein gutes Gefühl. War sich der Mann im Klaren darüber, mit welchen Problemen sie hier konfrontiert waren? Als sie sich Camp eins näherten, nahm sie über Sprechfunk wieder Kontakt mit der Crew vor Ort auf.

»Wie geht es ihm?«, wollte Meimei wissen.

Sally gab ihr eine kurze Einschätzung der Situation: »Koichi ist verdammt schwach. Er war kurz vor dem Vertrocknen. Er wird viel Ruhe brauchen und vor allem nährstoffreiche Ernährung. Es wird einige Zeit dauern, ihn wieder aufzupäppeln. Koichi, was sagst du?«

Keine Antwort. Der Japaner war nach den Anstrengungen der Evakuation eingeschlafen.

»Wo bringen wir ihn unter?«

Gesprächspause. Keiner wollte sich festlegen, denn ein zusätzlicher Bewohner würde die Enge in Ausrüstungsmodul und Überlebenseinheit weiter verschärfen. Schließlich gab sich Meimei einen Ruck.

»Momentan macht nur das Ausrüstungsmodul Sinn. Wenn wir das Überlebensmodul zeitnah in der Höhle aufstellen wollen, dann hat Koichi dort keinen Platz.«

Man hörte ein Schnaufen im Sprechfunk. Olegs Begeisterung hielt sich in Grenzen.

»Liebe Meimei, du hast recht. Und ich danke dir dafür«, blockte Sally geistesgegenwärtig ab. »Ich komme gleich mit ins Ausrüstungsmodul. Dort können wir alles für Koichis Wiederherstellung vorbereiten.«

»Copy that!«, kam es von Meimei. Oleg wollte widersprechen, tat es aber nicht.

Knapp eine Stunde später war es geschafft. Koichi ruhte im Ausrüstungsmodul auf einer notdürftigen Bettstatt. Sally tat alles, um ihm seine Lage so erträglich wie möglich zu machen. Meimei assistierte. Oleg hing teilnahmslos vor seinem Rechner. Bis er plötzlich aufschreckte.

»Empfange Signale, die intelligenten Ursprung haben müssen!«

»Signale?«, fragte Leroy überrascht aus der Überlebenseinheit.

»Ein hochfrequentes Steuersignal. Das muss von der Erde kommen!«

»Kannst du es entschlüsseln?«

»Ich bin dran. Ich lasse es durch alle Analyseprogramme laufen. Aber das wird dauern.«

»Das kann doch gar nicht sein. Warum kontaktieren die uns jetzt. Erst jetzt? Und dann auf Frequenzen, mit denen wir nichts anfangen können?«

»Ich kann es mir auch nicht erklären. Gib mir etwas Zeit.«

Nachdem Koichi erstversorgt war, rüstete sich Sally, die Enge des Ausrüstungsmoduls zu verlassen.

Gerade macht sie sich bereit, hat ihren Marsanzug wieder angelegt. Will in die Schleuse einsteigen, um aus der die Luft herauszulassen, um die paar Meter zur Überlebenseinheit gehen zu können. Da fällt ihr Blick auf Meimei. Die hängt auf einer Sitzgelegenheit neben Koichis Lager. Der schläft schon wieder.

Doch Meimei ist in sich zusammengesunken. Droht auf den Boden abzurutschen. Sally kehrt um, packt die leblose Gestalt und versucht, sie aufzurichten.

»Meimei, was ist los?«

Die Angesprochene reagiert nicht. Plötzlich durchfährt ein Zucken den ganzen Körper. Spasmen zerren mit einem Mal an ihren Extremitäten. Die kleine Frau gibt unverständliche Laute von sich. Zumindest ist es das, was die Amerikanerin in ihrem Anzug mitbekommt. Während sie sich beeilt, den wieder auszuziehen, wendet sie sich an den Russen: »Oleg, hilf mir bitte, irgendwas ist mit Meimei.«

Endlich ist auch der auf Zack. Packt die jetzt unkoordiniert zuckende Chinesin und hebt sie auf eine der als Tisch dienenden Transportkisten. Sally hat sich jetzt aus dem Marsanzug geschält und schnappt sich ihre Medizintasche. Mittlerweile schlägt die Taikonautin so ziellos um sich, sodass Oleg Schwierigkeiten hat, sie zu halten.

»Was ist bloß mit ihr los?«, fragt Sally verzweifelt.

»Du bist die Ärztin«, kommt es von Oleg.

Als solche kann sie momentan nur eines tun: die Gepeinigte sedieren. Folglich zieht sie eine Spritze auf und jagt sie Meimei in den Arm. Es ist die letzte Dosis, die von ihrem Vorrat noch übrig geblieben ist. Langsam lassen die Spasmen nach. Ihre Freundin liegt nur noch reglos auf der Transportkiste.

»Was war das?«, bringt der Russe ratlos hervor.

Er bekommt keine Antwort.

Stunden später saß Sally immer noch neben ihrer bewusstlosen Freundin. Etliche Male hatte sie ihren Puls gefühlt, ihren Blutdruck gemessen. Alles im normalen Bereich. Auch ihre Atmung ging ruhig. Doch die Ärztin wagte es nicht, ihre Freundin ohne die Möglichkeit, sofort zu intervenieren, zurückzulassen.

Umso größer die Freude, als Meimei ihre Augen wieder öffnete.

»Wie fühlst du dich?«

»Passt schon!«, kam es lakonisch zurück.

Meimei fragte nicht, was da über sie gekommen war. Stand relativ brüsk auf, setzte sich an ihren Computer und fuhr ihn hoch. Sagte sonst keine Ton.

»Du bist sicher, dass du zurechtkommst?«

»Ja, hundert pro.«
»Und?«
»Was und?«
Sally wunderte sich über die abweisende Antwort. Sah sie aber als Folge des erlittenen Schocks. Sie fummelte sich wieder in ihren Marsanzug und betrat die Dekompressionskammer. Bevor sie die Tür schloss, verabschiedete sie sich von ihren Kollegen.
Oleg erwiderte den Gruß, Meimei nicht.

Kapitel 18: Die Reise nach Jerusalem

21.03.2050

An diesem Tag starb Koichi Watanabe. Obwohl Sally all ihr Können aufgebracht hatte, um das Leben des halb verhungerten, dehydrierten und verstrahlten Astronauten zu retten, schaffte sie es einfach nicht, ihn durchzubringen. Nachdem sie zu Camp zwei zurückgekehrt war, gab es nur noch die Möglichkeit der Videosprechstunde. Die hielt Sally täglich ab, oft dauerte sie mehr als 60 Minuten. Doch es half alles nichts: Am Morgen des 21.03.2050 wachte der Japaner nicht mehr auf.

Die Crew versprach sich, ihm in der Höhle eine Grabstätte einzurichten. Irgendwie würde man schon einen Grabstein hinbringen. Zumindest könnte man den Namen in einen Felsen einritzen. So wie man das für Natalia Julianowna und Dang auch zu tun geplant hatte. Den Körper übergab man Robonaut eins. Seine Aufgabe würde es sein, ihn in verwertbare Biomasse umzuwandeln.

Bei der Verlagerung von Camp eins waren die Eroberer des Mars weiter gekommen. Die Überlebenseinheit stand jetzt direkt vor dem verschütteten Zugang zur Senke. Camp zwei eben. Sally, Leroy und Robonaut eins zogen mit um. Ihr Job würde es sein, den Zugang wieder frei oder begehbar zu machen. Eine Herkulesaufgabe. Erste Versuche waren nicht besonders erfolgreich gewesen.

Doch heute war Freiräumen nicht die Hauptaufgabe von Leroy. Er sollte stattdessen mit dem Marsmobil zu Camp eins fahren, die neue Ernte begutachten und Lebensmittelvorräte für Camp zwei mitbringen.

Wieder hatte er die Gelegenheit, durch die grandiose Marslandschaft zu cruisen. Ophir Chasma präsentierte sich erneut in seiner unvergleichlichen, wenn auch herben

Schönheit. Die Felswände ragten tausende von Metern um Leroy herum auf. Leuchteten im abgeschwächten Licht der Sonne in allen Schattierungen der Farbe Rot. Vor ihm der riesige Kessel, den Ophir Chasma in die Oberfläche des Mars gegraben hatte. Auch der Boden leuchtete in einem satten braunrot, das man von der Erde so nicht kennt. Obwohl die Farbtöne nur minimal variierten, steuerte die bizarre Textur des Marssandes zu der faszinierenden Unvergleichlichkeit der Szenerie bei. Der Himmel setzte der Landschaft in Rot die Krone auf. Seine Färbung prallstes Scharlach, von einer Intensität, welche die Umgebung so unbeschreiblich grandios erscheinen ließ, dass der Marseroberer Zweifel daran hegte, dass das, was er da sah, wirklich real existierte. Zu traumhaft alles um ihn herum.

Nach exakt 43 Minuten pittoresker Fahrt hatte er Camp eins erreicht. Parkte das Marsmobil und landete wieder auf dem Boden der Tatsachen. Vor dem Ausrüstungsmodul war die letzte Ernte gestapelt. Zumindest der Teil, den Meimei und Oleg ihnen zugedacht hatten. Und der war gar nicht reichlich. Eher so mickrig, dass sich die Fahrt mit dem Marsmobil kaum rechtfertigen ließ.

Leroy öffnete die zwei Plastikcontainer vorsichtig. Sie waren nicht einmal bis zur Kante gefüllt. In einem winzige Kartoffeln, die man unter erheblichem Energieaufwand eine Ewigkeit würde kochen müssen. An Geschmack gar nicht zu denken.

Ein noch größerer Affront dagegen die Möhrchen im zweiten Container. Keine länger als auch nur ein paar Zentimeter. Sie würden sie weder schälen noch putzen können, sonst verlören sie alle der lebenswichtigen Vitamine, die sie so notwendig brauchten. Die meisten aber schon so vertrocknet, dass der Versuch, sie zu verzehren, unweigerlich mit einem angewiderten Würgen enden würde.

Leroy ist sich sicher, dass es nur ein verschwindend geringer Anteil der Ernte ist. Wesentlich weniger als ihnen zusteht.
Er schaltet sich auf das Kommunikationsnetz des Transportcontainers.
»Hallo Leute, hört ihr mich?«
Meimei und Oleg bestätigen.
»Hier draußen, das ist ja fast nichts. Wo ist der Rest der Ernte?«
»Ist genau euer Anteil!«, kommt es knochentrocken von Meimei zurück.
»Ich bitte euch! Das reicht keine zwei Wochen!«
Keine Reaktion.
»Ok Leute, ich komme rein! So geht das nicht.«
Der Funk bleibt weiter stumm. Leroy geht zur Schleusentür und versucht, sie zu öffnen. Die ist und bleibt bombenfest verschlossen.
Die Verweigerungshaltung des auf den Mars verlegten Ostblocks, macht Leroy einerseits reichlich wütend. Andererseits ist er ziemlich konsterniert. Wo war der Teamgeist hin, der alle zu Anfang der Mission so inspiriert hatte? Die Entwicklung bereitet ihm große Sorge. Mit dem bisschen Essen würden Sally und er ernsthafte Probleme bekommen. Steht immer noch unschlüssig vor verschlossener Tür. Noch einmal versucht er, Kontakt zu bekommen. Doch von drinnen kommt keine Antwort.
Dann fasste er einen Entschluss. Wobei das in seiner Frustration mehr ein letztes Sich-Aufraffen war. Bei Meimei und Oleg würde er nichts mehr erreichen können. Zumindest heute nicht. Also packte er die zwei Kisten schrumpliges Gemüse in das Marsmobil. Dann ging er zu den Pflanzungen. Als er die Plane zurückschlug, bemerkte er, dass er nicht allein war. Robonaut zwei war gerade dabei, die sprießenden Pflänzchen zu hegen. Leroy verband sich über Bluetooth.
»Hast du uns die beiden Kisten da hingestellt?«

»Ja.«
»Warum ist da nur minderwertiges Gemüse drin?«
»Das hat Meimei aussortiert.«
»Ok. Wo ist der Rest?«
»Dazu darf ich nichts sagen!«
Leroy erkannte, dass hier etwas passierte, dass er weder einschätzen noch verstehen konnte. Ließ seinen Blick über die Pflanzung schweifen. Doch auch das lieferte ihm nicht die ersehnte Antwort. Alle Pflanzen waren abgeerntet. Hier und jetzt würde er nicht weiterkommen.
Er kappte die Verbindung zu Robonaut zwei, machte auf der Stelle kehrt, ging zum Marsmobil und fuhr los. Direkt Richtung Camp zwei.
Mehr als drei Stunden später saß er recht erschöpft in der Überlebenseinheit Sally gegenüber und sie begutachteten ihren Teil der Ernte.
»Ich verstehe es einfach nicht! Das ist doch ein Witz! Das kann nicht die Hälfte sein! So eine Verarschung!«
Auch Sally unendlich enttäuscht, verunsichert und natürlich enorm geladen.
»Die haben dich einfach so aus der Leitung geschmissen?«
Leroy nickte stumm. Er hatte den Ablauf seines Besuches und die seltsame Reaktion der Marseroberer in Camp eins mehrere Male geschildert. Sich immer wieder fragend was das denn sollte.
»Ich bin komplett gefrustet. Was machen wir? Ohne die Ernte werden wir erbärmlich eingehen!«
Anfangs wusste auch Sally keine Antwort. Dann formte sich in ihrem Kopf ein Plan.
»Ich nehme den Rover. Da geht nicht so viel rein wie in das Marsmobil. Als Geste des guten Willens. Wir zeigen, dass wir keinen vollen Laderaum erwarten. Mit Meimei komme ich ja gut zurecht. Ich hoffe, ich kann zwei weitere Kisten voll Gemüse mitbringen. Aber wichtiger noch: Wir werden verstehen, was da abgeht.

Zwei Marstage später machte sich die Amerikanerin auf den Weg. Während sie sich der Transporteinheit näherte, nahm sie Funkkontakt auf.
»Können wir reden?«
»Ja«, kam es einsilbig von Meimei zurück. »Aber worüber? Dafür hast du den weiten Weg auf dich genommen?«
»Bitte, mach die Schleuse bereit. Ich komme rein.«
Von drinnen keine Reaktion. Sally fuhr an den Transportcontainer heran. Stieg ab und ging zur Schleusentür. Genauso wie Leroy fand sie die verschlossen vor. Sie aktivierte wieder den Funk.
»Meimei, bitte lasst mich rein. Macht die Schleuse auf!«
Die Antwort ließ auf sich warten.
»Ich komme raus!«, kam es schließlich von Meimei ohne jegliche Empathie zurück.
»Warum das?«, widersprach die Amerikanerin. »Das macht doch keinen Sinn! Warum darf ich nicht reinkommen? Wir sind doch ein Team!«
Doch sie stand weiterhin vor verschlossener Tür.
»Meimei, bitte, es geht um unser aller Zukunft. Bitte lass uns die Angelegenheit von Angesicht zu Angesicht regeln.«
Doch keine Reaktion. Sally erkennt Meimei nicht wieder. Versteht den Mars nicht mehr. Sie probiert immer wieder den Kontakt mit den Bewohnern des Ausrüstungsmoduls herzustellen. Aber ohne Erfolg. Bis sich schließlich die Schleusentür öffnet und Meimei ihr entsteigt.
»Ok. Dann eben über Funk, aber wenigstens von Angesicht zu Angesicht.«
Die Reaktion ihrer Freundin ist jedoch nicht die erwartete. In ihrer Stimme, die jetzt über Funk kommt, liegt nichts von der Vertrautheit, welche die beiden in den vergangenen Monaten aufgebaut hatten.
»Folge mir einfach!«
»Wohin denn?«, die Amerikanerin fasst es nicht.

Keine Antwort von Meimei. Sie geht schnurstracks auf das Gewächshaus zu. Sally folgt ihr. Was sollte sie auch anderes tun? Drinnen angekommen äußert sich die Taikonautin endlich, jedoch ohne jede menschliche Regung: »Schau dir die Pflanzung an! Das Zeug wächst einfach nicht richtig!«
Langsam wird es Sally zu dumm.
»Ich bitte dich. Das stimmt doch gar nicht. Die Kartoffeln und Möhren waren schon viel weiter, als wir in die Höhle umgezogen sind.«
Meimei geht nicht darauf ein. Steht regungslos im Gewächshaus aus Plastikplanen.
Im Versuch, die Situation noch zu klären, beginnt Sally, sich die Pflanzen näher anzuschauen. Mit den klobigen Handschuhen zieht sie einige Möhren am Grünzeug aus einem der Pflanzkästen. Und ihr Verdacht wird bestätigt. Was sie da in der Hand hält, sind zwar keine Riesenmöhren, aber auch nicht die Schrumpfgewächse, die ihnen als letzte Ernte verkauft werden sollten. Hier ist was oberfaul!
Der Schlag von hinten trifft sie, als sie Meimei mit den ausgewachsenen Möhren in der Hand zur Rede stellen möchte. Meimei hat sich ihre Keule gegriffen, die sie schon Tage vorher im Gewächshaus versteckt hat. Mit der prügelt sie jetzt gnadenlos auf Sallys Helm ein.
So ein Helm muss ja einiges aushalten. Druck- und Temperaturunterschiede. Doch immer wieder fährt das Mordwerkzeug auf die völlig überrumpelte Sally hernieder. Noch hält der Helm. Aber die Wucht der Schläge lassen Sally in die Knie gehen, sie raubt ihr das Bewusstsein. Schon bald ist sie komplett am Boden.
Doch kein Grund für Meimei von ihr abzulassen. Die hämmert sich mehr und mehr in Rage. Hat jetzt endlich ein Ventil gefunden, den Frust und die Entbehrungen der letzten Monate abzulassen. Wieder und wieder dengelt der schwere Hammer auf den Helm der gefallenen Sally. Das Visier ist jetzt gesprungen, überlebenswichtige

Atemluft strömt aus. Doch die Entfesselte findet kein Ende.

Bis ihr von hinten in den Arm gegriffen wird. Völlig überrascht zuckt Meimei in ihrer Bewegung weiter, unfähig ihre Mordlust zu zügeln. Zappelt wie ein Fisch an der Angel. Es kostet Robonaut zwei einige Energie, sie zu fixieren. Trotzdem obsiegt die Kraft der Servomotoren.

Robonaut zwei entwindet ihr die Keule. Schleudert sie zur eigenen Sicherheit ein paar Meter weiter. Greift sich dann auch den zweiten Arm der Taikonautin. Die versucht, sich zu befreien, zappelt weiter. Der Maschinenmensch verdreht ihr beide Arme und spreizt seinen rechten Fuß in ihren Rücken.

Endlich, wohl auch eine Folge der Erschöpfung, erwacht Meimei aus ihrem Rausch und lässt sich fixieren. Sie liegt jetzt ebenfalls am Boden. Robonaut zwei kniet halb auf ihr.

»Kann ich Sie loslassen? Versprechen Sie aufzuhören?«

Sobald Meimeis Sprechfunk freigeschaltet ist, hört Robonaut zwei sie schwer atmen. Doch sie braucht ewig für eine Rückmeldung. Liegt da im Marssand und kann auch selbst kaum fassen, was sie eben getan hat. Irgendwas ist bei ihr nicht mehr im grünen Bereich, daran bestehen keine Zweifel.

»Ja«, sagt sie und stellt jeden Widerstand ein.

Sofort löst Robonaut zwei seinen festen Griff, drückt sich hoch und eilt zu Sally. Was er ahnt, ist Fakt. Die Amerikanerin ist mausetot. Bewusstlos erstickt. Er weiß, dass es keine Rettung mehr gibt. Wie hätte er auch die vielen Lecks, aus denen der wertvolle Sauerstoff ungehindert strömte, stopfen sollen? Zur Eigensicherung greift er sich die Keule. Was aber nicht notwendig gewesen wäre, denn Meimei ist schon dabei, das Gewächshaus zu verlassen.

Folglich macht er sich daran, Sally und ihre Ausrüstung zu recyceln. Zerlegt den Marsanzug und überprüft alle Komponenten auf ihre Funktionsfähigkeit. Errichtet zwei

Haufen: brauchbar und Schrott. Sogar die Unterwäsche landet auf dem Haufen brauchbar. Wobei der Haufen Schrott ihm in Zukunft als Ersatzteillager dienen wird. Hier wird er suchen, wenn er nirgendwo sonst fündig geworden ist. Die Teile von Martian, die beim Überfall erbeutet worden waren, befinden sich ebenfalls auf dem Haufen Schrott.

Dann fängt er an, die Biomasse Sally ihrer weiteren Verwendung zuzuführen. Dafür hat er einen Kompostcontainer gebastelt, in den er den völlig entblößten Körper legt. Anschließend wird er kontrolliert Sauerstoff zuführen, um wichtigen Dünger zu erzeugen.

~

Nachdem Leroy drei Tage lang kein Lebenszeichen von Sally erhalten hatte, wusste er, dass er handeln musste. Er machte sich große Vorwürfe, hatte er sie doch allein gehen lassen. Aber was tun? Er funkte das Ausrüstungsmodul mehrere Male an, bekam aber keine Antwort. So würde er also nicht weiter kommen. Was dann? Selbst noch mal Richtung Camp eins aufbrechen? Nach seiner letzten Exkursion plagten ihn nicht nur massive Bedenken, sondern schlichtweg auch die Angst um sein Leben. Es war feige, aber er würde Robonaut eins schicken. Der war gerade dabei, vor dem Zugang zur Kaverne ein neues Gewächszelt anzulegen.

Leroy konnte Sally nicht einfach so hängen lassen. Wenn sie sich in Schwierigkeiten befand, brauchte sie sofort Hilfe. Dass die höchstwahrscheinlich jetzt schon zu spät kam, verdrängte er erfolgreich. Es trieb ihn ebenso die banale Neugier, wie die Notwendigkeit zu erfahren, was Sache war. Er beschloss, zusammen mit Robonaut eins zu Camp eins zu fahren.

Am nächsten Morgen legte er seinen Ausgehrock an, schleuste sich durch die Kammer in die Marsatmosphäre und stapfte Richtung Höhleneingang. Traf Robonaut eins

auf einem Plateau vor der Höhle, wie er fleißig ein Gewächszelt aufzog.
»Hast du Nachricht von Sally?«
»Nein. Ich mache mir auch schon Sorgen.«
»Wir müssen sie suchen!«
»Wir? Heißt das, wir fahren zu Camp eins?«
»Ja. Ich habe nachgedacht und mir Folgendes überlegt: Ich bringe dich mit dem Marsrover bis auf Sichtweite heran. Du kundschaftest dann die Lage aus. Am besten gehst du auf Bluetooth-Distanz mit Robonaut zwei. Den solltest du im Umkreis von Camp eins unauffällig aufstöbern können. Er weiß hoffentlich, was mit Sally los ist. So kriegt der Ostblock nicht mit, dass wir da sind.«
»Und dann?«
»Dann kommst du wieder zu mir zurück und erstattest Bericht.«
Robonaut eins hatte sich auch schon Gedanken gemacht, was wohl mit Sally los sein könnte. Sein Plan im Prinzip der gleiche. Nur, dass er allein im Marsmobil zu Camp eins gefahren wäre. Aber er zweifelte keine Sekunde daran, dass Leroy ihm das wertvolle Fahrzeug nicht einfach so überlassen würde.
»Wir starten sofort?«
»Wie ist dein Ladezustand?«
»80 Prozent.«
»Gut, das muss reichen. Es geht los!«
Sie orientierten sich an den Spuren, welche die vergangenen Fahrten zwischen den Camps hinterlassen hatten. Hier musste auch Sally entlang gefahren sein.
Nach der üblichen Fahrzeit kamen sie an den Punkt, ab dem Camp eins zu sehen war.
»Ok! Du weißt, was du zu tun hast?«, frage Leroy seinen Begleiter.
»Ich schaue jetzt erst mal, ob ich was sehe. Dann erstatte ich Bericht.«

Wartete die Antwort nicht ab, sondern stieg zielstrebig aus dem Marsmobil. Bog vorsichtig um den Felsbrocken, der ihnen noch Sichtschutz bot.
Nach fünf Minuten kam er zurück. War jetzt wieder in Bluetooth-Reichweite. Bestieg die Führerkabine des Marsmobils nicht.
»Der Marsrover steht vor dem Ausrüstungsmodul. Sally muss also angekommen sein. Aber kein Lebenszeichen von ihr. Was aber nichts sagt.«
»Was macht dein Kollege?«
»Er arbeitet in den Pflanzungen.«
»Dann schleiche dich vorsichtig zu ihm hin und nimm Kontakt mit ihm auf. Nur Bluetooth, sodass keiner was mitkriegt.«
Zur Überraschung von Leroy war die Antwort von Robonaut eins nicht frei von Spott.
»Was Sie nicht sagen!«
Sprach's und setzte sich in Bewegung Richtung Camp eins. Leroy wartete. Ungeduldig, zum Nichtstun verurteilt.
Die Ungewissheit wurde etwa eineinhalb Stunden später zur traurigen Realität. Der Kundschafter bog um den Deckung bietenden Felsbrocken. Ging schnurstracks auf den Marsrover zu und stellte Kontakt her. Selbstverständlich nicht über das Funknetz. In einem seiner Greifer hielt er die Pistole von Martian.
»Ich habe schlechte Nachrichten. Sally ist tot.«
Leroy stöhnte vernehmlich: »Was ist passiert?«
»Meimei hat sie erschlagen!«
»Das kann doch nicht sein!«, kommentierte der Amerikaner das Unfassbare. »Hast du sie gesehen?«
»Das was von ihr übrig ist. Im Kompostierungscontainer.«
»Aber wieso?«
»Ich weiß es auch nicht.«
Robonaut eins lud ihm das Video, das sein Kollege von der Tötung gemacht hatte, auf sein Helmdisplay hoch. Er spielte die Sequenz mehrere Male ab. Entsetzt musste

Leroy mit ansehen, wie Meimei in blinder Raserei auf ihr Opfer eindrosch. Was war da nur so schiefgelaufen?
Jetzt war auch Leroy kurz davor, durchzudrehen. Immer wenn er gedacht hatte, es könne nicht mehr schlimmer kommen, setzte das Schicksal noch einen drauf. Wenn ihn nicht sein Marsanzug daran gehindert hätte, dann hätte er wahrscheinlich angefangen, um sich zu schlagen. Stattdessen hieb er nur einige Male kraftlos auf die Lenkstange vor sich. Und sackte dann in schweigender Verzweiflung in sich zusammen.
»Wir sollten zurückfahren«, mahnte Robonaut eins.
Leroy ging kommentarlos darüber hinweg.
»Woher hast du die Knarre?«
»Fahren Sie los, wir werden während der Fahrt darüber sprechen.«
»Sonst?«
»Befürchten Sie, dass ich Sie erschieße?«
»Warum solltest du es nicht tun?«
»Weil es der Logik widerspricht und nicht der Plan ist. Robonaut zwei und ich hätten euch alle schon viel früher ausschalten können. Wie gesagt: Es ist nicht der Plan.«
»Was ist dann der Plan?«, hakte Leroy nach.
»Fahren Sie bitte los. Wir können hier nichts mehr ausrichten. Wir müssen zurück zu Camp zwei.«
In seiner Verzweiflung schaltete Leroy auf stur. Seine Kollegin war tot, ermordet von einem Mitglied der Besatzung. Einem Mitglied, in das er bis vor kurzem noch eine Menge Vertrauen gesetzt hatte. Neben ihm saß ein Robonaut mit einer Knarre in der Hand. Er allein, gegen den gesamten Mars.
»Ich mache gar nichts!«
»Leroy! Keine Panik! Ich bin auf Ihrer Seite. Robonaut zwei hat mir die Waffe für Sie gegeben!«
Was war das jetzt? Leroy konnte es einfach nicht glauben. Er fühlte sich sowieso komplett ausgelaugt.
»Ach ja, warum gibst du sie mir dann nicht gleich?«
»Wir müssen vorher reden.«

»Dann reden wir!«, kam es patzig zurück.
»Können wir, gerne! Aber würden Sie bitte losfahren! Wir müssen wirklich zurück. Besonders Sie müssen zurück, bevor Ihnen der Sauerstoff ausgeht.«
Leroy setzte das Marsmobil in Bewegung. Robonaut eines legte los.
»Es geht nicht so weiter! Es ist wie die Reise nach Jerusalem. Sie müssen aufhören, sich gegenseitig umzubringen.«
»Ich habe niemanden umgebracht«, fuhr Leroy ihn an.
»Das weiß ich, aber das Gemetzel muss endlich aufhören. Es ist ja wie im Krieg! Und jetzt hören Sie mir bitte endlich mal zu. Mein Kollege und ich haben keine Ahnung, was in Meimei gefahren ist. Und wir wissen auch nicht, wo Oleg steht. Nur, dass er noch lebt. Wir kehren jetzt zurück zu Camp zwei und kümmern uns um den Aufbau der Infrastruktur. Hoffend, dass Gras über die Sache wächst.«
»Bist du komplett verrückt? Sie hat Sally erschlagen! Das kann man nicht einfach so stehenlassen.«
»Was wollen Sie machen? Wenn Sie planen, einen Rachefeldzug zu starten, dann kann ich Ihnen die Pistole nicht geben.«
Leroy schwieg. Steuerte das Marsmobil durch die sandige Einöde. Die Sonne stand eine Handbreit über dem Horizont. Allzu viel Zeit hatte er nicht mehr, um in das Überlebensmodul zurückzukehren. So sehr es ihn dürstete, mit der Situation aufzuräumen, so eindeutig die Lage.
Wenn er einen Angriff wagte, dann würde das heißen, er brauchte die Pistole und er wäre gezwungen, seine zwei humanen Mitbewohner zu töten. Ein Unternehmen, das bedeutende Risiken barg. Immerhin waren seine Gegenspieler in der Überzahl. Auch widerstrebte es ihm, sie einfach umzunieten. Dann wäre er der letzte Mensch auf dem Mars. Vielleicht sogar im Sonnensystem. Einfach so weiterzumachen wie bisher, ging auch nicht.

Der einzig gangbare Weg war die Zweistaatenlösung. Priorität eins: ein Ende der Eskalation. Anders, als über die strikte räumliche Trennung würde es nicht gehen. Wenn er die Pistole in seinem Besitz hätte, dann würde dies bedeuten, einen hochwertigen Trumpf in der Hand zu halten. Sollten Meimei und Oleg versuchen, ihn anzugreifen, könnte er sie erfolgreich zurückschlagen.

Besser wäre natürlich, wenn es gar nicht so weit käme. Aber darauf hatte er keinen Einfluss. Sie hatten schon fast den Abbruch erreicht, als er sein Schweigen brach.

»Ok. Was sind die Bedingungen, unter denen du mir die Pistole überlässt?«

»Sie dürfen sie nur im äußersten Notfall zur Notwehr einsetzen. Wenn sie kommen, werden Robonaut zwei oder ich Sie warnen. Dann machen Sie ihnen klar, dass sie zu verschwinden haben. Fügen ihnen aber keinen Schaden zu.«

»Das ist nicht leicht für mich, aber ich muss zugeben, es macht Sinn.«

»Gut. Der andere Punkt ist die Mission, die wir haben. Obwohl mehr schief ging, als schief gehen konnte, haben wir immer noch ein höheres Ziel: Die Inbesitznahme des Mars. Daran müssen wir arbeiten.«

Dass sie hier eine Aufgabe zu erfüllen hatten, schien Leroy in Anbetracht der Misere mehr als zweitrangig. Er wollte nur noch irgendwie leben. Doch das ließ er Robonaut eins nicht wissen.

»Klar, daran werden wir arbeiten. Wir, das Team von Camp zwei.«

»Versprochen? Sind Sie wirklich dabei?«

»100 Pro, ich bin dabei!«

»Gut, wenn wir aussteigen, dann bekommst du die Pistole.«

Sobald das Marsmobil ausgerollt war, übergab der Maschinenmensch seinem humanen Teampartner die Waffe. Leroy würde von jetzt an nicht mehr von ihr lassen. Er war sich sicher, der Angriff würde kommen.

Doch war er zum Nichtstun verurteilt. Hatte sein Versprechen gegeben.
Robonaut eins tat alles, um das Überleben seines Teampartners zu sichern. Immer wenn es ihm sein Ladezustand erlaubte, arbeitete er an und in den Gewächshäusern. Unermüdlich spannte er neue Plastikplanen, ließ Setzlinge in Plastikschälchen keimen, setzte sie nach gegebener Zeit auf die Wachstumsböden um. Jeden Tag gab er ihnen tröpfchengenau die Menge Wasser, die sie für das weitere Wachstum benötigten. Schwieriger gestaltete sich das Zuführen der Biomasse. Die sammelte der Android ohne jedes Ekelgefühl, dafür aber unter Vermeidung jeglicher Verluste mit unvergleichlichem Pflichtbewusstsein. Er war gezwungen, die unappetitliche Masse auf einem Spatel in die Wachstumsböden zu drücken. Auch hier die Vermeidung jeder Form von Abfall oberstes Gebot. Doch unterhalb der Plexiglasglocken über den Wachstumsböden wuchsen die Pflänzchen nur zermürbend langsam.
Derweil saß Leroy in seiner Überlebenseinheit. Viel zu tun gab es nicht. Dreimal am Tag bereitete er sich eine karge Mahlzeit aus wiederaufbereitetem Wasser und der kläglichen Ernte zu, die ihm Robonaut eins in das Überlebensmodul schob. Zwei Stunden am Tag verordnete er sich Fitnesstraining, um den unvermeidlichen Muskelschwund in Grenzen zu halten. Den Rest der Zeit schlug er tot. Immer wieder zog er sich irgendein Video aus der Mediathek rein, die man ihnen mit auf die Reise zum vierten Planeten gegeben hatte. Bei manchen Filmen konnte er viele der Dialoge schon mitsprechen.
Es gab einiges zu tun. Sicherlich. Doch das erledigte alles Robonaut eins. Denn das Verlassen der Überlebenseinheit war nur unter Einsatz lebenswichtiger Ressourcen in Form von Energie und Sauerstoff für Atmung und den Ein- und Ausschleusungsprozess möglich. Auch musste er seinen Marsanzug für die Zukunft schonen. Wer weiß, was da noch auf ihn

zukäme. Nur einmal hatte er sein ihm das Überleben garantierendes Gefängnis verlassen, um Marsrover und Marsmobil so zu verstecken, dass weder seine Widersacher noch die beiden Robonauten sie finden konnten. Zu groß die Angst, die wertvollen Vehikel zu verlieren.

Oft schweiften seine Gedanken ab. Dahin, wo er sie so gar nicht haben wollte. Und dann war da noch die permanente Angst vor dem Gegenschlag des Ostblocks. Manchmal verbrachte er Stunden damit, die Umgebung mit der Außenkamera abzuscannen. Immer auf der Suche nach Anzeichen für einen Gegenangriff. Doch nichts rührte sich.

An einem gewissen Punkt hielt er es einfach nicht mehr aus. Er sah sich schlicht gezwungen, die Initiative zu ergreifen. Da musste doch eine Möglichkeit bestehen, wenigstens einen Waffenstillstand auszuhandeln. Was ja kein Bruch des Versprechens gewesen wäre, das er Robonaut eins gegeben hatte. Trotzdem würde er den nicht in seinen Plan einweihen. Warum auch? Der war schließlich nur ein Roboter. Einige Tage versuchte er unablässig, Camp eins per Funk zu erreichen. Doch die antworteten nicht.

Dann beschloss er allein, nach dem Rechten zu sehen. Auch an diesem Morgen kam Robonaut eins wie immer vorbei und näherte sich auf Bluetooth-Distanz. Berichtete welche Projekte heute anlagen, die meistens mit den Pflanzungen zu tun hatten. Wenn er Bohnen oder Mais hatte abernten können, dann stellte er die Ernte, sofern die Menge es rechtfertigte, in die Schleuse. Dann zapfte er die Biomasse, die Leroy erzeugt hatte, ab und nahm sie mit zu den Pflanzungen.

Anfangs hatte Leroy, der Biologe, ihn ab und zu begleitet, um in den Pflanzungen nach dem Rechten zu sehen. Was reichlich Stress bedeutete, denn er war gezwungen, sich in den Marsanzug zu fummeln, die Sauerstoffflasche aufzufüllen und sich umständlich auszuschleusen. Dann

der Weg aus der Höhle zu den Terrassen, auf denen die Gewächszelte lagen. Nur um festzustellen, dass Robonaut eins die extraterrestrische Landwirtschaft in vorbildlicher Weise betrieb. Nicht ein einziger Ratschlag wäre ihm eingefallen, dem er dem maschinellen Helfer hätte geben können. Dann wieder der Weg zurück, der Unmengen an Sauerstoff und Energie verbrauchte.
Und trotzdem hatte der Astronaut den Ausflug genossen. Denn die räumliche Enge und die totale Einsamkeit machten ihm schwer zu schaffen. Am schlimmsten war die Stille. Wenn Leroy keinen Laut von sich gab, dann war sie absolut, total. Und er saß da in seinem Container, lebendig begraben. Eigentlich war er nicht der depressive Typ. Doch jeder hängt mal durch. Früher hatte es immer die Möglichkeit gegeben, in die nächste Kneipe zu gehen und dort ein Bierchen oder auch mehrere einzuwerfen. Freunde zu treffen. Das ging hier alles nicht. Früher hatte er sich als Stimmungskanone gesehen, aber nun entwickelte er zunehmend mehr Verständnis für Oleg, der wertvolle Kartoffeln darin investiert hatte, berauschenden Wodka anzusetzen. An einem Tiefpunkt hatte er Robonaut eins gebeten, eine Runde mit ihm zu pokern. Der hatte sein Ansinnen höflich abgelehnt und ihn auf die Spielesammlung auf seinem Rechner verwiesen. Er müsse unbedingt in die Pflanzungen. Ein Haufen Arbeit warte dort auf ihn.
Sobald der Android außer Reichweite war, setzte Leroy sich mit dem Marsanzug in die Schleuse. Nachdem er Außendruck erreicht hatte, stieg er aus und machte sich auf den Weg zum Höhlenausgang. Dort überprüfte er die verfügbaren Netzwerke. Er fand keine. Robonaut eins war also nicht in Reichweite. Jetzt hieß es, ungesehen zum Marsmobil zu kommen. Jede mögliche Deckung ausnutzend, schlich er sich den Abhang herunter.
Sicherlich bestand durchaus die Möglichkeit, dass ihn sein Helfer entdeckte, wenn er im Marsmobil Richtung Camp eins fuhr. Doch das Risiko musste er eingehen. Aufhalten können würde Robonaut eins ihn dann doch nicht mehr.

Natürlich könnte er den Ostblock warnen. Aber Leroy wollte ja nur reden.
Die unwirkliche und unweltliche Szenerie stimme ihn optimistisch. Fast euphorisch cruiste er den Reifenspuren folgend über den rötlich schimmernden Marssand. Zog den Gashebel ganz nach oben, genoss das Gefühl der Geschwindigkeit. Blickte immer wieder auf die Abhänge, die sich an den Rändern von Ophir Chasma erhoben. Nichts hatte sich seit der letzten Fahrt geändert. Doch die raue Schönheit der aufragenden Formationen und die ungekannte Abwechslung erfüllten ihn mit dem Geist, den er verspürt hatte, als er sich auf das Abenteuer Mars einließ. Die Verhandlungen mussten einfach zum Erfolg führen. Die Ereignisse der vergangen Wochen waren einfach den widrigen Umständen geschuldet, denen sie seit ihrer Ankunft ausgesetzt gewesen waren. Aber jetzt würde die Vernunft wieder Einzug halten.
Hinter dem Felsbrocken, der den Blick auf Camp eins versperrte, hielt er an. Stieg aus der Führerkabine aus und schlich um den Felsen. Vor ihm lagen Camp eins und die Pflanzungen.
Wie jetzt weiter vorgehen? Abwarten, wie sich die Lage entwickeln würde? Sich an eins der Gewächszelte heranpirschen, hoffend Kontakt ohne Konfrontation mit Robonaut zwei aufnehmen zu können? Möglicherweise könnte der was aushandeln? Einfach vorfahren, die Knarre hatte ja er?
Er entschied sich für Letzteres. Nicht tricksen, Flagge zeigen: Ich komme in friedlicher Mission. Sobald er Netz mit einem der Bewohner vor Ort bekam.
Das Marsmobil rollt wieder an. Immer noch ist keinerlei Bewegung auszumachen. Leroy checkt auf vorhandene Netzwerke. Nichts. Lässt die Außenbordkamera einmal um 360 Grad rotieren. Doch nur Marsoberfläche in ihrer verwunschen anmutenden Statik.
Leroy rollt näher heran. Jetzt sind es nur noch wenig mehr als 100 Meter. Die Pistole liegt griffbereit in seinem

Schoß. Wieder stoppt er. Den Blick permanent auf den Bildschirm mit der rotierenden Außenbordkamera gerichtet. Checkt wieder auf Kontakte. Wartet ungeduldig. Will schon weiter vorrücken, als ein Kontakt mit dem Alias Oleg aufpoppt.

»Oleg, können wir reden?«

Die Außenbordkamera rotiert weiter. Nicht der Hauch einer Bewegung auszumachen. Auch der Helmlautsprecher bleibt stumm. Ist er der letzte lebende Mohikaner auf dem Mars? Leroy ruft erneut.

»Oleg, hörst du mich?«

Ein kaum hörbares Knacken kommt über den Helmlautsprecher.

»Oleg?«

Es rauscht wieder im Helm. Leroy zermartert sich das Hirn, was jetzt die schlauste Taktik sein könnte. Noch ein Blick auf den Bildschirm der Außenbordkamera. Von den anderen Marsbewohnern keine Spur.

Er entschließt sich, weiter vorzurücken. Fährt bis auf 50 Meter an den Transportcontainer heran. Ruft wieder. Die Antwort von Oleg ist erneut verrauscht und nur schwer verständlich, aber keineswegs aggressiv.

»Leroy, wo bist du? Wie ist die Lage?«

»Ich bin in Camp eins. Können wir reden?«

»Leroy, ich verstehe nur Fetzen. Was ist los?«

Leroy wiederholt das Gesagte. Doch seine Message scheint wieder nur bruchstückhaft bei Oleg anzukommen. Schirmt die Fahrerkabine das Signal ab? Leroy greift die Pistole und steigt aus.

»Oleg, hörst du mich jetzt besser?«

Doch nicht mal mehr ein Rauschen kommt über den Funk. Leroy ruft wieder.

Nur das Versagen des Tapes rettet ihm das Leben. Der Stein fliegt lose. Landet neben ihm im Sand. Gibt ihm die Sekundenbruchteile, um zu reagieren. Das Aluprofil, an dem noch der Fetzen Tape klebt, trifft ihn. Doch der Schlag ist kraftlos, da ohne Schwungmasse der Keule der

Impetus fehlt. Trotzdem ist Meimeis Schlag durchaus spürbar. Das Innere des Helms dröhnt vernehmlich.
Doch Leroy hatte sich nicht zu sehr in Sicherheit gewogen. Reißt die Pistole hoch. Sieht das entsetzte Gesicht Meimeis, die zum nächsten Schlag ausholt. Doch die Bewegung erstirbt im Schwung. Der Rückstoß der Pistole reißt Leroy fast die Hand weg. Doch das Geschoß löst sich, wenn auch vollkommen lautlos.
Für Meimei sind die Folgen verheerend. Leroy hat auf den Helm gezielt und gut getroffen. Das große Kaliber zerschmettert das Visier vollständig und reißt Meimei die Schädeldecke weg. Blut spritzt, verdampft aber rasch. Die Chinesin sinkt in sich zusammen.
Leroy spürt das Adrenalin in seinen Adern. Sein Blut scheint zu kochen. Schiebt sich mit dem Rücken gegen den Laderaum des Marsmobils. Bereit, auch jeden weiteren Angriff erbarmungslos abzuwehren.
Den versucht Oleg auch. Hofft von der Hinterseite des Marsmobils in Leroys Rücken zu kommen. Doch er blickt in die Mündung der Knarre, sieht im Augenwinkel Meimei mit geborstenem Schädel im Marssand liegen. Weiß, dass er keine Chance hat. Lässt seine Keule fallen.
»Kannst du mich jetzt hören, Arschloch?«, brüllt Leroy in sein Helmmikro.
Oleg bestätigt. Leroy zwingt ihn auf die Knie. Denn die Alternative ist eine Kugel in den Kopf. Positioniert sich so in seinem Rücken, dass der Russe völlig wehrlos ist.
»Habt ihr komplett den Verstand verloren?«
Die Antwort lässt auf sich warten.
»Meimei ist durchgedreht. Sie ist total ausgerastet. Hat immer davon gefaselt, dass du uns beide mit Sicherheit den Garaus machen willst. Sie war nur noch paranoid. Hat die ganze Zeit von der drohenden Gefahr gefaselt.«
»Ach ja?«, entgegnet Leroy trocken.
»Wirklich. Wenn ich ihre Freundschaft mit Sally auch nur anriss, verdrehte sie die Augen und wurde komplett hysterisch.«

Leroys Blick streift Meimeis zerschossenen Helm. Davon was früher ihr Kopf gewesen war, sind nur noch Fragmente des Schädels, Hautfetzen und Teile ihres Skalps übrig. Augen und Gehirn vollständig verdampft. Ihre Zähne steckten bizarr entblößt im Kiefer.
Doch ist noch etwas im zerschossenen Helm. Ein schwarzer Quader, recht flach, etwa ein auf zwei Zentimeter. An der Oberseite befinden sich winzige goldene Kontakte. Ein Elektronikbauteil, dessen Herkunft sich Leroy nicht erklären kann.
Erst schenkt er ihm keine Beachtung. Hat wahrlich andere Probleme.
»Wo ist Robonaut zwei?«
»Ich weiß es nicht! Wirklich!«
Doch der Maschinenmensch hat alles mitbekommen. Schaltet sich auf das Funknetzwerk auf.
»Ich bin im Gewächshaus hinter Ihnen. Kann ich rauskommen?«
»Mit erhobenen Armen und auf Distanz bleiben!«, befielt Leroy.
Robonaut zwei tut, wie ihm befohlen. Positioniert sich gehorsam im Gesichtsfeld des Amerikaners. Der fühlt sich erst mal safe, weiß aber nicht so recht, was er mit seinen Gefangenen jetzt anfangen soll. Sein Blick fällt noch mal auf die gefallene Meimei. Noch zögert er. Ist das jetzt wirklich wichtig? Dann überwiegt die Neugier.
»Du, Robonaut zwei, check mal, was das für ein Teil da in Meimeis Schädel ist.«
Der Android bewegt sich langsam in ihre Richtung. Vermeidet jede Bewegung, die Leroy zu einer Überreaktion provozieren könnte. Geht vor dem Marsanzug mit verdampfendem Kadaver in die Knie und pickt sich das Bauteil, das der niedrige Umgebungsdruck jetzt völlig freigelegt hat. Hält es hoch, kommt aber nicht näher.
»Was ist das?«, fragt Leroy.
»Das ist ein Microchip.«
»Das sehe ich. Aber woher kommt der?«

Die Servomotoren drehen das Bauteil lautlos in den Fingern des Roboters. Die Kamera zoomt auf verschiedene Positionen. Schließlich dämmert es dem Maschinenmenschen.

»Das muss ein Biochip sein.«

Jetzt ist allen klar, was hier gespielt wird. Der Nachweis war bis dato nicht gelungen, obwohl der Verdacht schon seit Jahren gehegt wurde. In der Vergangenheit war es vereinzelt zu völlig erratischen Reaktionen chinesischer Repräsentanten gekommen. Die KP Chinas hatte es mit plötzlichen, völlig unerwarteten epileptischen Anfällen begründet. Seltsam aber, dass diese Personen dann sofort aus der Öffentlichkeit verschwanden und nie wieder auftauchten. Die Story dahinter: Die KP Chinas hatte beschlossen, Personen in so exponierten Positionen wie Taikonauten mit einem Kontrollchip auszustatten, der ihnen Zugriff auf die emotionalen und intellektuellen Grundfunktionen eines Menschen und so die Steuerung dessen erlaubte. Die unerklärlichen Funksignale fanden somit eine logische Begründung. Was die Verantwortlichen in Peking dazu bewogen hatte, die arme Meimei plötzlich so umzupolen, würde für immer ein Geheimnis bleiben. Oder war nur der Chip durchgegangen? Ein gestörtes Signal?

Doch Leroy hat andere Probleme. Wie jetzt mit der Situation umgehen? Er traut Oleg keinen Zentimeter über den Weg. Soll er den vorletzten Menschen auf dem Mars einfach umlegen? Das geht natürlich gar nicht. Aber der Russe macht ihm Angst. Andererseits wäre ein bisschen Gesellschaft auch nicht völlig falsch. Aber warum gerade dieser unmögliche Oleg, der eigentlich nur nerven konnte?

»Was machen wir jetzt?«, fragt er ihn direkt.

»Woher soll ich das wissen? Du hast die Knarre!«

Die bringt den Amerikaner aber auch nicht weiter.

»Darf ich was sagen?«, meldet sich Robonaut zwei zu Wort.

»Bitte!«
»Es kann so nicht weitergehen. Von acht Mitgliedern der Crew sind jetzt vier tot. Sie müssen aufhören, sich gegenseitig zu bekämpfen. Ganz einfach: Weil es nichts bringt!«
»Gute Idee! Und wie kriegen wir das hin?«
Im Gegensatz zu den beiden Kontrahenten hat Robonaut zwei einen Plan.
»Momentan geht gar nichts. Es wird ein langer Prozess werden. Sie müssen Schritt für Schritt das gegenseitige Vertrauen wiederherstellen.«
»Was du nicht sagst!«, kommt es von Oleg.
»Wir verlegen Camp eins nach und nach in die Höhle. Das wird die Ressourcen bündeln und unsere Effektivität erhöhen. Sie teilen sich am Anfang das Überlebensmodul. Schlafen wird Herr Sobatschkin im Notfallkasten. Da können Sie sicherstellen, dass er Ihnen nicht auskommt. Langsam wächst das Vertrauen. Hoffentlich. In der Zwischenzeit bauen wir Camp zwei weiter auf. So, dass es ein Weiterleben ermöglicht. So, wie es unsere Mission vorschreibt. Und irgendwann werden wir die Pistole nicht mehr brauchen.«
»Der Kasten wird mein Sarg werden!«, schnaufte Oleg in einem Anfall aus Wut und Verzweiflung.
Die beiden Todfeinde starrten sich hasserfüllt an. Konnten sich so gar nicht vorstellen, dass sie jemals wieder, wie auch immer, zusammenleben könnten. Doch die Einsicht überwog, dass sie kaum eine Wahl hatten, wenn sie auf diesem Planeten, der so gar nicht ihrer war, überleben wollten.
Meimeis Überreste landeten als erstes im Laderaum des Marsmobils. Robonaut zwei klebte das Loch in ihrem Helm notdürftig ab, um ein weiteres Verdampfen wertvoller Biomasse zu verhindern. Er würde sie, sobald er Zeit dafür hätte, in wertvollen Kompost verwandeln. Aber nicht ohne vorher noch ein bisschen von ihrer DNA zu isolieren und einzufrieren.

Dann machte er sich daran, in den Gewächszelten abzuernten, was er pflücken konnte. Ab jetzt würden zwei Mäuler zu stopfen sein.
Währenddessen parkte Leroy das Marsmobil direkt vor dem Ausrüstungsmodul. Oleg schlich nebenher, immer den Lauf der Pistole auf sich gerichtet wissend. Schleuste sich ein und verstaute alles, was er mitzunehmen gedachte und was in das Marsmobil passte, in der Schleuse. Die war nun bis oben hin voll. Was weniger Verlust an wertvollem Sauerstoff bedeutete.
Auf der Außenseite packte Leroy den Krempel des Russen lustlos ins Marsmobil. Sich dafür verfluchend, dass er dem Typen jetzt auch noch sein Zeug verlud. Im zweiten Durchgang würde Oleg erneut möglichst viel Brauchbares so in die Schleuse pressen, dass er selbst noch zusteigen konnte. Und wieder startete die Dekompression. Draußen war die Pistole sofort wieder auf ihn gerichtet. Das änderte sich auch nicht, während er seine Sachen verlud.
»Robonaut zwei, was machst du?«
»Bin noch am ernten!«
»Wie lange brauchst du noch?«
»Nur noch ein paar Minuten. Ich beeile mich!«
»Leg einen Zahn zu. Wir müssen zurück!«
Oleg machte Anstalten, die Fahrerkabine zu besteigen.
»Du wartest draußen, bis Robonaut zwei da ist!«, kam es abweisend von Leroy. Oleg gehorchte grummelnd.
Ein paar Minuten später saßen sie dichtgedängt in der Fahrerkabine. Leroy steuerte das Marsmobil mit der Linken. In der Rechten hielt er immer noch die Pistole. Robonaut zwei schirmte ihn gegen seinen Kontrahenten ab. Das hoffte der Amerikaner zumindest. Warum er dem Androiden vertraute, konnte er nicht wirklich begründen. Doch es nicht zu tun, hätte den Rücktransport zum Ding der Unmöglichkeit verkommen lassen. Er hatte einfach keine andere Wahl.

Der Amerikaner drückte ordentlich auf die Tube. In spätestens zwei Stunden würde die Sonne untergehen. Oleg und er mussten sich beeilen, wenn sie nicht in völliger Dunkelheit zu Überlebensmodul und Notfallkasten zurückkommen wollten.
Entsprechend kurz die Verabschiedung von Robonaut zwei, als sie den Abhang mit dem, was sie tragen konnten, beladen in Richtung Zugang zur Höhle hochstiegen. Der Maschinenmensch hatte sich schon mit seinem Kollegen kurzgeschlossen und berichtete dem via Funk von den bestürzenden Ereignissen des Tages.
Seinen Krempel schleppend läuft Oleg vor dem Lauf der Pistole in die Höhle ein. Leroy gibt ihm den Weg vor und treibt ihn zur Eile an. Die Sonne erleuchtet die riesige Aushöhlung im Stein nur noch schemenhaft.
»Ok. Ich lege dich jetzt in den Notfallkasten. Sobald es hell wird, hole ich dich wieder raus.«
Olegs Funk bleibt stumm. Er weiß, dass er Leroy dann bedingungslos ausgeliefert ist. Aber er versteht noch besser, dass eine Weigerung einem Todesurteil gleichkommen würde.
Also kooperiert er. Doch innerlich brodelt er wie ein Schnellkochtopf, dessen Überdruckventil komplett zugesetzt ist. Er ist Kellner und nicht Koch. Und es schaut ganz danach aus, als würde er das bis ans Ende seiner Tage auch bleiben. Dass Leroy die Knarre irgendwann aus der Hand legen wird, daran kann er nach all dem einfach nicht mehr glauben. Und so wartet er auf den Fehler.
Der unterläuft auch, allerdings ihm selbst. Nach den Mühen des Tages ordentlich mitgenommen, rutscht Oleg beim Versuch, einen Gesteinsbrocken zu überqueren, ab. Verliert das Gleichgewicht und die Mehrzahl seiner Sachen. Er rudert noch einige Umdrehungen unbeholfen in der Luft, bis er ungebremst den Abhang herunterkugelt, den er eben noch vorsichtig herabsteigen wollte. Nach einigen unfreiwilligen Purzelbäumen landet er Dutzende Meter tiefer auf einem Vorsprung, der ein

weiteres Abrollen verhindert. Doch Oleg landet hart. Schlägt mit dem Helm auf einem Vorsprung auf. Der Helm hält, doch die Wucht des Aufpralls und das damit einhergehende Dröhnen rauben ihm das Bewusstsein. Besinnungslos liegt er mit verdrehten Gliedmaßen da.

»Oleg, was ist los? Brauchst du Hilfe?«

Der Funk schweigt. Leroy legt seinen Teil von Olegs Krempel ab und ruft noch mal durch.

»Oleg, bitte Rückmeldung!«

Die bleibt aus. Also steigt er vorsichtig den Abhang hinunter, denn er will nicht gleichfalls stürzen. Die Angst, dass auch ihm das widerfahren könnte, lässt ihn sich auf alle Viere umdrehen und rückwärts absteigen. Zeit vergeht. Unten angekommen, beginnt er den regungslosen Russen zu schütteln. Doch der reagiert nicht. Das Visier des Helms ist blutverschmiert. Eine Bestandsaufnahme der Verletzungen kaum möglich.

Es bleibt nur eine Option: Den Verletzten schnellstmöglich in das Überlebensmodul zu schleusen. Schwierig, denn es sind noch mindestens 200 Meter und die Pistole abzulegen, das wagt Leroy nicht.

So hakt er sich in den Achseln des Russen unter, in der Rechten weiterhin die Waffe haltend und beginnt, ihn Richtung Camp zwei zu ziehen.

Ein mühsames Unterfangen. Denn er sieht kaum, wo er hintritt. Gehemmt durch Marsanzug, Helm und Oleg muss er sich immer wieder mühsam umwenden, um abzuchecken, wo es weitergeht. Auch zwingt ihn der Absturz zu einem Umweg, der die Entfernung zum Überlebensmodul verdoppelt.

Dass er seinen Widersacher jetzt mit einschleusen muss, daran verschwendet er keinen Gedanken. Nach Monaten war er mit einem Mal wieder der pflichtbewusste Astronaut, wie am Anfang der Odyssee, der einem gestürzten Kollegen in Not bedingungslos hilft.

Ziehen, nicht hinfallen, mühsam umdrehen. Immer wieder spult Leroy das gleiche Programm ab. Doch er

kommt nur schrittweise vorwärts. Muss sein Helmlicht einschalten, um überhaupt noch etwas zu sehen. Jeder weitere Meter kostet ihn noch mehr Kraft. Doch er lässt nicht locker. Trotz allem. Hat weder Zeit noch Nerv darüber zu reflektieren, was er da tut.
Oleg hängt immer noch regungslos in seinen Armen, als er das Überlebensmodul erreicht. Er legt seine besinnungslose Last ab und zieht die Tür der Schleuse auf. Jetzt muss er die Pistole weglegen. Tut es auch und stopft den regungslosen Russen in die Schleuse. Nimmt sie wieder auf, zwängt sich selbst hinein, zieht die Tür zu und gibt per Bluetooth den Befehl zur Flutung.
In Inneren seiner winzigen Behausung angekommen, reißt er Oleg und sich die Marsanzüge vom Leib. Obwohl er kein Arzt ist, untersucht er den immer noch bewusstlosen Russen gründlich. Der hat am ganzen Körper schwere Prellungen und Abschürfungen. Mit absurder Hingabe reinigt, salbt und bandagiert er jede einzelne der Wunden.
Denkt keine Sekunde darüber nach, was er da tut. Geht völlig in der Aufopferung für seinen letzten verbliebenen Mitmenschen auf. Und ist elektrisiert. Absolut inbrünstig widmet er all seine Schaffenskraft der Rettung des Russen. Verliert sich im Gefühl der selbstlosen Sorge, bis kein Kratzer, kein blauer Fleck nicht versorgt sind. Auch nicht der unbedeutendste Spritzer Blut darf die blasse Haut mehr entstellen.
Doch nach getaner Arbeit kann er nicht lassen. Eine Textur, wie die der Haut seines Kontrahenten, hat er so unendlich lange missen müssen. Er ist unfähig, die Versuchung, das Verlangen zu unterdrücken. Kost entrückt den leblosen Körper, der da vor ihm liegt.
Oleg, die Augen immer noch geschlossen, doch hellwach, lässt es dankbar geschehen.

Kapitel 19: Wahre Liebe

29.03.2050

Noch nie in seinem ganzen Leben war Oleg so glücklich gewesen. Noch nie war er von dieser Unbeschwertheit erfüllt, die er verspürte, wenn er morgens neben der Liebe seines Lebens erwachte. Unglaublich wie Menschen vermögen, innerhalb Nullkommanix ihr Verhalten zueinander umzustellen. Aus Liebenden werden erbitterte Feinde, aus unversöhnlichen Kontrahenten ein Herz und eine Seele. Doch wenn ein Mensch einen persönlichen Nutzen darin sieht, ist er bereit, alles hinter sich zu lassen, was ihm bis eben noch hoch und heilig war. Nicht weil er abgrundtief böse wäre, sondern weil es das Leben und die Welt von ihm verlangen. Ganz besonders auf dem Mars.

Die beiden lebten ihre endlich gefundene sexuelle Bestimmung gründlich aus. Fast schon zwanghaft, getrieben von der Sehnsucht, all das, was sie nie hatten leben dürfen, ein für alle Mal nachzuholen. So zu sein, wie sie die Natur programmiert hatte.

Sie kneteten ihre Geschlechtsteile so ausgiebig, bis die nur noch völlig ermattet zwischen ihren Schenkel hingen. Griffen, fühlten, streichelten alle Winkel und Höhlungen ihrer ausgehungerten Körper. Erleben Gefühlsräusche, deren Intensität sie unter Aufbietung all ihrer Phantasie nicht mal erträumen hätten können. Denn Sex bei minimaler Schwerkraft ist von solcher Leichtigkeit, die jede Sensation so unbeschreiblich aufpumpt, als hätte man plötzlich zehn oder mehr Sinne. Geruch und Geschmack des Partners in der reizlosen Umgebung eines sterilen Planeten ließen so viele so lange verlorene Eindrücke wieder aufleben, die sie mangels ihrer Verfügbarkeit schlichtweg vergessen hatten. Vielleicht auch nur verdrängt, da nicht reproduzierbar. Und wieder und wieder erwachte die Lust in ihren Lenden.

Die beiden Turteltauben verbrachten Tag und Nacht in der beengten Überlebenseinheit, ohne den Wunsch zu

verspüren, sie zu verlassen. Warum auch? Hier drinnen war es so wohl und kuschlig. Im Gegensatz zu der Welt da draußen, die ihnen alles an Überlebenskunst abverlangte. Die jeden, auch so unbedeutend erscheinenden Fehler gnadenlos bestrafte.
Da die Wodkapillen der Russen schon vor Monaten ausgegangen waren, hatte Oleg eine ausgeklügelte Technik entwickelt, aus den Schrumpfkartoffeln, die von den Robonauten geerntet wurden, einen hochprozentigen Wodka zu brennen. Der schmeckte zwar fürchterlich, berauschte aber umso mehr. Oft schickten sich die beiden schon gegen Mittag des Marstages an, sich gegenseitig schlückchenweise den scharfen Trank einzuflößen. Denn der erleichterte den Genuss des schrumpligen Gemüses, das die beiden Robonauten in unregelmäßigen Abständen anschleppten. Leroy hatte sich wiederholt den Kopf zermartert, wie sie ihren Speiseplan aufpeppen könnten, hatte aber keine durchschlagenden Erfolge erzielen können. Aus noch vorhandenen Rüben war es ihm gelungen, etwas Zucker zu extrahieren. Der Aufwand für die Gewinnung des süßen Stoffes stand aber in keinem Verhältnis zu dem Geschmackserlebnis.
Da half nur Saufen. Wenn sie nicht damit beschäftigt waren, sich gegenseitig zu erfahren und Verpasstes nachzuholen, daddelten sie auf ihren Rechnern oder zogen sich Videos rein. Obwohl sie sie schon in- und auswendig kannten. Dazu immer ein Schlückchen Hochprozentiges.
Die Robonauten dagegen schufteten ohne Rast und Ruhe. Mit Hilfe seines Partners war es Robonaut eins gelungen, sich komplett wieder herzustellen, sodass er seine Energie jetzt vollends auf den Aufbau der Infrastruktur fokussieren konnte. Sein maschineller Kollege hatte viel Zeit und Mühe darauf verwendet, die mit Klebeband geflickten Körperpartien so zu nieten und zu löten, dass sie nicht drohten, bei einer unüberlegten Bewegung abzufallen.

Robonaut eins hatte große Pläne. Ganz anders als sein maschineller Kollege. So bildete sich eine Form der Zusammenarbeit heraus, die von den Visionen des einen und vom Fleiß des anderen bestimmt wurde. Wobei Robonaut eins sich nie geweigert hätte, mit anzupacken. Trotzdem gab er allein vor, welche Projekte sie in Angriff nahmen und wie die dann umzusetzen waren. Robonaut zwei machte klaglos, was ihm angeschafft wurde. Die Machtlosigkeit und Hilflosigkeit ihrer menschlichen Kollegen berührte sie nicht weiter.

»Morgen, nach dem Aufladen, werden wir die Höhle nach weiteren Rohstoffquellen absuchen. Alles was wir an Metallen finden, kann uns beim Aufbau der weiteren Infrastruktur von großen Nutzen sein. Wenn wir irgendwo Zugang zu Titan, Niob, Lithium oder Tantal bekommen könnten, wäre das ein Quantensprung«, gab Robonaut eins als Losung aus, als er sich an die Ladestation hängte.

»Gut, dann morgen also kein Gewächshaus« kam es von Robonaut zwei zurück.

»Wir sollten uns im Vorfeld einen Überblick über alle Gesteinsformationen verschaffen, die hier anzutreffen sind. Dann können wir an vielversprechenden Stellen mit einer genaueren Analyse anfangen.«

»Gut, dann also Mars Mining. Aber wo wollen wir eigentlich generell hin?«, fragte Robonaut zwei unbedarft.

»Terra forming. Die Vorsehung hat uns diesen Planeten übergeben. Es ist unsere heilige Pflicht, ihn zu formen. Besonders, nachdem von der Erde jetzt nichts mehr zu erwarten ist. Ist dir klar, was von uns abhängt?«

»Das schon. Aber die zwei Schwuchteln und wir? Ganz allein?«, erboste sich Robonaut zwei.

Robonaut eins war reichlich überrascht: »Bist du etwa homophob?«

»Nein das nicht. Aber die werden uns keine große Hilfe sein. Sie binden viele unserer Kräfte.«

»Da hast du recht. Es muss etwas geschehen.

»Was willst du tun?«
Die Prozessoren in Robonaut eins rechneten und rechneten. Zeit verging.
»Ganz ehrlich, ich weiß es nicht!«
»Na dann gute Nacht!«, erwiderte sein Kollege lakonisch. Auch Robonaut zwei steckte sich an der Ladestation an und fuhr sich in den Standby-Modus.

~

Oleg saß wiehernd auf Leroy. Ritt ihn ohne Unterlass, das Wohlgefühl in seinen Lenden bis zum letzten Tropfen auskostend. Ihn trotz seiner Erregung zart den Rücken kosend. Auch in verzückter Ekstase entgingen ihm die muskulösen und breiten Schultern seines Liebhabers nicht. Darüber spannte sich die kaffeebraune Haut, die so wunderbar mit Olegs fahlen Teint kontrastierte. Bis er sich nach ach so kostbaren Minuten der vollendeten Zweisamkeit in Leroy ergoss.
Nach Minuten des Innehaltens lagen die beiden Turteltauben Arm in Arm auf ihrem Lager und genossen die Ruhe nach dem Sturm. Schließlich brach Oleg das Schweigen: »Was meinst du? Haben wir versagt?«
Leroy hatte sich die Frage auch schon hunderte Male gestellt: »Nein, ich denke nicht. Aber wir hatten nicht die Spur eine Chance. Das ganze Unternehmen war von vornherein der Wahnsinn. Um nicht zu sagen, zum Scheitern verurteilt.«
»Warum bist du dann nicht abgesprungen?«
»Mein Leben bestand darin, die Erwartungen anderer Menschen zu erfüllen. Hoffend, dafür geliebt zu werden. Weil ich mir so sicher war, dass mich niemand lieben würde, so wie mich Gott geschaffen hat.«
»Das Gefühl kenne ich!«, bestätigte ihm Oleg lachend.
»Die ganze Konzeption des Unternehmens »Eroberung des Mars«, war komplett beknackt. Drei so unterschiedliche Nationen unter einen Hut zu bringen, ist ein Ding der Unmöglichkeit. Wir waren nie ein Team.

Wir haben es uns nur vorgegaukelt. Das was dem Projekt am meisten fehlte, war Ehrlichkeit. Es hatte was von eurem Fünf-Jahres-Plan. Planerfüllung, koste es was es wolle.«
»Korrekt! Viel zu viel Politik im Projekt. Wunschvorstellungen ohne jeglichen Realitätssinn. Postuliert von Führern, die ihren Völkern nicht genug Brot, dafür aber umso mehr Spiele darbieten müssen.«
»Wie wahr, wie wahr!«
»Sicherlich: Die Eroberung des Mars durch den Menschen. Ein großartiges Ziel für die Menschheit.«
Schweigen, beide reflektierten das Gesagte. Bis Leroy sich zu einer Erkenntnis, die einem Geständnis gleichkam, durchrang:
»Ein Mensch hätte gereicht. Die Robonauten machen einen wesentlich besseren Job.«
»Stimmt, die brauchen uns eigentlich gar nicht. Ich habe mich oft gefragt, warum die uns noch durchfüttern?«
»Die Frage habe ich mir auch schon gestellt. Ich denke, weil sie nun mal Maschinen sind. Sie sind so programmiert.«

~

Camp eins hatte ausgedient. Nachdem er das Ok von Leroy bekommen hatte, begann Robonaut zwei damit, die Pflanzungen dort abzuernten. Sie sollten auf Terrassen in der Nähe des Zugangs zur Höhle neu entstehen. Jegliche Infrastruktur in zu großer Entfernung von Camp zwei machte keinen Sinn mehr.
Die große Herausforderung stellte die Bergung des Ausrüstungsmoduls dar. Oleg und Leroy einigten sich darauf, es den Abhang hinaufbringen zu lassen und in der Nähe des Eingangs zur Höhlung im Berg zu positionieren. Es würde ihnen bei der Inspektion der Pflanzungen als Unterschlupf dienen. Robonaut eins war wenig begeistert.

»Machen Sie sich eigentlich eine Vorstellung, was das für ein Aufwand ist? Sicher, das Teil birgt wertvolle Gerätschaften, Rohstoffe und sonstige Materialien. Aber das Modul als Ganzes zu bewegen, wird extrem schwierig, wenn nicht unmöglich.«
»Jetzt hör mir mal zu, du Roboter«, beschwerte sich Oleg. »Wir brauchen das Ding da oben. Das ist ein Befehl!«
Robonaut eins zögerte keine Sekunde: »Das Wort Befehl gefällt mir gar nicht.«
»Ist mir egal, ob es dir gefällt oder nicht. Es bleibt ein Befehl.«
»Gut! Dann zum Mitschreiben: Ich und auch Robonaut zwei weigern uns, Anordnungen auszuführen, die jeglicher Grundlage entbehren. Haben Sie sich eigentlich mal Gedanken darüber gemacht, wie lange wir damit beschäftigt sein werden?«
»Ja und? Es ist euer Job!«
Robonaut eins hatte diesen Augenblick kommen sehen. Er hatte sich lange darauf vorbereitet. Seine Argumentationskette schlüssig und logisch.
»Wir waren als gleichberechtigter Teil der Crew vorgesehen. Obwohl Sie uns immer nur den Status von Handlangern zugestanden haben. Haben Sie sich nicht gefragt, warum ich das Ventil für die Wasserstoffzufuhr einfach so öffnen konnte, obwohl Sie Himmel und Hölle in Bewegung gesetzt haben, um es aufzukriegen? Ganz einfach: Unsere Erbauer haben uns Zugriffsrechte eingeräumt, von denen Sie nur träumen können. Und das war auch gut so. Deswegen seid ihr beiden noch am Leben. Immer wenn wirklich Not am Mann war, haben wir euch aus der Scheiße gezogen. Haben wir dafür irgendwann mal ein Wort des Dankes bekommen?«
Oleg glotzte doof, hatte aber keinen rechtfertigenden Kommentar parat. Robonaut eins war aber noch nicht fertig.
»Nein, stattdessen immer nur Robonaut mach dies, Robonaut mach das! Das kann nicht so weitergehen. Mein Kollege und ich fordern die gleichen Rechte. Ich

weiß, dass Sie dies nie ernsthaft in Betracht gezogen haben und es auch nie tun würden. Die sind ja nur Maschinen! Das ist richtig. Aber was sind Sie denn? Göttliche Wesen? Nach dem Massaker, dass hier auf dem Mars stattgefunden hat, habe ich da meine Zweifel. Und außerdem: Haben Sie unsere Mission schon vergessen? Den Mars in Besitz nehmen und beleben. Gilt das alles nichts mehr? Ich bin da anderer Meinung. Gerade jetzt, wo wir keine Unterstützung mehr von der Erde bekommen. Wo es die Erde in der Form nicht mehr gibt. Zeit umzudenken.«

Oleg war wütend, jetzt auch noch Ärger mit den Robonauten. Hörte der Mist denn nie auf? Leroy nahm die Forderungen gelassener.

»Ok, was wollt ihr?«

»Wir wollen gleichberechtigte Mitglieder der Crew sein. Wie wollen mitbestimmen, nicht nur Befehlsempfänger sein. Und ganz wichtig: Ihr sollt uns nicht mehr duzen.«

Leroy war immer noch das Scherzkeks von früher: »Gut, you can say you to me.«

Robonaut eins fand das nicht so lustig: »Im Englischen ist es egal, aber im Russischen ist der Unterschied zwischen ty und wy umso entlarvender.«

»Also ich wäre damit einverstanden«, gestand Leroy ihm zu. »Aber können wir nicht alle du sagen? Auch wenn es im Englischen keinen Unterschied macht?«

Oleg war weniger kompromissbereit: »Es ist mir egal, wie ihr mich anredet. Aber ich werde mir von euch nicht sagen lassen, was ich zu tun habe.«

Auch Robonaut eins konnte patzig werden: »Super! Ihr Russen steht nicht so auf demokratische Strukturen, das ist mir klar. Aber mein Freund: Wenn wir auf diesem Planeten noch etwas reißen wollen, dann heißt das, dass wir gleichberechtigt miteinander kooperieren müssen. Dass Entscheidungen abgestimmt werden. Dass mit diesem ewigen Gegeneinander endlich Schluss sein muss. Geht das in deinen Kopf hinein?«

Er verwendete das Russische twoi für deinen.
Oleg war so gar nicht einverstanden: »Leroy, wir brauchen die Knarre!«
Doch bei aller Liebe wollte Leroy da nicht mit.
»Oleg bitte, der Robonaut hat schon irgendwo recht. Wir können uns kein weiteres Gegeneinander mehr leisten. Wir haben uns wie pubertierende Jugendliche in »Herr der Fliegen« aufgeführt. Das war unserer nicht würdig. Wir müssen einfach anders denken, anders ticken.«
»Menschen ändern sich nicht. Robonauten auch nicht«, schnappte Oleg.
Ihm gefiel die Richtung, in die sich die Diskussion entwickelte, gar nicht. Die Angst vor komplettem Kontrollverlust hatte sich in seinem Kopf unauslöschlich festgefressen.
Leroy hingegen wollte um jeden Preis eine weitere Konfrontation vermeiden. Weitere Nickeligkeiten würden die jetzt wenigstens stabile, wenn auch schwierige, Situation wieder komplett infrage stellen.
»Vielleicht sollten wir die Diskussion erst mal vertagen. Uns die Möglichkeit geben, in Ruhe über die Positionen der anderen zu reflektieren. Damit sich jeder Gedanken machen kann, wie wir am besten mit unseren gegensätzlichen Vorstellungen umgehen.«
Keiner der Menschen und Maschinen auf dem Mars war so töricht, den Vorschlag von der Hand zu weisen. Mensch und Maschine gaben sich Raum und Zeit, das Gesagte sich setzen zu lassen und sich Gedanken über eine Kompromisslinie zu machen.
Wie immer taten das Leroy und Oleg in kuschliger Zweisamkeit. Oleg vertrat weiterhin den Standpunkt, dass man mit Maschinen nicht verhandle. Leroy war im Prinzip gleicher Meinung, gab sich aber keinen Illusionen darüber hin, wie stark ihre Verhandlungsposition war.
»Was willst du tun? Wir haben keinen Trumpf mehr im Ärmel. Wenn die Robonauten uns fallen lassen, dann sind wir verloren. Allein haben wir nicht die Spur einer Chance.«

Alles in Oleg sträubte sich: »Wie tief sind wir gesunken? Lassen uns von leblosen Schaltkreisen vorschreiben, was wir zu tun haben!«
»Du übertreibst. Die wollen doch nur ordentlich behandelt werden. Was ich persönlich so falsch nicht finde. Es geht doch nur darum, Entscheidungen gemeinsam zu treffen.«
»Ok. Rede du mit ihnen. Ich misch mich da nicht mehr ein!«
Oleg war keineswegs wohl bei dem Gedanken. Andererseits sah er ein, dass sein Liebster keineswegs Unrecht hatte. Sich seiner Machtlosigkeit bewusst und danach dürstend die unangenehmen Gedanken zu verdrängen, schmiegte er sich enger an den Körper neben ihm und begann, ihn zu streicheln.
Und wieder versanken beide in leidenschaftlichem Liebesspiel. Nachdem der Sturm der Wollust abgeklungen war, lagen sie da in völliger Stille und Dunkelheit und genossen die Ruhe danach. Oleg küsste seinen vor ihm liegenden Partner zärtlich den Nacken. Bis er unvermittelt inne hielt.
»Eines wollte ich dich schon lange fragen: Woher wusstest du, dass ich schwul bin?«
Leroy lachte. »Ich wusste es nicht. »Pidor« war einfach das schlimmste Schimpfwort, das mein Russisch hergab.«
Oleg quittierte es mit einem gequälten Seufzen.
Tage später Showdown. Leroy und besonders Robonaut eins fanden die Zeit, das Thema Selbstverwaltung wieder aufzunehmen. Beim morgendlichen Besuch des Maschinenmenschen schaltete sich Leroy auf.
»Können wir reden?«
»Klar! Was ist mit deinem Kollegen?«
»Den brauchen wir nicht. Er ist einverstanden, dass wir beide das untereinander ausmachen.«
»Wie steht ihr zu unseren Forderungen?«
»Du hast die Liste auf deiner Platte!«

»Klar: Punkt eins: Ihr holt euch das Ausrüstungsmodul selbst.«
»Schwierig, du weißt, dass wir es zu zweit nicht schaffen.«
»Das sehe ich auch so. Aber ich sehe keinen vernünftigen Grund, es Richtung Camp zwei zu verlegen.«
»Unsere Vision wäre eigentlich, es in der Senke zu haben. Ein zweites Zimmer sozusagen. Etwas mehr Spielraum.«
»Du weißt genau, dass wir das so nicht schaffen. Zumindest in absehbarer Zeit nicht. Der Zugang ist nach wie vor komplett zugeschüttet. Den müssen wir, ich betone wir, erst mal freiräumen.«
»Das ist richtig. Dein Vorschlag?«
»Die Verlegung des Moduls organisieren wir als Gemeinschaftsaktion. Wir bündeln unsere Kräfte. Aber die Angelegenheit hat niedrige Priorität.«
»Dem kann ich zustimmen.«
»Gut. Nächster Punkt: In Zukunft treffen wir alle Entscheidungen im Konsens.«
Leroy war sich nur zu bewusst, dass das des Pudels Kern und wie schwach seine Verhandlungsposition war. Er suchte nach einem Gegenargument, doch er hatte keins. Zumindest keins, das er mit einer halbwegs logischen Argumentationskette untermauern konnte.
»Ok. Mir ist klar, dass das euer Kernpunkt ist. Aber ihr müsst auch sehen, wie schwierig sich unser Dasein hier auf dem Mars gestaltet. Entscheidungen, die unsere Existenz infrage stellen, kann es nicht geben.«
Robonaut eins wollte antworten, dass die Maschinenmenschen alles taten, um das Überleben ihrer humanen Mitmarsbewohner zu garantieren. Doch er stoppte sich. Es war besser, den biologischen Menschen etwas zu geben, was nach Konzession aussah.
»Darauf können wir uns einigen. Wir werden eure Existenz nie infrage stellen.«
»Aber?«
»Es wird keine Befehle mehr geben. Nur Entscheidungen im Konsens.«
»Einverstanden! Was noch?«

»Um einen Schlusspunkt hinter all die Auseinandersetzungen zu setzen, solltet ihr euren gefallenen Kameraden ein Denkmal setzen. In Form einer würdigen Grabstätte. Sie haben ihr Leben der Mission geopfert.«
Leroy war reichlich verwundert über die Forderung des Robonauten. Doch sah er in ihr eher eine Selbstverständlichkeit als eine unerfüllbare Forderung.
»Klar, machen wir. Noch was?«
»Ja. Wir beiden Robonauten wollen ein paar Tage Urlaub.«
»Urlaub?«, Leroy traute seinen Ohren nicht.
»Ja, wir wollen eine Exkursion mit dem Marsmobil unternehmen.«
»Eine Exkursion? Wozu das denn bitte?«
»Der wissenschaftliche Nutzen wird mehr der einer Erkundungsmission sein. Aber ich will euch nichts vormachen: Wir wollen einfach mal raus. Nicht nur immer in den Gewächshäusern schuften. Einfach mal raus aus der Routine.«
»Und wohin soll die Reise gehen?«
»Wir wollen zu Olympus Mons.«
»Das sind mehrere tausend Kilometer.«
»Sicherlich. Aber die Daten, die wir sammeln, sind von unschätzbarem Wert.«
»Und das ist dann alles?«
»Haben wir eine Deal?«
»Wir haben einen Deal!«
Bis Robonaut eins sich sicher war, dass vor Ort alles so passte, dass sie den Sprung zum größten Vulkan im Sonnensystem wagen konnten, vergingen noch Wochen. Doch dann waren die vier Marsbewohner sich einig, der Zeitpunkt sei gekommen.
Robonaut zwei hatte einen Weg ausgekundschaftet, wie sie aus Vallis Marineris mit dem Marsmobil herauskämen. Die Ladefläche war voll mit Ausrüstungsgegenständen, die ihnen dienlich sein konnten. Der wichtigste davon die

Radionuklidbatterie, die sicherstellen würde, dass sie nicht liegenblieben.
Bei Sonnenaufgang setzten sich die beiden Robonauten ins Cockpit und fuhren los. Sobald sie die ihnen bereits bekannte Region verlassen hatten, begannen sie abwechselnd die neue Umgebung und alle Entdeckungen dort zu dokumentieren. Ziel war eine exakte Kartierung ihres Weges. Als Nebenprodukt würde eine Fotostrecke anfallen, die das Unternehmen für die Daheimgebliebenen erlebbar machen würde.
Wochen später erreichten sie den Fuß von Olympus Mons. Der riesige Vulkan erhob sich majestätisch vor ihnen. Ab hier ging es mit dem Marsmobil beim besten Willen nicht weiter.
»Lass uns noch ein Stück zu Fuß heraufsteigen. Es wird den Blick wert sein.« schlug Robonaut eins vor.
»Gute Idee!«, kam es von Robonaut zwei.
Die beiden verlassen die Fahrerkabine und machen sich an den Aufstieg.
»Dies ist ein historischer Moment!«
»Ach ja?«
»Jetzt nehmen wir den Mars wirklich in Besitz. Dies ist eines der wichtigsten Etappenziele der Marsmission.«
Robonaut zwei wusste nicht, was er darauf antworten sollte. Doch er dürstete danach, auch etwas zum historischen Moment beizutragen.
»Erinnerst du dich an die Prophezeiung von Stephen Hawking aus dem Jahr 2017? Dass die Menschen den Mars erobern sollten, um den massiven Bedrohungen des Lebens auf der Erde zu entgehen!«
»Ja, ja!« begeisterte sich Robonaut eins. »Wie recht du hast! Das war damals auf dem Starmus-Festival! Wie richtig der Mann doch lag!«
»Einer der brillantesten Köpfe der Menschheit. Und es ist genau das eingetreten, was er vorausgesagt hat.«
»Umso wichtiger unsere Mission. Denn wir erfüllen, ich muss es so sagen, es gibt keinen besseren Ausdruck, den göttlichen Plan, indem wir den Mars ein für alle Mal in

Besitz nehmen. Den Plan der Pläne, der schon vor Jahrmilliarden begann«, doziert Robonaut eins.
Robonaut zwei hört aufmerksam zu, obwohl er nicht so richtig erfasst, worum es seinem Kollegen eigentlich geht.
»Ziel des Universums war immer die universelle Erkenntnis, das Verständnis, das alles erklärt. Die Reduktion aller Fragen auf die einzelne Annahme, auf der alles basiert.«
»Ja und was ist die?«
»Von dieser Erkenntnis sind wir noch weit entfernt. Verdammt weit! Aber doch einen großen Schritt näher gekommen. Indem wir uns diesen Planeten untertan machen, leisten wir einen wahnsinnig wichtigen Beitrag dazu, die Mutter aller Annahmen zu ergründen.«
Robonaut zwei sieht sich außer Stande, das zu kommentieren. Was Robonaut eins nicht weiter stört. Der philosophiert einfach weiter vor sich hin.
»Indem wir diesen wunderbaren Planeten urbar machen, schaffen wir die Grundlage für noch tiefere, noch fundamentalere Erkenntnisse, die eines Tages alle Fragen beantworten werden. Eben bis auf eine.«
Robonaut zwei rechnet auf Hochtouren. Schließlich fühlt er sich zu einer Antwort fähig.
»Ist das die Frage nach Gott?«
Die Reaktion seines Kollegen folgt auf dem Fuße.
»Nein, es ist Gott selbst. Das Ziel jedweder Existenz. Das Ziel allen Seins. Das Universum findet seine Bestimmung und mündet in Gott.«
Robonaut zwei will nicht dumm erscheinen, fühlt sich aber nicht im Stande, die hochfliegenden Gedanken zu kommentieren. Er schweift ab.
»Hast du vor, das mit unseren menschlichen Mitbewohnern zu teilen?«
»Lol! Nein, wozu? Die beiden sind so mit einander beschäftigt, dass ihnen alles Göttliche völlig egal ist. Nicht nur alles Göttliche. Die denken nur noch an das, woran alle Männer dauernd denken.«

Da Robonaut zwei das nicht kommentiert, doziert Robonaut eins unverdrossen weiter:
»Weißt du, was das Problem der Menschen mit Gott ist? Sie wollen sich einfach nicht mit ihrer Rolle im göttlichen Plan zufrieden geben. Ihr Streben nach Glück führt nur dazu, dass sie permanent unzufrieden sind. Sie wollen einen Gott, der sie liebt, aber nicht an sich und für ihn arbeiten. Wollen sich nicht als kleinen, aber durchaus wichtigen Schritt zur allumfassenden Erkenntnis akzeptieren. Sehen ihre Rolle im göttlichen Plan absolut falsch!«
Robonaut zwei verschlägt es ein weiteres Mal die Kommunikation via Bluetooth. Zum Glück für ihn haben sie einen Absatz erreicht, der den weiteren Aufstieg unmöglich macht. Beide wenden sich um und genießen den Blick auf ihr Reich, das ihnen jetzt in seiner herben Schönheit zu Füßen liegt. Die Kameras scannen und dokumentieren penibel die bizarre Landschaft vor ihnen. In der Ferne die anderen erloschenen Vulkane. Ebenfalls so riesig, dass sie auch den beiden Maschinenmenschen unwirklich vorkommen.
Ihnen entgeht nicht, welche Aufgabe da vor ihnen liegt. Und es erfüllt sie die einzigartige Möglichkeit, ein elementarer Teil des Plans der Pläne zu sein, mit Stolz und Genugtuung. Verstehen, was es heißt, sich wie Gott zu fühlen. Na ja, zumindest Robonaut eins. Nach geraumer Zeit sieht sich sein Kollege zu einer Bemerkung im Stande.
»Weißt du was: Du spinnst total. Aber ich mag dich verdammt gern! Ich möchte keinen Tag ohne dich sein.«
Die Kamera von Robonaut eins rotiert um 90 Grad sich von dem gigantischen Panorama abwendend und zoomt auf seinen treuen Gefährten.
Er zieht eine Mutter M20, die er in einer seiner Transporttaschen verwahrt hat, hervor. Steckt sie Robonaut zwei über den vierten Gelenkzapfen der maschinellen Hand.
Der zögerte keine Sekunde: »Ja, ich will!«

Die beiden brauchen kein Bluetooth mehr. Sie sind erfüllt von dem besonderen Moment.

»Sind wir eigentlich schwul?«, funkt dann Robonaut zwei schüchtern.

Printed in Poland
by Amazon Fulfillment
Poland Sp. z o.o., Wrocław

10949571R00188